PRAXIS DER SOZIALPSYCHOLOGIE

PRAXIS DER SOZIALPSYCHOLOGIE

Herausgegeben von Prof. Dr. Georg Rudinger, Bonn

BAND 11

INTERVENTIONSGERONTOLOGIE

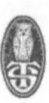

DR. DIETRICH STEINKOPFF VERLAG
DARMSTADT 1979

INTERVENTIONSGERONTOLOGIE

Herausgegeben von

Prof. Dr. Ursula Lehr

Ordinaria für Psychologie der Universität Bonn

Mit 2 Abbildungen, 3 Tabellen und 1 Schema

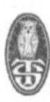

DR. DIETRICH STEINKOPFF VERLAG
DARMSTADT 1979

Prof. Dr. phil. *Ursula M. Lehr*, Dipl.-Psych., geb. am 5. 6. 1930 in Frankfurt/M., verh. (2 Kinder, geb. 1951 und 1957); studierte 1949/50 an der Wolfgang Goethe Universität Frankfurt/M. und von 1950—1954 an der Rheinischen Friedrich-Wilhelms-Universität Bonn Psychologie, Philosophie, Germanistik. Bis 1961 Forschungsassistentin (auf dem Gebiet der Lebenslaufforschung); 1961—1968 Wissenschaftliche Assistentin am Psychologischen Institut der Universität Bonn. 1968 Habilitation an der Philosophischen Fakultät der Universität Bonn (Habilitationsschrift: Die Frau im Beruf). Wissenschaftlicher Rat und Professor, Abteilungsleiter der Abteilung Entwicklungspsychologie am Psychologischen Institut der Universität Bonn bis 1972. Von April 1972 bis Oktober 1975 Ordinaria für Pädagogik und Pädagogische Psychologie an der Universität Köln. Seit 1975 Ordinaria für Psychologie und Direktor des Psychologischen Instituts der Universität Bonn. Forschungsschwerpunkt: Entwicklungspsychologie in Kindheit, Jugend, Erwachsenenalter und Alter.

Erweiterte Sonderausgabe aus Zeitschrift für Gerontologie Band 11 Heft 2 (1979)

CIP-Kurztitelaufnahme der Deutschen Bibliothek

Interventionsgerontologie:
von Ursula Lehr (Hrsg.) — Darmstadt: Steinkopff, 1979.
(Praxis der Sozialpsychologie, Bd. 11)

ISBN-13: 978-3-7985-0552-0   e-ISBN-13: 978-3-642-47064-6
DOI: 10.1007/978-3-642-47064-6

NE: Lehr, Ursula (Hrsg.)
ISSN 0340-2150

Gesamtherstellung: Carl Winter, 6100 Darmstadt

Zweck und Ziel der Reihe

Praxis der Sozialpsychologie liefert Informationen aus der Praxis sozialpsychologischer Forschungsarbeit, deren Ergebnisse Möglichkeiten zur Lösung gegenwärtiger Sozialer Probleme bieten sollen. *Praxis der Sozialpsychologie* trägt zur systematischen Sammlung sozialpsychologischer Kenntnisse und Erkenntnisse bei. Sozialpsychologie wird dabei im weitesten Sinne, z. B. im Sinne der Handbücher von *Graumann* und *Lindzey/Aronson**). verstanden.

Praxis der Sozialpsychologie ist als Forum für soziale Psychologie in seiner Erscheinungsform und -weise nicht fixiert: neben Monographien werden auch Sammelbände mit mehreren Beiträgen verschiedener Autoren zu einem übergeordneten Leitthema, kritische Sammelreferate über sozialpsychologische Neuerscheinungen und Reader zur Veröffentlichung angenommen. Hauptgewicht wird auf empirische Beiträge gelegt, seien es Feldstudien, Feldexperimente oder Laborversuche. Der stets angestrebte Praxis-Bezug muß jedoch in jedem Fall den methodischen Anforderungen genügen, wie sie etwa von *Bredenkamp* und *Feger***) zusammengestellt worden sind. Die Bevorzugung empirischer Arbeiten steht jedoch der Publikation von theoretischen Entwürfen und methodologischen Beiträgen nicht im Wege.

Praxis der Sozialpsychologie wendet sich an Psychologen, Soziologen, Sozialwissenschaftler allgemein und an die Fachleute der Praxis, welche in ihrer Arbeit auf empirisch fundierte Informationen aus der Sozialpsychologie angewiesen sind.

Praxis der Sozialpsychologie soll möglichst in 4 Bänden pro Jahr in etwa vierteljährlichen Abständen erscheinen. Manuskripte sind an den Unterzeichneten einzureichen, der über ihre Aufnahme in die Sammlung entscheidet und den Mitarbeitern die entsprechenden Richtlinien für die Gestaltung der Bände auf Wunsch übermittelt. Herausgeber und Verlag sind für alle Anregungen für die weitere Ausgestaltung der Reihe jederzeit dankbar.

Prof. Dr. *Georg Rudinger*
Psychologisches Institut der Universität Bonn,
An der Schloßkirche, 5300 Bonn 1

---

*) *Lindzey, G. & Aronson, E.* (Eds.): The Handbook of Social Psychology, 5 Vols., Addison-Wesley, Reading Massachusetts 1968/1969.
Graumann, C. F. (Hrsg.): Handbuch der Psychologie, 7,1: Sozialpsychologie: Theorien und Methoden, Hogrefe Göttingen 1969 und Handbuch der Psychologie, 7,2: Sozialpsychologie: Forschungsbereiche, Hogrefe Göttingen 1972.
**) *Bredenkamp, J. & Feger, H.:* Kriterien für die Entscheidung über Aufnahme empirischer Arbeiten in die Zeitschrift für Sozialpsychologie, Zeitschrift für Sozialpsychologie, 1, 1970, 43—47.

Vorwort

„Intervention", ein im deutschen Sprachraum nicht unumstrittener Begriff, ist seit fast einem Jahrzehnt in der internationalen gerontologischen Fachliteratur zu einem der häufigst gebrauchten Fachtermini geworden. *Intervention bezeichnet das Insgesamt der Bemühungen, ein hohes Lebensalter bei psychophysischem Wohlbefinden zu erreichen.*

Derartige Bemühungen um „Langlebigkeit" — um ein „Altwerden ohne zu altern", ohne Abbauerscheinungen im körperlichen, seelisch-geistigen und sozialen Bereich —, lassen sich in der Medizingeschichte wie auch in der Philosophie bis in die Antike zurückverfolgen. Allerdings basieren derartige Aussagen in frühesten Zeiten und die dort zu findenden Ratschläge zumeist auf allgemeinen Annahmen und den Beobachtungen von Einzelfällen. Erst die interdisziplinäre gerontologische Forschung in der 2. Hälfte unseres Jahrhunderts vermochte die wissenschaftliche Basis für Interventionsmaßnahmen zu schaffen.

Von einer Kritik an den meist einseitig medizinisch-biologisch ausgerichteten Rehabilitationsmaßnahmen ausgehend, forschte man nach möglichen Ursachen für die Vernachlässigung sozialer und psychologischer Aspekte in der Altenarbeit und Altenhilfe. Bei einem ersten Symposion der amerikanischen gerontologischen Gesellschaft, das sich mit Strategien der Gerointervention befaßt hatte (1971), machte *Labouvie* den sicher zum Teil berechtigten Vorwurf, daß man sich bisher in der Forschung nahezu auf die Beobachtung und Beschreibung von Altersveränderungen beschränkt habe und sich mit der Kategorisierung der verschiedenen Erscheinungsformen weitgehend begnügt habe. Eine Erklärung für festgestellte Altersveränderungen habe man kaum gesucht, da man von vornherein von der Annahme ausging, sie seien endogen bedingt, sie seien auf biologische Prozesse zurückzuführen, die man lange Zeit für irreversibel hielt. Diese theoretische Ausgangslage habe Psychologen blind gemacht für etwaige praktische Maßnahmen im Hinblick auf Beeinflussungsmöglichkeiten psychischer Altersveränderungen.

Erst die sich langsam durchsetzende theoretische Erkenntnis, die durch empirische Studien abgesichert ist, der zufolge ein Zusammenwirken mehrerer Ursachen — vor allem auch sozialpsychologischer und ökonomischer Art — das Verhalten im Alter bestimmt, öffnete den Weg für Interventionsmaßnahmen.

Der Trend, der in der jüngsten amerikanischen gerontologischen Forschung deutlich wird, zeigt eine gewisse Distanzierung von einer einseitig nur auf Analyse und Beschreibung von Alternsprozessen ausgerichteten Forschung zugunsten einer stärkeren Betonung von Fragen nach praktischen Konsequenzen der durch die Grundlagenforschung abgesicherten Ergebnisse, zugunsten von Fragen nach praktischen Maßnahmen zur Beeinflussung der Alternsprozesse. Wie kann man intervenieren, was kann man tun, um mögliche Abbauerscheinungen zu verhindern, abzustoppen oder gar rückgängig zu machen?

Eine solche Verhinderung von Abbauerscheinungen im Alter beginnt allerdings mit Maßnahmen der *Optimierung (Baltes)* der menschlichen Entwicklung, welche in Kindheit und Jugend anzusetzen haben. Sie werden ergänzt durch Maßnahmen der *Prävention oder Prophylaxe,* die auch schon im jungen Lebensalter von Bedeutung sind. Das Abbremsen oder Rückgängigmachen von bereits eingetretenen Abbauerscheinungen, vielfach unter dem Begriff der *Rehabilitation* vorwiegend unter medizinischen Aspekten bisher diskutiert, ist der dritte Schwerpunkt von interdisziplinär ausgerichteten Interventionsmaßnahmen. An vierter Stelle schließlich wären im Bereich der Interventionsgerontologie all jene Maßnahmen zu nennen, die dazu dienen, durch Rehabilitationsmaßnahmen wiedererlangte Fähigkeiten und Fertigkeiten zu erhalten, bzw. die dem einzelnen dazu helfen, mit Behinderungen fertig zu werden, dem „*Managen von Problemsituationen*".

Diesen beiden letzten Themengebieten, den Interventionsmaßnahmen in institutionellen geriatrischen bzw. gerontologischen Einrichtungen, ist der vorliegende Band gewidmet. Er wird eingeleitet mit einem Überblick über den derzeitigen Forschungs- und Erfahrungsstand der Interventionsgerontologie. Sodann folgen eine Reihe von Beiträgen über methodische Grundlagen und praktische Erfahrungen von Interventionsmaßnahmen in Deutschland, der Schweiz, in Holland und Österreich, über die im Februar 1978 im Rahmen eines von der VW-Stiftung geförderten Symposions über „Interventionsmaßnahmen in der Altenhilfe" diskutiert wurde. Diese Beiträge wurden bereits in Heft 2/1979 der Zeitschrift für Gerontologie publiziert; die Nachfrage danach war jedoch so groß, daß wir uns entschlossen haben, diese Beiträge — ergänzt durch eine grundlegende Einführung in die Thematik *(Lehr)* und durch einen Beitrag zur Aktionsforschung in der Sozialgerontologie *(Rosenmayr)*, der über die Thematik der Intervention in der geschlossenen Altenhilfe hinausgeht, als gesondertes Buch herauszubringen. —

Hier sei ein besonderer Dank dem Verleger, Herrn *Jürgen Steinkopff* ausgesprochen, der sich besonders intensiv um die Ermöglichung dieser Publikation bemühte; ihm waren Fragen der praktischen Umsetzung wissenschaftlicher Erkenntnisse der Altersforschung viele Jahre hindurch ein inneres Anliegen. Leider war es ihm nicht vergönnt, das Erscheinen dieses Bandes zu erleben. —

Möge diese Veröffentlichung möglichst viele Gerontologen in Wissenschaft und Praxis dazu anregen, in ihrem Aufgabenbereich den Interventionsmaßnahmen eine größere Beachtung zukommen zu lassen — zum Wohle der älteren Generation von heute, von morgen und zukünftiger Zeiten!

Bonn, April 1979   *Ursula M. Lehr*

Inhalt

Psychologisches Institut der Universität Bonn

Intervention im Rahmen der Gerontologie

Gero-Intervention — das Insgesamt der Bemühungen, bei psycho-physischem Wohlbefinden ein hohes Lebensalter zu erreichen

U. Lehr

Intervention in der Gerontologie

Vorbemerkung

„Intervention" ist im Bereich der Gerontologie während der letzten fünf Jahre zu einem Schlagwort geworden. Mit zunehmender „Modernität" ergab sich aber auch eine zunehmende Unklarheit und Verwässerung des Begriffes, so daß man heute manchmal zögert, ihn zu gebrauchen.

Halten wir uns an das in der Gerontologie zweifelsohne richtungsweisende „Handbook of Aging", das vor 20 Jahren erstmals *Birren* (1959) herausgab und das jetzt als dreibändiges Werk (*Finch* und *Hayflick*, 1977; *Birren* und *Schaie*, 1977; *Binstock* und *Shanas*, 1976) neu erschienen ist, so müssen wir jedoch feststellen, daß umfangreiche Kapitel den „Strategien der Interventionsforschung" (*Estes* und *Freeman*, 1976), „Politische(n) Aspekte(n) der Intervention" (*Binstock* und *Levin*, 1976), der „Zukunft der sozialen Intervention" (*Lakoff*, 1976) wie auch speziell Fragen der Intervention im klinischen Bereich (*Eisdorfer* und *Stotsky*, 1977) gewidmet sind. In den Sachregistern dieser Handbücher findet man unter dem Stichwort „Intervention" eine fast erschreckende Anhäufung von Seitenzahlen.

1. Zum Begriff der Intervention

Die Bezeichnung „Intervention" wird in unterschiedlicher Weise gebraucht. Sie reicht in der heutigen gerontologischen Literatur einerseits von der sehr engen Umschreibung der „Krisen-Intervention" (*Oberleder*, 1970; *Burnside*, 1970; *Oesterreich*, 1978) bis andererseits hin zur „sozialen Intervention" (*Lakoff*, 1976), die dann mit dem Insgesamt der Maßnahmen der Altenpolitik und Altenarbeit — von der Veränderung des Images des Alters (*Estes* und *Freeman*, 1976) bis zur finanziellen Unterstützung im Rahmen der Sozialhilfe — gleichzusetzen wäre.

Eisdorfer und *Stotsky* (1977) machen zwar einen Versuch, „intervention", „treatment" und „rehabilitation" voneinander abzugrenzen: „Intervention and treatment refer to socially sanctioned practices and procedures for preventing, modifying or eliminating disordered or undesirable behaviors; rehabilitation refers to the restoration of the patient to the maximum possible level of psychological, physical and vocational function and self-sufficiency" (1977, S. 724), stellen dann aber fest, daß dies nahezu unmöglich ist: „Rehabilitation overlaps with intervention and therapy in so many ways that any distinction between them must be artificial" (1977, S. 724).

Der Begriff der Intervention ist der übergreifende; Behandlung (treatment) und Rehabilitation sind als typische Formen der Interventionsmaßnahmen zu sehen.

Gewisse Unklarheiten in bezug auf den Begriff der Intervention bestehen auch im Hinblick auf die *angestrebten Ziele*. So möchte *Baltes* (1973, 1978) Intervention ganz neutral als Möglichkeit der Beeinflussung des Verhaltens verstanden wissen; Interventionsmaßnahmen wurden von ihm ursprünglich angewandt zum Nachweis von Flexibilität und der möglichen Korrektur weitverbreiteter stereotyper Annahmen einer Altersstarrheit (*Baltes* und *Willis*, 1977). Dabei können, so gesehen, Interventionsmaßnahmen sowohl zu einer Verschlechterung bzw. zu einer Herbeiführung größerer Verhaltensauffälligkeiten (*M. Baltes*, 1978) führen wie auch zu einer Verbesserung im Sinne eines Abbaus von unerwünschtem Verhalten. — *In der maßgeblichen neueren gerontologischen Literatur jedoch wendet man den Begriff „Intervention" nur dann an, wenn es um Maßnahmen zur Herbeiführung eines größeren psychophysischen Wohlbefindens des alternden Menschen geht* (vgl. *Estes und Freeman*, 1976; *Lakoff*, 1976; *Eisdorfer* und *Stotsky*, 1977 u. a.).

Mit Intervention werden heute Maßnahmen umschrieben, die einmal einem Altersabbau vorbeugen, also prophylaktisch oder präventiv wirken (*Steinmann* (1972) spricht in diesem Zusammenhang von einer „präventiven Rehabilitation" oder auch einer „prophylaktischen Rehabilitation") oder auch, die eine Situation rückgängig machen bzw. die Gesundheit wiederherstellen und ebenso von Maßnahmen, die helfen, die eingetretenen Problemsituationen zu „managen" und einer weiteren Verschlechterung vorzubeugen. *Estes* und *Freeman* führen hierzu wörtlich aus: „At one end are efforts designed *to prevent* the onset of a condition; intermediate are programs *to restore* the situation *or cure* a problem; at the other end are attempts *to manage or contain* conditions" (1976, S. 550). Zwar könne diese Dreiteilung der Aufgaben am deutlichsten im Zusammenhang mit dem Gesundheits- bzw. Krankheitsgeschehen eines Menschen aufgezeigt werden, doch „it has relevance for all interventions in the aging field" (1976, S. 550).

Diese dreifache Aufgabe der Intervention — das Vorbeugen, das Rückgängigmachen und das „Managen" von Problemsituationen — *Baltes* (1978) spricht neuerdings sogar von einer Vierteilung der Aufgaben:

1. der Optimierung der Entwicklung durch „enrichment"
2. der Prävention krankhafter Störungen bzw. des Altersabbaus
3. der Korrektur eingetretener Schäden und
4. der Rehabilitation —

hat sich in den verschiedensten Bereichen zu vollziehen. Man spricht zwar von „medizinischer Intervention", psychologischer, sozialer und ökologischer Intervention (*Estes* und *Freeman*, 1976; *Eisdorfer* und *Stotsky*, 1977), betont jedoch mit Recht die Notwendigkeit des Zusammenwirkens dieser Maßnahmen und ihrer wechselseitigen Beeinflussung.

Bestehen auch bezüglich der Frage der Abgrenzung des Interventionsbegriffes noch zum Teil widersprüchliche Auffassungen, so herrscht doch weitgehende Einigkeit

1. *bezüglich des Zieles:* nämlich ein psychophysisches Wohlbefinden bis ins hohe Alter hinein möglich zu machen, zu erhalten oder gar zurückzugewinnen,
2. *bezüglich der mehrfachen Aufgabe:* einer Optimierung der Entwicklungsbedingungen und damit einer Prävention; einer Korrektur oder Restauration von eingetretenen Störungen, und eines Managements von Problemsituationen,
3. *bezüglich der Notwendigkeit einer interdisziplinären Zusammenarbeit* bzw. der Betonung der Mehrdimensionalität und gegenseitigen Wechselwirkung der anzuwendenden Maßnahmen.

Eine derartige Umschreibung bzw. ein Versuch der Charakterisierung dessen, was man heute als „Intervention" versteht, unterstreicht die Notwendigkeit der Auseinandersetzung mit dieser Thematik.

Intervention ist keinesfalls nur ein Ersatz für die üblichen Bezeichnungen der „Geroprophylaxe" und „Rehabilitation". Intervention bezeichnet einmal weit stärker die Zusammengehörigkeit beider Gruppen von Maßnahmen und weitet darüber hinaus den Rehabilitationsbegriff auf die „Sicherung des Erreichten" („to contain conditions") und das „Managen" von Problemsituationen aus —, zum anderen bleibt Intervention nicht auf den körperlichen bzw. medizinischen Bereich beschränkt.

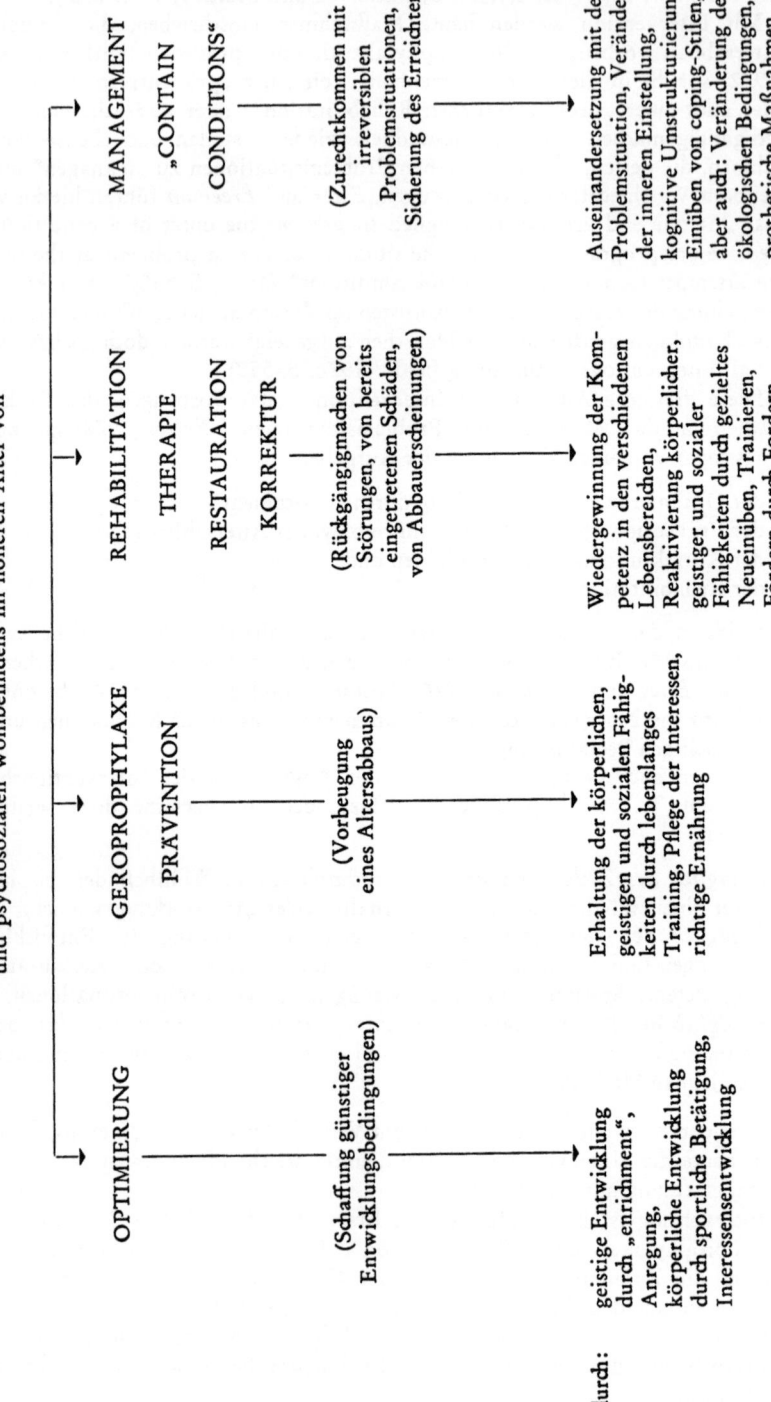

INTERVENTION

als Inbegriff der Maßnahmen zur Sicherung eines psychophysischen und psychosozialen Wohlbefindens im höheren Alter von

OPTIMIERUNG

(Schaffung günstiger Entwicklungsbedingungen)

GEROPROPHYLAXE
PRÄVENTION

(Vorbeugung eines Altersabbaus)

REHABILITATION
THERAPIE
RESTAURATION
KORREKTUR

(Rückgängigmachen von Störungen, von bereits eingetretenen Schäden, von Abbauerscheinungen)

MANAGEMENT
„CONTAIN CONDITIONS"

(Zurechtkommen mit irreversiblen Problemsituationen, Sicherung des Erreichten)

durch:

geistige Entwicklung durch „enrichment", Anregung, körperliche Entwicklung durch sportliche Betätigung, Interessensentwicklung

Erhaltung der körperlichen, geistigen und sozialen Fähigkeiten durch lebenslanges Training, Pflege der Interessen, richtige Ernährung

Wiedergewinnung der Kompetenz in den verschiedenen Lebensbereichen, Reaktivierung körperlicher, geistiger und sozialer Fähigkeiten durch gezieltes Neueinüben, Trainieren, Fördern durch Fordern

Auseinandersetzung mit der Problemsituation, Veränderung der inneren Einstellung, kognitive Umstrukturierung, Einüben von coping-Stilen, aber auch: Veränderung der ökologischen Bedingungen, prothetische Maßnahmen.

2. Erkenntnisse psychologischer Grundlagenforschung als Voraussetzung der Gerointervention

2.1. Die Korrektur des defizitären Images vom Alter

Folgt man dem in unserer Gesellschaft vorherrschenden Altersbild (vgl. *Lehr,* 1978), das durch Verlust und Defizit körperlicher, geistiger und sozialer Fähigkeiten gekennzeichnet ist, — oder folgt man auch dem Altersbild, das man bei manchen medizinischen Kollegen (u. a. bei *Gruhle,* 1938; *Ch. Müller,* 1967, 1975; *De Ajuriaguerra* u. *Tissot,* 1975 u. a.) findet, wonach psychische Veränderungen im Alter als ein inneren Gesetzen folgender Prozeß des fortschreitenden Abbaus gesehen werden, dann muß Alter und Intervention geradezu als Widerspruch erscheinen. Wenn man davon ausgeht, daß mit der Anzahl der Lebensjahre gewissermaßen „naturgegeben" Abbauerscheinungen eintreten, mit denen man sich eben abzufinden hat, die es hinzunehmen gilt, da ihre Irreversibilität nicht anzuzweifeln ist, — dann wird eine jede Bemühung um Rehabilitation oder Intervention von vorneherein zu einem aussichtslosen Unterfangen, bestenfalls zu einer Scheinmaßnahme, um dem Betagten wenigstens das Gefühl zu geben, daß etwas für ihn getan werde, daß man sich um ihn kümmere.

So verwundert es gar nicht, wenn *Estes* und *Freeman* (1976) feststellen, daß auch von medizinischem Personal vielfach Interventionsmaßnahmen aufgrund eines falschen Altersbildes und damit einhergehender fehlgerichteter Verhaltenserwartungen als überflüssig betrachtet werden: „It is fairly well documented that the aged are often regarded as ‚uninteresting‘, ‚disreputable‘, and ‚difficult‘ (*Butler,* 1969; *Coe,* 1967; *Mutschler,* 1971). Medical practioners and others in the health field have been accused of neglecting the aged. Longterm terminal cases in particular are frequently regarded as burdensome by health practioners (*Spence, Feigenbaum* et al. 1968)" (*Estes* und *Freeman,* 1976, S. 548).

Auch andere Untersuchungen haben gefunden, daß ältere Menschen vom Pflegepersonal oft mit Feststellungen wie „Unbeweglichkeit", „geringe Motorik", „allgemeines Desinteresse", „geringe Mobilität", „wenig soziale Interaktion", „dumpfes Dahindösen", „Teilnahmslosigkeit" u. ä. m. charakterisiert werden. Man erwartet diese passive Teilnahmslosigkeit und verstärkt damit gerade dieses Verhalten. Psychologische Studien haben nämlich gezeigt, daß die Verhaltenserwartungen der Umwelt das Verhalten des einzelnen beeinflussen. — Hier gilt es, aufgrund einer Korrektur des Altersbildes und damit der Verhaltenserwartungen, die man an den alten Menschen stellt, diesen herauszufordern — und damit zu fördern. Es gilt, dem älteren Menschen etwas zuzumuten, ihm Aufgaben zu stellen, Aktivität von ihm zu erwarten.

Die Korrektur des negativen Altersbildes ist insofern notwendig, als die psychologische Grundlagenforschung nachweisen konnte, daß unter bestimmten Bedingungen (Entwicklung von Fähigkeiten und Fertigkeiten, lebenslanges Training derselben, Anregung und stimulierende Umwelt) Altern nicht Abbau bedeuten muß, daß man Abbauprozessen vorbeugen kann. Ebenso konnte nachgewiesen werden, daß manche der eingetretenen Abbauerscheinungen keineswegs als biologisch bedingt und damit als irreversibel (im Sinne einer „Aufbruchs-", „Abnutzungs-" oder „Verschleißtheorie") anzusehen sind. — Erst diese Erkenntnisse einer Flexibilität der Alternsprozesse machen überhaupt Interventionsmaßnahmen sinnvoll.

2.2. Die stärkere Beachtung differentieller Aspekte

Eine differentielle Gerontologie, der Nachweis unterschiedlicher Verlaufsformen von Alternsprozessen in den verschiedenen Bereichen und bei den verschiedenen Individuen zwingt zu einer Abkehr von globalen Interventionsmaßnahmen (oder Rehabilitationsmaßnahmen im Sinne einer „allgemeinen Beschäftigungstherapie" u. dgl.) und unterstreicht *die Forderung nach einer differenzierten Persönlichkeits- und Situationsanalyse vor dem Aufstellen von Interventionsprogrammen.* Hinweise auf die Individualität des Alterszustandes, auf die Tatsache, daß dem chronologischen Alter nahezu gar keine Aussagekraft als Markierungspunkt zukommt, liegen bereits seit mehr als 10 Jahren vor (*Schubert*, 1968; *Thomae*, 1969; *Lehr*, 1972).

So wurde die Notwendigkeit einer differentiellen Einschätzung der Leistungsfähigkeit in den letzten Jahren von *Baltes* und *Labouvie* (1973), von *Baltes* und *Schaie* (1973, 1976) in einer sehr heftigen Diskussion mit *Horn* und *Donaldson* (1976) hervorgehoben. Dabei wurde noch einmal nachgewiesen: Es gibt keinen *generellen* (d. h. alle Bereiche betreffenden) und auch keinen *universellen* (d. h. alle Personen betreffenden) Abbau von Fähigkeiten mit zunehmendem Alter. Und auch für andere Gebiete außerhalb des Leistungsbereichs gilt: eine generelle und universelle Gesetzmäßigkeit psychischer Alternsvorgänge gibt es nicht; von einer „Altersnorm" auszugehen, ist nicht gerechtfertigt (*Oesterreich*, 1975).

Aber diese interindividuelle Variabilität findet sich nicht nur im Zustandsvergleich älterer Menschen, sondern auch im Prozeß bzw. Verlauf von Veränderungen bei den verschiedenen Individuen. Das heißt: Neben der Variabilität der einzelnen Fähigkeiten und Fertigkeiten, der Verhaltens- und Erlebnisweisen gleichaltriger Individuen (durch Querschnittsuntersuchungen erfaßte interindividuelle Differenzen) haben neuerdings vorgelegte Ergebnisse von Längsschnittforschungen (*Palmore*, 1970, 1974; *Thomae*, 1976) auf die interindividuell verschiedenen Verlaufsformen intraindividueller Prozesse aufmerksam gemacht (d. h. auf die zwischen den einzelnen Persönlichkeiten differierenden Alternsprozesse, auf die differierenden intraindividuellen Entwicklungen). – Es gilt heute, Alternsformen, also interindividuell verschiedene „Patterns of aging", zu ergründen und zu berücksichtigen. Solche Alternsformen werden durch das Zusammenwirken einer Vielzahl von Faktoren, die sich gegenseitig beeinflussen, bzw. in einem Wechselwirkungsprozeß zu sehen sind, bestimmt (*Thomae*, 1976).

2.3. Die mehrfache Determinierung von Alterszuständen und Alternsprozessen

Diese interindividuelle Variabilität, d. h. diese Individualität nicht nur bestimmter Zustandsbilder, sondern auch der Ablaufformen, der Prozesse im Leistungsbereich, im psychophysischen und sozialen Bereich, ist erst in der neuesten gerontologischen Forschung hervorgehoben worden.

Dabei haben biographische Analysen von insgesamt über 2500 Personen der Geburtsjahrgänge 1890 bis 1935, die seit 1955 in unserem Arbeitskreis erhoben worden sind und teilweise durch eine über einen längeren Zeitraum sich hinziehende Längsschnittbeobachtung ergänzt worden sind (nähere Angaben zur Materialgewinnung *Lehr* und *Thomae*, 1958, 1965; *Thomae*, 1968, 1976; *Lehr*, 1969, 1972, 1976, 1978) deutlich werden lassen, daß Art und Verlauf von Alternsprozessen einmal durch bisherige Erlebnisse und Erfahrungen bestimmt sind, also biographisch bedingt sind (nachgewiesen u. a. im Bereich intellektueller Fähigkeiten und deren Training, im Bereich sozialer Kontaktbereitschaft und Kontaktfähigkeit und im

Bereich der Entwicklung und Erhaltung von Freizeitinteressen (= Vergangenheitsaspekt).

Außerdem sind situative Momente, die gegenwärtige Lebenssituation (wie Wohnung / Finanzen / Gesundheitszustand / Familiensituation usw.) entscheidend (= Gegenwartsaspekt).

Und schließlich scheinen Ziele und angestrebte Werte, scheint die Art und Weise der Zukunftsorientierung auf den Entwicklungsprozeß bzw. den Verlauf der Alternsprozesse von Einfluß zu sein (= Zukunftsaspekt).

Man könnte somit „Altern als mehrfach determiniertes Schicksal" bezeichnen — wobei jedoch von vornherein festzustellen ist, daß Altern nicht als „Schicksal" gesehen werden darf, dem der einzelne mehr oder minder passiv ausgeliefert ist, sondern als ein Schicksal, das er zu meistern hat, mit dem er sich auf verschiedenen Ebenen auseinanderzusetzen hat (etwa im Sinne des *Havighurst*'schen „developmental tasks-concepts"). Gesellschaftliche Gegebenheiten wie auch die individuelle Lebensführung — und zwar von Kindheit an — bestimmen Zustandsbilder und Verlaufsformen der Entwicklung im Alter (*Lehr*, 1976).

Altern ist einmal biologisches Schicksal: Körperliche Gegebenheiten, die spezifische Gesundheits- bzw. Krankheitsbiographie, und — davon mitbestimmt — die gegenwärtige gesundheitliche Situation wie auch die diesbezüglichen Zukunftserwartungen sind hier von Einfluß (vgl. auch *Lehr* und *Schmitz-Scherzer*, 1974, 1976; *Lehr, Schmitz-Scherzer, Thomae*, 1973).

Altern ist sodann soziales Schicksal: Das Altersbild der Gesellschaft, die Rollenerwartungen der sozialen Umgebung, determinieren zweifelsohne ebenso sehr stark den Alternsprozeß des Individuums (*Thomae*, 1968) — meistens im Sinne einer Einschränkung des Verhaltensradius (vgl. auch *McClannahan*, 1973), da ein negatives, am Defizitmodell orientiertes Altersbild zur Restriktion führt (*Lehr*, 1976).

Doch auch hier läßt sich eine biographische Komponente nachweisen: Personen, die von Jugend an ein positives Selbsterleben haben (denen die Umwelt auch mit einem positiven Fremdbild entgegentrat), neigen eher dazu, auf dem Wege der Selektion der Wahrnehmung aus dem „generalisierten Altersbild" nur jene relativ selten zu findenden Züge in ihr „personalisiertes Altersbild" aufzunehmen, die einer positiven Vorstellung vom Alter entsprechen (*Brubaker* und *Powers*, 1976; *Lehr*, 1977).

Biographische Aspekte lassen sich auch in bezug auf die Thematik der sozialen Isolierung nachweisen. Von Kind an kontaktstarke Persönlichkeiten sind seltener im Alter als einsam zu bezeichnen als jene, die ein Leben lang zurückgezogen bzw. ausschließlich familienzentriert gelebt haben. Natürlich wirken auch hier bestimmte Gegebenheiten der Gegenwartssituation (wie u. a. Wohnung, Familienstand, Pensionierung, Krankheit) modifizierend.

Altern ist aber auch ein finanzielles/ökonomisches Schicksal, was besonders anhand der Situation alleinstehender bzw. verwitweter Frauen nachgewiesen werden konnte (*Geissler*, 1975; *Lehr*, 1978). Biographische Aspekte, aufzeigbar im Zusammenhang mit einem gewissen Rollenverständnis der Frau, das auf die drei ‚K's (Kinder, Küche, Kirche) hin orientiert ist, werden hier ebenso wirksam wie gegenwärtige situative Bedingungen (z. B. die Höhe der Witwenrente). — Die finanzielle Situation aber zeigt gerade im Alter Ausstrahlungen auf die Möglichkeit der Pflege sozialer Kontakte, die Möglichkeit vielseitiger anregender Freizeitgestaltung und damit der Gewährung notwendiger Stimulation, wie auch auf die Möglichkeit angemessener Pflege der äußeren Erscheinung und damit der Begünstigung eines positiven Selbsterlebens (*Lehr*, 1978).

Altern ist auch epochales Schicksal. Zeitgeschichtliche Faktoren — wie vor allem die wirtschaftliche Situation — lassen sich auf mannigfache Art als Determinanten des Alterszustandes und Alternsprozesses nachweisen. Während man sich in Zeiten wirtschaftlichen Wachstums gerne der besonderen Fähigkeiten sowohl der älteren Menschen wie auch der Frauen erinnert und sowohl Frauen wie auch Ältere an den Arbeitsplatz ruft und sie in den wirtschaftlichen Gesamtprozeß zu integrieren versucht, neigt man in wirtschaftlich schwierigen Zeiten dazu, ältere Menschen (und Frauen im allgemeinen) auf das Abstellgeleis zu schieben und die knapp gewordenen Arbeitsplätze der Jugend (und den Familienvätern) zu sichern.

Aber auch Kriegszeiten, Notzeiten — in der Jugend bzw. im mittleren Erwachsenenalter erlebt — also biographische Einflüsse, modifizieren Alterszustand und Alternsprozeß. Dies konnten wir besonders deutlich nachweisen durch biographische Analysen weiblicher Personen (*Lehr*, 1969): Kriegszeiten und Notzeiten wirkten sich im Sinne einer Aktivierung der Frau aus, im Sinne einer zunehmenden Verselbständigung bzw. Kompetenzsteigerung, also im Sinne einer „Optimierung" und „Prävention" im Rahmen der Intervention. So meistern nach unseren Untersuchungen etwa die zwischen 1895 und 1900 geborenen Frauen (aber auch die zwischen 1920 und 1925 Geborenen), denen durch den ersten und zweiten Weltkrieg eine Berufsaufnahme erleichtert wurde und die zur Selbständigkeit und Aktivität durch diese Notsituation herausgefordert wurden, von denen damals Durchsetzungsfähigkeit verlangt wurde, weit besser ihre Lebenssituation im höheren Alter als jene, die allzu behütet und nur familienbezogen aufgewachsen sind.

Schließlich wird seit Beginn der 70iger Jahre *Altern als ökologisches Schicksal* — gestützt auf empirische Untersuchungen — diskutiert (*Carp*, 1975; *Lawton*, 1970a; 1970b; *Lehr* und *Olbrich*, 1976; *Thomae*, 1976). Es gilt heute als erwiesen, daß Umweltgegebenheiten im Mikro- und Makrobereich (d. h. von der Einrichtung des Zimmers, der Wohnsituation bis zur Verkehrslage und landschaftlichen Gegebenheiten hin) intervenierend wirken, das Verhalten entscheidend mitbestimmen, wobei dieser Einfluß sich mit abnehmender Kompetenz des Individuums zunehmend verstärkt (*Lawton*, 1970). Bei bestimmten Bevölkerungsgruppen (vor allem jenen niederer sozialer Schicht, ebenso bei Frauen) sorgt vielfach die dingliche/sachliche Umgebung für eine Erschwerung der Situation im Alter, für eine Reduzierung des Verhaltensradius, für eine Einengung der geistigen und sozialen Aktivität — und damit für einen vorzeitigen Abbau psychophysischer Kräfte. Hiergegen gilt es durch Interventionsmaßnahmen anzugehen.

Berücksichtigt man diese Vielzahl der Aspekte, die den Alternszustand und den Verlauf der Alternsprozesse beeinflussen, dann wird die Notwendigkeit einer *differentiellen Gerontologie* nicht mehr abzuleugnen sein. *Dann wird aber gleichzeitig deutlich, daß Interventionsmaßnahmen von den verschiedensten Bereichen ausgehen müssen und bereits im Kindes- und Jugendalter anzusetzen haben.*

2.4. Die Bedeutung der kognitiven Repräsentation

In mehreren Untersuchungen im Rahmen der Lebenslauf-Psychologie konnten wir nachweisen, daß objektiv vergleichbare Situationen (wie Berufsbeginn und Berufsaufgabe, Familiengründung, Auszug der Kinder aus dem Elternhaus, Pensionierung, Übersiedlung in ein Altenheim, Scheidung, Verwitwung, Krankheit u. a. m.) unterschiedlich erlebt werden, eine unterschiedliche kognitive Repräsentanz erfahren, je nach bisheriger Entwicklung, je nach der jeweiligen Konstellation gegenwärtiger situativer Bedingungen und je nach persönlichen Zielvorstellungen bzw. Zukunftserwartungen. Die Ergründung und Berücksichtigung der Art kognitiver Repräsentation, der Art des subjektiven Erlebens der jeweiligen Situation, ist notwendig, um die Verhaltensweisen des Individuums zu verstehen (vgl. *Thomae,* 1969, 1970).

Der Mensch verhält sich nun einmal nicht gemäß der Situation, wie sie objektiv ist, sondern danach, wie er sie subjektiv erlebt. Und je nach subjektivem Erleben lassen sich unterschiedliche Formen der Auseinandersetzung (des „coping behavior", der „Daseinstechniken") beobachten.

Einige neuere Studien unseres Instituts haben weitere Bestätigungen für die Bedeutung der kognitiven Repräsentanz der Situation gebracht. Die Beziehungen zwischen Lebenszufriedenheit (*Havighurst,* 1961) und der objektiv gemessenen Qualität verschiedener Altenheime und Pflegeheime wurde von *Schick* (1978) analysiert. Sie war nicht so eng wie jene zwischen dem subjektiven Erleben der Heimsituation und der Lebenszufriedenheit. – In einer Studie an ca. 490 nichtinstitutionalisierten Personen, vor allem alleinlebenden älteren Frauen, erwies sich der subjektiv eingeschätzte Gesundheitszustand, also wieder eine kognitive Repräsentation, als jene Variable, die am meisten Varianz hinsichtlich der Lebenszufriedenheit aufklärte, weit mehr als Familienstand, Wohnform, Einkommen und Lebensalter (*Thomae,* 1978). Schließlich wäre noch eine Studie zu erwähnen, in der u. a. versucht wird, den Grad erlebter Unveränderlichkeit von sozialer oder gesundheitlicher Belastung in Beziehung zu verschiedenen Formen der Auseinandersetzung mit Belastung zu sehen. Erwartungsgemäß ergab sich bei Personen, die solche Belastung stärker als unveränderlich erlebten, eine Bevorzugung von eher passiven Reaktionsweisen wie Sich-Verlassen auf andere, depressive Reaktion oder von kognitiven Umstrukturierungen (wie z. B. Korrekturen von Erwartungen) und eine Tendenz zur Meidung von eher aktiven Reaktionsweisen in bezug auf Belastungen im gesundheitlichen Bereich. Die Verarbeitung der gesundheitlichen Belastung ist somit nicht nur von situativen Momenten, sondern von der generalisierten Erwartung der Beeinflußbarkeit von Belastung abhängig.

Unsere Bonner Gerontologischen Untersuchungen haben außerdem internationale Ergebnisse bestätigen können: der sog. „subjektive Gesundheitszustand", das Erleben der gesundheitlichen Situation, stimmt in nur ca. 50 % der Fälle mit dem „objektiven Gesundheitszustand" (d. h. dem vom Internisten ermittelten) überein. Knapp 25 % der Betagten schätzen sich besser ein als dies nach den ärztlichen Befunden zu erwarten wäre (diese Bessereinschätzung trifft man bei Männern häufiger als bei Frauen), und ca. 25 % der Gesamtgruppe schätzte ihren Gesundheitszustand schlechter ein als aufgrund des Arzturteils zu erwarten, wobei Frauen eher zur negativeren Einschätzung neigten (*Lehr, Schmitz-Scherzer* und *Thomae,* 1973).

Eine schlechtere subjektive Einschätzung geht mit geringerer Aktivität, weniger Interessen, weniger Initiativen, und stärkeren Gefühlen der Langeweile und Einsamkeit einher, ebenso mit stärker pessimistischer Zukunftsorientierung, negativ getönter Stimmungslage und eher negativem Selbstbild, während entsprechend bei subjektiv gutem Gesundheitszustand (selbst bei auffallenden medizinischen Befunden) ein positiveres Selbstbild beobachtet wurde, ein weitreichenderer und positiverer Zukunftsbezug, stärkere Aktivität und ein größeres Ausmaß an Sozialkontakten.

Man sollte auch als Arzt um diese Ergebnisse wissen — wenn man z. B. vor der Aufgabe steht, die Diagnose des Gesundheitszustandes den älteren Menschen mitzuteilen. Freilich gilt es dabei zu berücksichtigen, daß die Art der Information und die Informationsmenge von den einzelnen Patienten je nach Persönlichkeitsstruktur, biographischer Entwicklung und je nach gegenwärtiger Situation individuell verschieden aufgenommen und verarbeitet werden. Sowohl ein Zuwenig wie auch ein Zuviel an Information kann je nach individueller Voraussetzung zu einer erheblichen Unsicherheit und Fehleinschätzung der subjektiven Sicht des Gesundheitszustandes führen.

2.5. Konsequenzen der Erkenntnisse psychologischer Grundlagenforschung für Interventionsmaßnahmen

Die Bereitstellung empirischer Daten für eine Korrektur des negativen Altersbildes, die Einsicht in die Individualität der Altersvorgänge im Rahmen einer differentiellen Gerontologie, die festgestellte mehrdimensionale Determinierung von Alterszuständen und Alternsprozeßverläufen und die Erkenntnis der biographischen Einflußgrößen wie auch die interindividuell unterschiedliche kognitive Repräsentanz gilt es zu berücksichtigen, wenn Interventionsmaßnahmen (sowohl im Sinne der Optimierung, der Prävention, der Rehabilitation und des „Managements" von Problemsituationen) sinnvoll sein sollen und das psychophysische Wohlbefinden auch im Alter gewährleisten, stärken und herbeiführen sollen (vgl. Abb. 2).

Alle Interventionsmaßnahmen haben mit einer detaillierten Analyse der jeweils spezifischen individuellen Situation und der kognitiven Repräsentanz dieser Situation zu beginnen. Erst danach lassen sich Möglichkeiten und Grenzen der verschiedenen Interventionsprogramme — von Optimierungs- bzw. „Enrichment"-

ERKENNTNISSE psychologischer Grundlagenforschung	und PRAKTISCHE KONSEQUENZEN für die Intervention
1. *Korrektur des defizitären Altersbildes* Korrektur der Verhaltenserwartungen, die das Verhalten mitbestimmen	*Voraussetzung für sinnvoll erscheinende Intervention* Anforderungen auch an den älteren Menschen stellen, „Fördern durch Fordern"
2. stärkere Beachtung *differentieller Aspekte* (interindividuelle Unterschiede in den intraindividuellen Verlaufsformen)	*individuelle Interventionsmaßnahmen* (persönlichkeitsspezifisch und situationsspezifisch) Abkehr von allgemeinen „Beschäftigungsprogrammen"
3. Die *mehrfache Determinierung* von Alterszuständen und Alternsprozessen (Beachtung von Vergangenheits-, Gegenwarts- und Zukunftsaspekt) Altern als biologisches Schicksal Altern als soziales Schicksal Altern als finanzielles/ökonomisches Schicksal Altern als epochales Schicksal Altern als ökologisches Schicksal	Intervention (als Optimierung und Prävention) *von Kindheit* an Intervention als *mehrgleisige Maßnahme:* physikalische Intervention / Medikation psychologische Intervention soziale Intervention ökologische/prothetische Intervention
4. Die Bedeutung der kognitiven Repräsentanz, des *subjektiven Erlebens*	detaillierte *Analyse der spezifischen individuellen Situation und der kognitiven Repräsentanz* dieser Situation v o r Beginn der Interventionsmaßnahmen.

Maßnahmen oder Präventionsmaßnahmen, von Aktivierungsmaßnahmen im körperlichen, seelisch-geistigen und sozialen Bereich über Reaktivierungsprogramme wie das Training zur Realitätsorientierung bis zu den mannigfachen verhaltenstherapeutischen Methoden hin, die für den einzelnen in seiner gegenwärtigen Situation sinnvoll sein können bzw. Erfolg versprechen – diskutieren (vgl. *Lehr*, 1975).

Freilich kommt es gerade bei letztgenannten Interventionsmaßnahmen dann auch darauf an, daß Arzt und medizinisches Personal an die Möglichkeit eines Erfolges bestimmter Maßnahmen glauben, denn ihre Erwartungshaltung beeinflußt – bewußt oder unbewußt – das Erleben und Verhalten des (beeinträchtigten) Patienten und trägt also mit zur kognitiven Repräsentanz der Situation bei (was vor allem in Hinblick auf Kompetenzerleben und Selbstbild nachgewiesen ist).

Intervention im Rahmen der Gerontologie gilt es zur Kenntnis zu nehmen, auf diesem Gebiet ernsthaft weiterzuforschen, ohne jedoch dabei selbst die Realitätsorientierung zu verlieren. Mißerfolge bzw. nur äußerst geringfügige Besserungen aufgrund von Interventionsmaßnahmen wird es immer wieder geben. Dabei sollte man jedoch nicht vorzeitig Kritik an den Maßnahmen als solchen üben, sondern sollte überprüfen, ob man bei der Auswahl der individuellen Programme die eingangs genannten differentiellen Aspekte, die Alterszustand und Alternsprozeß determinieren, wie auch die Bedeutung der kognitiven Repräsentanz, der Art und Weise des ganz subjektiven Erlebens der Situation bzw. der zur Anwendung gelangenden Maßnahmen und auch der Einstellungen der Umgebung des Patienten hinreichend berücksichtigt hat.

3. Die zunehmende Bedeutung der Intervention im Rahmen der Gerontologie

Mit der Erkenntnis der Grundlagenforschung, daß Altern nicht nur biologisch bedingt ist, sondern daß eine Vielzahl exogener Faktoren von Einfluß sind, war der Intervention Tür und Tor geöffnet. Denn Verhaltensweisen (das sog. „alterstypische" Verhalten), die nicht primär durch biologische bzw. physiologische Prozesse ausgelöst sind, sondern durch die Umwelt stark beeinflußt sind, lassen sich aber auch durch Veränderungen der Umwelt zumindest in einem gewissen Grade rückgängig machen. – Daß dies für die frühe Kindheit zutrifft, hat man spätestens seit der Diskussion um *Spitz* und *Bowlby* um das Hospitalismussyndrom erkannt und nachgewiesen; daß durch sensorische Stimulation, mannigfache und variable Anregung, bei der es auf die Reagibilität der Dinge ankam (*Yarrow*), wie auch durch adaequate soziale Zuwendung bestimmte Retardationen ausgeglichen werden können und etwaige Abbauerscheinungen wieder rückgängig gemacht werden können. Daß derartige Beeinflussungsmöglichkeiten auch auf das Verhalten älterer, z. T. abgebauter Patienten gegeben sind, konnte schon in den 60iger Jahren durch eine Reihe von Einzelstudien (z. B. *Weinstock* und *Bennett*, 1968, 1969; *Loew* und *Silverstone*, 1971; vgl. auch *Lawton*, 1970; *Gottesman* und *Brody*, 1975) nachgewiesen werden.

1971, beim 24. Jahrestreffen der Gerontological Society in Houston/Texas, bei dem *Baltes* aufgefordert wurde, ein Symposion über „Strategies for Psychological Intervention in Old Age" zu organisieren, bzw. seit 1973, der Veröffentlichung wichtiger Beiträge dieses Symposions in der Zeitschrift „The Gerontologist" (Vol. 13 / No. 1), ist die Interventionsgerontologie zu einer neuen Bewegung geworden („The challenge for the seventies", wie es *Labouvie*, 1973 bezeichnete), was nicht zuletzt seinen Ausdruck darin fand, daß das 27. Jahrestreffen der Gerontological Society zusammen mit der American Geriatric Society im Oktober 1974 „Aging and Intervention" zum Hauptthema des Gesamtkongresses gewählt hatte. Nicht nur Mediziner, sondern auch Wissenschaftler anderer Disziplinen – wie vor allem Psychologen, aber auch Soziologen und Pädagogen – stellten mit Nachdruck fest, daß es von nun an nicht mehr genüge, den Alternsprozeß zu beschreiben, zu erklären und bestenfalls durch Kategorienbildung durchsichtiger zu machen, sondern daß es nun endlich darauf ankomme, zu intervenieren, einzugreifen, Alternsprozesse abzustoppen oder gar rückgängig zu machen – oder, als wesentliche Aufgabe der Interventionsgerontologie – sie zu verhindern. *Gutmann, Gottesman* und *Tessler* (1973) sprechen sogar von einer Revolution in der Behandlung gerontologischer Fragen, und meinen „as a part of this revolution, investigators are remembering that their business is not only to explain the variance of already existing data" (1973, S. 419), sondern daß es endlich darauf ankomme, praktische Konsequenzen, praktische Maßnahmen zur Beeinflussung der Alternsprozesse – die auf den Erkenntnissen der interdisziplinären Grundlagenforschung aufbauen – zu ziehen.

3.1. Intervention im Sinne einer Optimierung und Prävention – „uralte" neue Erkenntnisse

Die Frage, wie man bei großem Wohlbefinden ein hohes Lebensalter erreichen kann, die Frage, wie man einem Altersabbau und Altersverfall vorbeugen kann, bewegte die Menschheit von Alters her. Zunächst nahmen sich Mediziner dieser Thematik an. So empfahl *Hippokrates* (460–377 v. Chr.) vor mehr als 2000 Jahren als Regeln für eine gesunde Lebensführung:

> „Alle Teile des Körpers, die zu einer Funktion bestimmt sind, bleiben gesund, wachsen und haben ein gutes Alter, wenn sie mit Maß gebraucht werden und in den Arbeiten, an die jeder Teil gewöhnt ist, geübt werden. Wenn man sie aber nicht braucht, neigen sie eher zu Krankheiten, nehmen nicht zu und altern vorzeitig" (*Hippokrates: de articulis reponendis* 56, vgl. *Muri*, 1962; S. 361).

Diese Aussagen haben das vorweggenommen, was in unserer Zeit unter dem Stichwort „dis-use-Hypothese" (*Berkowitz* und *Green*, 1965) oder auch „Inaktivitätsatrophie" (vgl. *Jokl*, 1954; *Steinbach*, 1971; *Olechowski*, 1976; *Lehr*, 1975) diskutiert wird: Funktionen, die nicht gebraucht werden, verkümmern! Auch eine Reihe anderer neuerer Untersuchungsergebnisse der Gerontologie (u. a. jene von *Eitner* und Mitarbeitern, 1971, 1975) werden vorwegnehmend bestätigt, wenn es bei *Hippokrates* heißt:

> „Diejenigen, die gewöhnt sind, gewohnte Anstrengungen zu ertragen, ertragen sie, auch wenn sie schwach und alt sind, leichter als Starke und Junge, die daran nicht gewöhnt sind" (*Hippokrates*, Aphorismi II; 49/50; vgl. *Müri*, 1962; S. 360).

Ein abruptes Aufhören mit der gewohnten Tätigkeit, eine plötzliche Inaktivierung nach einer Periode der Schwerarbeit, kann gesundheitsschädigende Folgen haben. – Auch *Galen* (129–199 n. Chr.) weist auf die Notwendigkeit einer präventiven ärztlichen Betreuung hin und empfiehlt alles, was nach seiner Vorstellung „warm und feucht macht, z. B. Wein, warme Bäder und eine Diät, die knapp, jedoch nahrhaft und leicht sein und alles Stopfende vermeiden soll. Außerdem seien Bewegung, Gymnastik und Massage von Vorteil" (vgl. *Steudel*, 1962).

V. Swieten (1700 bis 1772) betont auch die Notwendigkeit der richtigen Ernährung neben körperlicher Bewegung. Aber auch psychologische Aspekte, Fragen der Veränderung des Erlebens und Verhaltens werden diskutiert und auf die Notwendigkeit einer das ganze Leben hindurch geübten Selbsterziehung wird hingewiesen: Ist jemand im Alter eigensinnig, mürrisch, zornig, geizig, so ist nicht das Alter daran schuld — es sind Fehler des Charakters, meint *v. Swieten*.

Erwähnt sei außerdem *Hufeland* (1762—1836) in dessen Buch „Makrobiotik oder die Kunst, das menschliche Leben zu verlängern" (1796) Bemühungen um die Geroprophylaxe sichtbar werden. Wenn man auch heute seine präventiven Ratschläge kritisiert (*Steudel*, 1962; *v. Schadewaldt*, 1970), so ist sein Ausspruch „Es kommt nicht so sehr darauf an, w a s geschieht, sondern w i e wir es nehmen" beachtenswert und als Vorläufer einer — heute empirisch fundierten — kognitiven — Persönlichkeitstheorie des Alterns (*Thomae*, 1969, 1970) zu verstehen.

Schmid (1974) schließt seine Analyse der historischen medizinischen Ansätze zu einer Entwicklung der Geroprophylaxe mit den Worten: „Was erfahren wir ... über die Vorbereitung auf das Alter? Die Vorbereitung auf das Alter ereignet sich ständig, also während des ganzen Ablaufs des Alterns, im Einsatz der Person gegenüber den Aufgaben des Alltags, in der Spannung zwischen Mühe und Ruhe ..." (1974, S. 16).

Schon die Medizingeschichte lehrt uns, daß man Altern nicht allein auf das hohe Lebensalter beschränkt sehen kann und ebenso auch nicht einseitig als biologischen Prozeß auffassen kann, sondern daß Erleben und Verhalten, also psychologische Aspekte, ein Leben lang bedeutsam werden. Gestützt wird diese Auffassung durch die großen Philosophen der Frühzeit.

In seiner Politeia nimmt *Platon* (427—347 v. Chr.) zum Alter Stellung, wobei er einmal die interindividuellen Formen des Alterns betont, das er durch die individuelle Lebensführung in Jugend und mittlerem Erwachsenenalter bestimmt sieht: Von dem einzelnen allein hinge es ab, wie man die Mühseligkeiten des Alterns wahrnehme und wie man ihnen begegne. Voraussetzung, um dem Alter mit Gelassenheit und Weisheit zu begegnen, sei ein rechtschaffenes Leben in den vorherigen Lebensabschnitten. So müsse schon die Jugend zu einem rechtschaffenen, auf Pflichterfüllung hin ausgerichteten Leben angehalten werden, um dann ein ruhiges Alter genießen zu können (vgl. *Schubert* und *Zyzik*, 1968). In dieser Forderung findet die heutige Feststellung, derzufolge Geroprophylaxe bereits in der Kindheit und Jugend zu beginnen habe, einen geschichtlichen Beleg.

Und bei *Cicero* erfährt man (106—43 v. Chr.) in seiner Schrift „cato maior de senectute", daß eine Zunahme von Verstand und Vernunft im höheren Alter, von Maßhalten und Toleranz, von Urteilsfähigkeit und Einsicht, von menschlicher Würde und Klugheit nur dann gegeben sei, wenn diese Fähigkeiten während des ganzen Lebens geübt würden. Nichtaufhören, Weitermachen, ständiges Üben in allem — das sei die Maxime! So hat der oft zitierte Ratschlag unserer Zeit für ein erfolgreiches Altern „Man fange nie an, aufzuhören — und man höre nie auf, anzufangen" bereits hier seine Wurzeln.

Demnach wären lebenslange körperliche Bewegung, Training und Gymnastik, richtige Ernährung, Entwicklung und Training geistiger Fähigkeiten und Interessen wie auch Anregung und Stimulation als Interventionsmaßnahmen der Optimierung und Prävention herauszustellen. Dies sind Maßnahmen, die *vom einzelnen* auszugehen haben.

Außerdem haben jedoch gewisse Interventionsmaßnahmen – auch nach uralten Erkenntnissen – *von der Gesellschaft* auszugehen. So weist *Cicero* bereits auf die bedeutende Rolle der Gesellschaft hin, die den Alternsprozeß beeinflusse, je nachdem, ob sie dem älteren Menschen mit Hochachtung und Verehrung gegenübertrete, oder aber mit Gefühlen der Hilfsbereitschaft und des Mitleids oder gar mit Vorurteilen hinsichtlich seiner Verantwortungsfähigkeit und Leistungsfähigkeit (vgl. auch *Leibbrand*, 1968).

Diese uralten Erkenntnisse schienen jedoch in Vergessenheit geraten zu sein. Eine einseitige Bezogenheit geroprophylaktischer Maßnahmen auf den körperlichen Bereich war zumindest Anfang unseres Jahrhunderts zu beobachten. Die Einsicht, daß neben körperlicher Bewegung, richtiger Ernährung, Beachtung hygienischer Vorschriften und Inanspruchnahme von Vorsorgeuntersuchungen auch psychologische und soziale Maßnahmen – wie z. B. ein lebenslanges Training sozialer und geistiger Fähigkeiten – für ein psychophysisches Wohlergehen im höheren Alter notwendig sind (vgl. *Lehr*, 1974, 1978), findet man bei Laien aber auch bei manchem Arzt heute noch selten. Daß z. B. ein „life-long-learning" zur Geroprophylaxe gehört, entspricht nicht der allgemeinen Annahme; daß es hingegen ein fester Bestandteil der Gerointervention ist, wird heute kein Gerontologe mehr anzweifeln.

Diese aus Erfahrungen und Einzelbeobachtungen gewonnenen uralten Erkenntnisse sind heute durch Ergebnisse empirischer Forschungen abgesichert (vgl. *Lehr*, 1978; *Eitner, Rühland* und *Siggelkow* 1975). Sie erst haben den verschiedenen Interventionsmaßnahmen eine Fundierung gegeben.

Interventionsmaßnahmen im Sinne einer Optimierung und Prävention, die das Ziel haben, Voraussetzungen für ein psychophysisches Wohlergehen im höheren Alter zu schaffen und die somit Altersstörungen zu vermeiden helfen, wären

innerhalb des *körperlichen Bereiches* zu richten auf:

> Sauberkeitserziehung und Hygiene,
>
> Gesundheitspflege,
>
> Teilnahme an Vorsorgeuntersuchungen,
>
> körperliche Aktivitäten, Turnen, Gymnastik,
>
> richtige Ernährungsweise,

innerhalb des *psychischen Bereiches* auf:

> Entwicklung geistiger Fähigkeiten und deren lebenslanges Training,
>
> lebenslanges Lernen, Erfahrungen sammeln, um Anregungen bemüht sein, für Stimulation sorgen,
>
> Entwicklung und Erhaltung von Selbständigkeit und Kompetenz,
>
> Gewinnung von Selbstsicherheit, positives Selbstbild,
>
> Entwicklung und Pflege weitreichender Interessen,
>
> Schaffung und Pflege sozialer Kontakte (auch außerhalb des familiären Bereiches),
>
> Suche nach Aufgaben, die dem Leben einen Sinn geben,
>
> Antizipation zukünftiger Lebenssituationen, die dann die Auseinandersetzung mit diesen erleichtern.

Dies wären Aufgaben, die jeder einzelne im Rahmen der Intervention zu leisten hätte. Doch auch seitens der Gesellschaft sind Interventionsmaßnahmen notwendig, die dem Individuum zu einer Optimierung seiner Möglichkeiten verhelfen wie auch im Sinne einer Prävention etwaigen Altersstörungen vorbeugen. Neben der Bereitstellung von entsprechenden finanziellen Mitteln, sozialen Einrichtungen und ökologischen Gegebenheiten — sowohl im Rahmen der Gesundheitspflege, der Bildungseinrichtungen und Freizeitanlagen — wäre vor allem auf die Notwendigkeit einer Korrektur stereotyper Rollenauffassungen von Mann und Frau hinzuweisen, durch die ein Älterwerden als Frau (genauer: als Nur-Hausfrau) oft in jeder Hinsicht so problematisch wird (vgl. *Lehr*, 1978), daß hier Altersstörungen nicht zu vermeiden sind. Vor allem aber wäre im Hinblick auf das negative Altersbild, das in unserer Gesellschaft immer noch weit verbreitet ist, zu intervenieren.

3.2. Intervention im Sinne von Rehabilitation und „Management von Problemsituationen"

Mitte des vorigen Jahrhunderts erschien ein Buch „Über die Verjüngung des menschlichen Lebens", das mit der Feststellung beginnt: „Die Idee der Verjüngung des menschlichen Lebens ist so alt als die Wissenschaft, wenn nicht so alt wie das Menschengeschlecht selbst" (*C. H. Schultz*, 1842). Die Suche nach einer Revitalisation" nach einem Rückgängigmachen bereits eingetretener Alterserscheinungen, die Suche nach dem sagenumwobenen Jungbrunnen als Interventionsmaßnahme, der *Lucas Cranach* mit seinem bekannten Gemälde bildlich Ausdruck gegeben hat, läßt sich nachweislich zurückdatieren bis auf das Jahr 2000 v. Chr. Geburt. Schon in den nunmehr 4000 Jahre alten Smith-Papyrus-Rollen kann man den vielversprechenden Einleitungssatz finden: „Der Anfang eines Buches der Hinüberführung eines alten Menschen in einen Jugendlichen" (vgl. *Streib* und *Orbach*, 1967) — und so Hinweise auf Interventionsmaßnahmen erwarten.

Hier soll nicht weiter in die Medizingeschichte eingedrungen werden. Erwähnt sei nur, daß z.B. auch *Galen v. Pergamon* von einer „Korrektur der Altersbeschwerden" spricht, die durch „feuchthaltende und wärmende Mittel herbeigeführt werden" muß; warme Bäder in Süßwasser, Trinken von Weinen und bestimmte Nahrungsmittel werden empfohlen — neben einer speziellen Medikation von „Theriak", einem selbsthergestellten Geheimmittel zur Bekämpfung der Alterskrankheiten (vgl. *Lüth*, 1965; S. 88 ff.).

Da man über die Jahrhunderte hinweg die Ursachen des Alterns und der Altersbeschwerden allein im Biologischen begründet sah (vgl. *Curtis*, 1968) lag es nahe, etwaigen Altersstörungen ausschließlich mit auf den Körper gezielten Behandlungsformen zu begegnen: mit Medikamenten, diätischen Vorschriften oder sogar mit mannigfachen körperlichen Eingriffen. *Lüth* zählt eine Vielzahl von Formen sogenannter „Verjüngungstherapien", von möglichen Maßnahmen im Hinblick auf eine vegetativendokrine Regeneration, auf (1965).

Der Begriff der Rehabilitation war jedoch in der Medizingeschichte bis zum 19. Jahrhundert unbekannt. Er stammt ursprünglich aus dem Rechtswesen und bezog sich auf die „Rehabilitierung", die Wiedereingliederung straffällig gewordener Personen in die Gesellschaft. Die Bezeichnung „Rehabilitation" wurde erstmalig 1844 in den medizinischen Bereich übernommen (vgl. *Störmer*, 1970), jedoch erst 1883/84 dort fixiert durch die Einführung der allgemeinen Krankenversicherung und des ersten Unfallversicherungsgesetzes. Hiermit war jedoch keineswegs die einseitige Ausrichtung der Rehabilitation auf körperbezogene Maßnahmen korrigiert. Dieses Verstehen von Rehabilitation als Bemühen, eine Wiedereingliederung in den Arbeitsprozeß zu erreichen, hat sogar zunächst den älteren, bereits aus dem Berufsleben ausgeschiedenen Menschen, von Rehabilitationsmaßnahmen ausgeschlossen. Auch heute noch ist es leider durchaus üblich, unter Rehabilitation „die Wiedereingliederung in ein berufliches oder soziales Bezugssystem aus dem der Patient durch Krankheit oder Unfall herausgerissen wurde und in das er wegen mehr oder weniger langsam sich zurückbildender oder bleibender Krankheitsfolgen nicht unmittelbar nach Abschluß der medizinischen Behandlung im engeren Sinne zurückkehren kann" (*Ehrhardt*, 1973; S. 176) zu begreifen.

Bemühungen um eine Korrektur dieses enggefaßten Rehabilitationsbegriffes, der auch finanzielle Konsequenzen für den älteren Menschen mit sich bringt, sind bisher mehr oder minder erfolgreich. So scheiterten zum Beispiel Bemühungen in einer geriatrischen Klinik um eine Reaktivierung älterer Patienten (Ankleiden, Sich-selbst-Waschen, Essen außerhalb des Bettes u. ä.) daran, daß der Wiedererwerb dieser „Fähigkeiten" den Pflegesatz herabsetzte, auf den die Klinik nun erst recht angewiesen war, da das Anleiten zur eigenen Aktivität weit mehr Personal erforderlich macht als das Betreuen „passiver" bzw. hilfloser Patienten.

Und wenn auch immer wieder betont wird, daß Rehabilitationsmaßnahmen eine Teamarbeit verlangen, ein Hand-in-Hand-Arbeiten von Arzt, Physiotherapeuten, Psychologen, Ergotherapeuten, Pflegepersonal, Sozialarbeitern und anderen Kräften (*Jocheim*, 1968; *Schubert*, 1974), so entspricht doch die Realität nicht immer ganz diesen schriftlich fixierten Idealvorstellungen. Es läßt sich nicht übersehen, daß bei Rehabilitationsmaßnahmen das Augenmerk etwas einseitig auf den körperlichen Zustand gelenkt wird, wovon Ausbildungsprogramme mancher Schulen zur Ausbildung medizinischen Hilfspersonals zeugen. Intervention − auch im Sinne einer Rehabilitation − verlangt jedoch eine stärkere Beachtung sozialer und psychologischer Aspekte und fordert schon von daher eine interdisziplinäre Zusammenarbeit.

Zum Thema „Management von Problemsituationen" finden wir in historischen Abhandlungen zur Geriatrie wenig. Hier bedurfte es offenbar erst bestimmter technischer Entwicklungen, die notwendige Hilfsgeräte bzw. „prothetische Mittel" zur Verfügung stellen konnten; vor allem aber bedurfte es der Einsicht, daß ökologische, soziale und psychologische Maßnahmen dem behinderten älteren Menschen helfen können, mit seiner spezifischen Situation leichter zurechtzukommen und das mühsam durch Rehabilitation Erreichte zu sichern und zu erhalten.

3.3. Der „Kult des Interventionismus" − nicht in der Bundesrepublik

Daß die aufgezeigte Vernachlässigung des Interventionsgedankens im Rahmen der Gerontologie nun zu einer gewissen Überbetonung, zu einem „Kult der Intervention" (*Looft*, 1973) führt, ist zweifelsohne eine Gefahr − zumindest für manche Länder wie z. B. die USA. Hier erheben sich bereits warnende Stimmen. Deutschland ist jedoch auf diesem Gebiet noch „Entwicklungsland", das erst ganz allmählich von den möglichen Interventionsstrategien Notiz nimmt, wie eine „Bestandsaufnahme" anläßlich des im Februar 1978 in Heidelberg abgehaltenen Symposions „Interventionsgerontologie", das von der VW-Stiftung finanziert wurde, hat deutlich werden lassen. Aber *Looft* (1973) konstatierte einen „recent rush of social scientists into the intervention approach" (S. 6), dessen Grundlage er auf jene Erkenntnisse zurückführt, die in den frühen 50iger Jahren das Headstart-Programm initiierten: Der Nachweis, daß Anregung und Enrichment die Entwicklung generell und die kognitive Entwicklung speziell beeinflussen, führte dazu, durch entsprechende Interventionsstrategien benachteiligten Kindern zu helfen, einen erfolgreichen Schulstart zu haben. *Looft* wendet sich mit Recht gegen die einseitige Betonung der kognitiven Entwicklung sowohl in diesen Programmen, wie in der gesamten entwicklungspsychologischen Forschung des Kindes- und Jugendalters (vgl. auch *Schmitz*, 1978).

Dies trifft zweifelsohne — wenn auch in abgeschwächter Form — ebenso für die Entwicklungspsychologie des höheren Erwachsenenalters zu (vgl. *Lehr*, 1978). Die Häufung derartiger Studien ist jedoch einmal durch günstigere methodische Voraussetzungen zu erklären (d. h. durch die leichtere „Meßbarkeit" von Fähigkeiten und Fertigkeiten im Gegensatz zu anderen Dimensionen der Persönlichkeitsentwicklung wie etwa im emotionalen Bereich, im Bereich der Wertausrichtung, des Selbstverständnisses u. a. m.), zum Teil jedoch auch durch eine gewisse einseitige Überbetonung der Lehre *Piaget's*, — vor allem jedoch auch durch die bisherige Vernachlässigung der Aspekte der geistig-intellektuellen Entwicklung aufgrund einer Überbetonung der biologischen Aspekte, aufgrund einer Überbetonung der körperlichen Entwicklung bzw. der körperlichen Veränderungen im höheren Alter.

Nachdem die Entwicklung im höheren Erwachsenenalter zunächst verstärkt im Hinblick auf die intellektuelle Leistungsveränderung diskutiert wurde (vgl. *Lehr*, 1972, 1977) und dabei das verhängnisvolle Defizit-Modell zunächst postuliert, dann korrigiert wurde, lag es nahe, nach Möglichkeiten einer Intervention im kognitiven Bereich zu fragen: „Why not, the question will then be raised, use intervention strategies to improve or at least maintain the cognitiv skills of the aged, much as we have tried to do with infants and children!" (*Looft*, 1973; S.7).

Freilich ist eine Überbewertung kognitiver Fähigkeiten problematisch, wenngleich nachgewiesenermaßen eine größere Orientierungsfähigkeit und eine breitere Informationsbasis zum psycho-physischen Wohlbefinden im höheren Alter erheblich beitragen (*Kastenbaum* und *Cameron*, 1969), während eine geringe bzw. nicht adaequate Orientierung über die Situation, Informationsverlust, Mangel an Information bzw. die Unfähigkeit, Informationen zu integrieren, die Selbstsicherheit des älteren Menschen herabsetzen, das Selbstwertgefühl negativ beeinträchtigen, seine Aktivitäten erlahmen lassen und die soziale Integration erschweren — und schließlich nach *Kastenbaum* und *Cameron* (vgl. auch *Lehr*, 1977; S. 247/248) zu einer weitgehenden Abhängigkeit führen.

Diese Abhängigkeit gilt es zu vermeiden. Überhaupt sollten Interventionsmaßnahmen keineswegs zu einer Verengung des Verhaltensradius führen, zu einer Ausrichtung nach von außen gesetzten Normen: „The purpose of our intervention should not be to generate a population of people who approximate a single set of cultural standards; rather, they should create the conditions that foster a wide range of opportunities and developmental path for all persons, and also conditions which allow for the acceptance of and the respect for whatever particular path a person might choose to follow" (*Looft*, 1973; S. 9).

Diese Einstellung sollte die Auswahl und Anwendung von Interventionsstrategien bestimmen. „Again, we must pause and consider carefully what we are doing before we are pulled inexorably into the cult of interventionismus" (*Looft*, 1973; S. 9).

In Deutschland sind wir von einem solchen „Kult des Interventionismus" noch weit entfernt. Eine Vernachlässigung des höheren Lebensalters ist im gesamten Bereich der Klinischen Psychologie auch heute noch festzustellen, wie der soeben erst erschienene sehr umfangreiche 8. Band des Handbuchs der Psychologie, Klinische Psychologie (*Pongratz* und *Wewetzer*, 1. Halbband, 1081 Seiten, 1977; 2. Halbband bis Seite 3335, 1978) nur allzu deutlich werden läßt. Der Altersabbau wird zwar — wenn auch keineswegs nach dem neuesten Forschungsstand — im Rahmen der Diagnose behandelt (*Spreen*, 1977), einige Störungen hirnorganischer Art (*Fischer* und *Jacobi*, 1978) wie auch Altersprobleme im Rahmen der Enuresis-Diskussion werden erwähnt; Alter und Therapie scheint aber als Widerspruch in sich aufgefaßt zu werden. Die insgesamt auf mehr als 1200 Seiten behandelten Aspekte der Intervention (Bd. 8/2, S. 1785–3036) vernachlässigen den älteren Menschen völlig (Kap. VI: „Grundformen therapeutischer Intervention", VII: „Therapeutische Intervention bei einzelnen Störungen", VIII: „Therapeutische Intervention bei Kindern und Jugendlichen", IX: „Therapeutische Intervention in Gruppen und in gesellschaftlichen Bereichen"). Lediglich auf einer einzigen Seite (*Devonshire* und *Kremer*, 1978) erfolgt eine Bezugnahme auf die unter Leitung von *A. Tausch* durchgeführten personenzentrierten Encounter-Gruppen mit alten Menschen (*Bergeest, Steinbach, Tausch*, 1976, 1978), wonach sich — zumindest bei heterogen zusammengesetzten Encounter-Gruppen nach einer sechswöchigen Intervention durch Testverfahren nachweisbare positive Veränderungen bei alten Menschen zeigten (Zunahme positiver Lebensqualität, Abnahme von Einsamkeitsgefühlen, Abnahme von Angst, an Diskussionen über Tabu-Themen wie Tod und dergleichen teilzunehmen, Abnahme von Altersresignation gemessen mit der *Oberleder*-Einstellungsskala).

Das negativ akzentuierte Bild des alten Menschen wie auch bestimmte gesetzgeberische Maßnahmen (u. a. in bezug auf die Bestimmung des Pflegesatzes u. a.) sind sicher zum Teil hierfür verantwortlich zu machen; nicht zu übersehen sind aber auch die schon mehrfach angedeuteten methodischen Probleme der Interventionsforschung.

4. Probleme und Strategien der Interventionsforschung

4.1. Das Dilemma in bezug auf die Evaluationskontrolle

Interventionsmaßnahmen im Sinne einer Optimierung und Prävention sind unter den Stichworten einer Vorbereitung auf das Alter hinreichend besprochen an anderer Stelle (vgl. *Lehr:* Körperliche und geistige Aktivität — eine Voraussetzung für ein erfolgreiches Altern, 1978). Auf die Schwierigkeit der Erfolgsmeldung, in die Längsschnittstudien über einen langen Zeitraum mit einbezogen werden sollten, ist mehrfach hingewiesen worden. Alle derartigen Interventionsprogramme, die bei uns in der Bundesrepublik unter dem Stichwort „Lernen für das Alter / Lernen im Alter" zur Zeit eine gewisse Förderung erfahren (*Lehr*, 1977), leiden an der fehlenden Erfolgskontrolle. *Estes* und *Freeman* (1976) haben die Problematik der Evaluationsforschung bei Interventionsmaßnahmen in ihrem Handbuchartikel „Strategies of design and research for intervention" deutlich analysiert und auch *Seubert* (1978) kommt aufgrund ihrer Analyse zu der Feststellung: „Gegenwärtig besteht eine Diskrepanz zwischen der in der gesamten Literatur zur Prävention vertretenen Forderung nach wissenschaftlicher Kontrolle präventiver Aktivitäten als Voraussetzung für deren Rechtfertigung und fortgesetzte Korrektur und dem Umfang der tatsächlich geleisteten Evaluationsforschung. Diese befindet sich für die psychologische Prävention trotz theoretischer Beschäftigung mit dem Problemkreis noch im Anfangsstadium" (*Seubert*, 1978; S. 3199).

Hier in unserem Zusammenhang interessieren mehr *Interventionsmaßnahmen im Sinne einer Rehabilitation und eines „Managements der Situation"*, also Interventionsmaßnahmen, die jenen älteren Menschen zugute kommen, die eine Behinderung haben und (vorwiegend) in Institutionen leben. Insofern sind hier, wo es um die Behebung oder wenigstens um die Besserung von allgemein wahrnehmbaren Störungen geht, oder auch wo es um das Zurechtkommen mit veränderten Bedingungen geht, Erfolge eher feststellbar, wenngleich das Dilemma darin besteht, daß man oft nicht angeben kann, welche Einzelmaßnahme konkret zu welcher Verbesserung führte.

Lawton hat bereits 1970 die Frage aufgeworfen, welche Umweltbedingungen und welche in Institutionen durchführbaren Behandlungsprogramme überhaupt Erfolge versprechen. Dabei wird festgestellt, daß in den einzelnen Institutionen den informellen Interaktionen, dem Umgangston zwischen den Bewohnern bzw. Patienten wie vor allem zwischen den Mitarbeitern (Arzt, Schwestern, Pflegepersonal — überhaupt dem gesamten in einer Institution tätigen Personal) untereinander und vor allem zwischen den Mitarbeitern und den Patienten eine größere Bedeutung zukommt als den formalisierten Interaktionen, den Regelungen bezüglich der Arbeitszuteilung und den offiziellen Behandlungsformen. So gesehen, geht der therapeutische Einfluß in Institutionen (zumindest in Altenheimen) weitgehend davon aus, wie sich die Menschen, die in einer Institution zusammenarbeiten oder zusammenwohnen, außerhalb der ihnen zugeschriebenen formalen Rollen verhalten.

Hier spielt z. B. die generelle Einstellung der Mitarbeiter zum alten Menschen eine große Rolle, von den Mitarbeitern geführte informelle Gespräche mit den Heimbewohnern auf privater Basis (als „non-patient-oriented behavior"), die Art und Weise, wie man neue Heimbewohner einführt, sie über ihre neue Umgebung orientiert usw. — So scheint die Atmosphäre, der „Geist des Hauses", die Einsatzbereitschaft der Mitarbeiter, die Art und Weise, w i e die Mitarbeiter im Hinblick auf den Patienten etwas tun, oft von größerem Einfluß als Art und Ausmaß dessen, w a s sie tun. — Sicher sind manche therapeutischen Erfolge, die wir in einigen unserer wenigen geriatrischen Kliniken feststellen können, auf das innere Engagement des Klinikchefs, auf seine Ausstrahlungskraft auf die Patienten und seine Fähigkeit, Schwestern und Mitarbeiter für ihre Aufgabe zu begeistern, stärker zurückzuführen als auf bestimmte gezielt eingesetzte Interventionstechniken physiologischer, psychologischer und sozialer Art. In einem solchen Fall könnte man *Looft* zustimmen, der sagt: „Indeed, any sort of interaction with another person is some form of intervention" (*Looft*, 1973; S. 7) — was man bei anderen Ärzte-Persönlichkeiten nicht ohne weiteres behaupten kann, sofern man Intervention als auf ein positives Ziel gerichtet (Erhöhung des psychophysischen Wohlbefindens des Betagten) begreift. — Diese „atmosphärischen" Faktoren einer Institution entziehen sich aber weitgehend sozialwissenschaftlichen Erhebungstechniken; zumindest die üblicherweise angewandte Fragebogentechnik (*Schmitz-Scherzer* et al., 1978; *Schick*, 1978) dürfte hierfür nicht sensibel genug sein.

Eine Erfolgskontrolle von Interventionsmaßnahmen dürfte außerdem beeinträchtigt sein durch den unterschiedlichen „Hof"-effekt bestimmter Interventionsprogramme. So wiesen *Filer* und *O'Connell* (1962) die Effektivität einer Arbeitstherapie, bei der Belohnungen ausgesetzt waren, nach. Ähnliche Feststellungen machten *Gottesman* et al. (1968). Dabei muß man aber davon ausgehen, daß diese gezielten Interventionsprogramme Auswirkungen auf die übrigen institutionellen Strukturen haben, die meist nicht erfaßt werden. So münden auch Einzelmaßnahmen oft in eine „Milieutherapie", indem von allen Seiten auf die unterschiedlichste Art und Weise Anstrengungen zur Mobilisierung und Aktivierung des älteren Patienten gemacht werden. „Several such studies have demonstrated experimentally that this broad-spectrum approach can favorably affect the status of the older patient. On the other hand, these studies ... have shown nothing about which particular aspect of the total program have had major roles in producing individual change" (*Lawton*, 1970; S. 307).

Auch *Birren* und *Renner* (1977) heben hervor, daß Messungen von Verhaltensweisen vor Beginn eines Interventionsprogramms und danach zwar etwas über das Ausmaß des Effektes aussagen, aber nichts über die Wirkung von Einzelmaßnahmen, die zumindest im Fall von Altersstörungen meistens sowohl auf medizinischer Ebene (durch pharmakologische Beeinflussung in Form von „antipsychotic medication", „antidepressant medication", „antimanic medication", „antianxiety medication", „cognitive acting drugs" und/oder „sedatives and hypnotic" — nach einer Klassifizierung von *Eisdorfer* und *Stotsky* 1977) wie auch auf psychologischer Ebene und auf sozialer bzw. ökologischer Ebene liegen kann. Ebenso vermitteln die durch diese notwendigen Multidimensionalität herbeigeführten Erfolge von Interventionsmaßnahmen keine Erkenntnisse über die Ursache der Störung bzw. über die Umstände, die ursprünglich zur Einschränkung von bestimmten Funktionen führten.

Die allgemeine Forderung, daß Interventionsmaßnahmen mit einer genauen Diagnose zu beginnen haben, stellten *Eisdorfer* und *Stotsky* in Frage; zumal man sich gerade bei älteren Leuten (wohl aufgrund eines generellen defizitären Altersbildes) oft nicht die Mühe einer genauen Abklärung macht, oder aber einsehen muß, daß die Ursachen solcher Störungen in einem Zusammentreffen medizinischer und psychologischer Probleme liegen.

„The diagnosis of much of geriatric psychiatric illness is open to question. Diagnosis implies careful evaluation of signs and symptoms as well as an appreciation of etiologic issues in the disorder being evaluated. For a variety of reasons, older individuals do not always receive such care (*Lowenthal, Berkman* et al., 1967; *Kramer, Taube* und *Redick*, 1973). Even when they do, the etiology of these disorders typically represents a mixture of psychosocial and medical problems ..., often including disorders of unknown etiology" (*Eisdorfer* und *Stotsky*, 1977; S. 725).

Dementsprechend sind auch eine differenzierte Zielvorstellung und feste Erwartungen des Therapeuten in bezug auf eine positive Verhaltensänderung in bestimmten Bereichen manchmal schwierig, zumal generelle Einstellungen wie „Altern kann man nun einmal nicht heilen" häufig vorhanden sind. *Eisdorfer* und *Stotsky* führen dazu aus:

„The expectation of the therapist is a salient issue in treatment. While it is clear that therapeutic nihilism is unwarranted from an objective viewpoint the stereotypic postures toward the elderly such as ambiguous expectations and a posture of ‚you can't cure aging' are often noted. Poor normative data for psychodiagnostic instruments ... add to this problem of inappropriate outcome measures". (1977, S. 725).

Auf dem Hintergrund der gegebenen Realitäten mag die Forderung, derzufolge Interventionsstrategien mit einer eingehenden Situationsanalyse, die die spezifischen inneren und äußeren Bedingungen erfaßt, zu beginnen haben, doch manche Einschränkung hinnehmen müssen. Dies gilt vor allem für die Erfassung der inneren Bedingungen, die auf die Patienten bezogen sind (wie 1. die Diagnose der Störung und die Ergründung der Ursache(n) derselben, 2. die sorgfältige Ergründung der Resourcen, die der Patient hat, 3. die detaillierte Formulierung konkreter Interventionsziele), die dabei schwieriger zu erfüllen sein dürften als die Erfassung der äußeren Bedingungen, die sich auf die soziale und sachliche Umwelt beziehen.

Erschwerend kommen hinzu methodische Probleme bei der Erfassung der Ausgangssituation, die Stichprobenauswahl, die Bildung von Versuchs- und Kontrollgruppen, die Kontrolle der intervenierenden Variablen, methodische Probleme der

Veränderungsforschung, die Problematik der Festsetzung von Erfolgskriterien u. a. m. (vgl. auch *Beckmann, Scheer* und *Zenz*, 1978).

Angesichts der hier nur angedeuteten Schwierigkeiten neigen viele streng methodisch orientierte Forscher dazu, sich mit Fragen der Intervention erst gar nicht zu befassen. Das bedeutet jedoch, das Feld allein den Praktikern zu überlassen, die manchmal auf dem Wege des „trial and errors", des Ausprobierens, wertvolle Erfahrungen sammeln und Techniken entwickeln, die manchem älteren Menschen in seiner Situation zu einem größeren Wohlbefinden verhelfen — Techniken, deren Generalisierbarkeit aber in Frage zu stellen ist.

4.2. Interventionsstrategien

Die Klassifikationsversuche der verschiedenen Interventionstechniken sind mannigfach, die Übereinstimmung äußerst gering. *Eisdorfer* und *Stotzki* (1977) unterscheiden „physical intervention", „psychological intervention" und „social intervention" (innerhalb der psychologischen Therapie wie dann noch zwischen individueller Therapie, Gruppentherapie und Familientherapie differenziert). Bei einer solchen Klassifikation ist eine gewisse Problematik gegeben, da die jeweiligen Maßnahmen oft ineinandergreifen.

Andere Autoren (*Barns* et al., 1973) sind bei ihren Klassifikationsversuchen stärker am *angestrebten Ziel* orientiert und sprechen von

Verhaltensmodifikation
Realitätsorientierung
Revitalisierung
Remobilisation
Remotivation
Resozialisation
Resensibilisierung
Selbstbildtherapie u. a.,

was nicht weniger problematisch ist, da zwischen diesen genannten Zielen oft eine Trennung unmöglich ist (so kann z. B. eine Revitalisierung zu einer Selbstbildtherapie werden und umgekehrt).

Andere Klassifizierungsversuche gehen von der *Technik* selbst aus, von dem Weg, auf dem die genannten Ziele zu erreichen versucht werden. Man unterscheidet hier

operantes Konditionieren/reinforcement-Therapie
Sensorisches Training
Milieutherapie
Musiktherapie
Kunsttherapie
Gestalttherapie
Logotherapie
Life-review-Therapie
Companionship-Therapie u. a. m.,

wobei die meisten dieser Formen sowohl als Einzeltherapie wie auch als Gruppentherapie ihre Anwendung finden.

Weitere Klassifikationsversuche unterscheiden zwischen „therapeutischen", d. h. direkt auf den einzelnen bezogenen Techniken und „prothetischen Interventionsmaßnahmen", die sich auf die Veränderung der sachlich-dinglichen Umwelt beziehen und somit indirekt das Verhalten beeinflussen (*McClannahan*, 1973; *Lindsley*, 1964).

Barns et al. (1973) sprechen angesichts dieser Vielfalt von einem „supermarket of social and psychological approaches" (1973, S. 515) Und auch *Peterson* (1973) stellt fest: „Every day brings a new book describing a new group process or a new form of psychological intervention. There are nude groups, leaderless groups, television groups, encounter groups, both, physical and cognitive, loving and hating ... but sadly not one topic in all those books ... specifies how to assess the life outcomes of those interventions" (1973, S. 27/28).

Die psychologische Intervention zu Beginn unseres Jahrhunderts war durch psychoanalytische Konzepte bestimmt, deren Anwendung bei Kindern, Jugendlichen und Personen im jüngeren und mittleren Erwachsenenalter man diskutierte, bei Personen des höheren Lebensalters aber ablehnte, da man ältere Menschen für zu rigide hielt und von der Annahme ausging, daß sie nicht mehr über die nötigen Kräfte verfügen würden, Veränderungen in ihrer Lebenssituation vorzunehmen und zu bewältigen (vgl. *Lehr*, 1971).

Wenn auch heute noch die klassische Form der Psychotherapie bei Älteren relativ selten angewandt wird (aber auch bei Jüngeren zunehmend durch andere Therapieformen ersetzt wird), so gelangten doch während der letzten 10 bis 15 Jahre verschiedene Formen psychotherapeutischer Intervention auch bei älteren Menschen erfolgreich zur Anwendung (*Gottesman* et al., 1973; *Goldfarb*, 1962, 1967; *Meerloo*, 1971; *Hiatt*, 1971; *Shapiro*, 1969; *Petrilowitsch*, 1964; *Radebold*, 1976, 1979; *Radebold* et al., 1973; *Petzold*, 1977). Die psychotherapeutische Behandlung älterer Menschen versucht dabei in erster Linie ein Aufarbeiten der *aktuellen Problematik*, versucht eine aktuelle Konfliktlösung, die dann oft zur Symptombesserung oder gar zur Symptomfreiheit führt. Freilich handelt es sich hierbei auch meistens um Einzelfalldarstellungen, so daß *Eisdorfer* und *Stotzki* zusammenfassend feststellen: „Up to this time, however, controlled studies of the efficacy of dynamic psychoanalytically oriented treatment for the aged have been largely absent" (1977, S. 733).

Die Frage, ob ein Aufarbeiten der aktuellen Thematik oder eine Analyse und Auseinandersetzung mit der bisherigen Lebensentwicklung sinnvoller erscheint, untersuchen *Ingersoll* und *Silverman* (1978), indem sie das „Here-and-Now-Modell" dem „There-and-Then-Modell" gegenüberstellten. Die theoretische Begründung des Hier-und-Jetzt-Modells geht von der Annahme aus, daß die zu starke Beachtung der Vergangenheit wie auch die einseitige Ausrichtung auf die Zukunft eigentlich die Gegenwart verdrängt und deswegen „antitherapeutisch" ist, wie *Harper* et al. 1976 feststellten: „focusing on past or future issues and concerns is avoidance of the present and therefore antitherapeutic". Das Hier-und-Jetzt-Modell soll vor allem zu einer positiveren Selbsteinschätzung, einer Verringerung der Ängstlichkeit, zur Entspannung und Aktivierung beitragen. Das Dort-und-Damals-Modell möchte aufgrund eines Lebensrückblicks eine Orientierung erreichen (vgl. auch *Lewis* und *Butler*, 1974). Dabei geht man u. a. davon aus, daß schon die Aktivierung des Gedächtnisses ein Ziel therapeutischer Intervention ist. *Pincus* (1970) und andere glauben, daß allein eine solche Erinnerung von zunehmender Selbstschätzung, von einem Finden der Selbstidentität, einer Auseinandersetzung mit persönlichen Verlusten und damit von abnehmender depressiver Stimmung begleitet sei.

Ingersoll und *Silverman* (1978) haben über Medien ältere Menschen anzusprechen versucht, die „über 60 sind und in ,well-being-Gruppen' zusammenarbeiten wollen"; besonders jene sollten sich melden, die unter Depressionen oder/und nachlassendem Gedächtnis leiden. Aus den freiwillig sich Meldenden (nichtinstitutionalisierten!) wurden zwei Gruppen gebildet, bestehend aus je acht Personen, Durchschnittsalter 69 Jahre. Jede Gruppe nahm an acht zweistündigen Sitzungen mit zwei Therapeuten teil und traf sich wöchentlich. Vor der ersten Sitzung wurde von allen ein pre-test-Questionnaire ausgefüllt, nach der letzten ebenso. Der Ablauf der Sitzungen, bei denen Rollenspiel, Verstärkungstechniken und immer wieder Entspannungsübungen zur Anwendung gelangten, ebenso Kommunikations- und Gedächtnistraining, wird genau beschrieben. — Die Dort-und-Damals-Gruppe trainierte Erinnerungen an die früheste Kindheit, diskutierte über erfahrene Erziehungshaltungen und konfrontierte diese mit den Erziehungsweisen in unserer Zeit. Ebenso wurde man ermuntert, einen Stammbaum anzufertigen, Kontakte mit Verwandten aufzunehmen, um diesen möglichst vollständig mit Detailangaben erstellen zu können. Anhand dieser Daten wurde in der Gruppe diskutiert, was sich zu dieser Zeit ereignet habe. Außerdem sollte man selbst angenehme und unangenehme Erinnerungen herausarbeiten und sich fragen, wie man mit Tiefpunkten in seinem Leben fertig geworden sei, was Höhepunkte waren und wie man darauf reagiert habe.

Die Auswertung der Fragebogen erbrachte im Hinblick auf den Veränderungsgrad keinen Unterschied zwischen den beiden Gruppen. Das heißt, man kann aufgrund dieser Untersuchung nicht feststellen, welche Technik die günstigere ist. Bei beiden Gruppen zeigte sich eine Verbesserung des Selbstwertgefühls, Abfall der Angstgefühle und ein Rückgang somatischer Symptome.

Die meisten Interventionsstrategien, die besonders bei institutionalisierten älteren Menschen zur Anwendung gelangen, gehen davon aus, daß neben den persönlichen Problemen und individuellen psycho-physischen Beeinträchtigungen ein Mangel an Selbstvertrauen bzw. ein negativ getöntes Selbstbild oder eine starke Selbstunsicherheit gegeben sind, daß darüber hinaus oft Schwierigkeiten in den zwischenmenschlichen Beziehungen auftreten bzw. eine allgemeine Kontaktschwäche besteht. Die Ursachen für dieses generelle Gefühl der Inkompetenz, das dann auch zu einer Kontaktscheu führt, sind mannigfaltig. Allerdings spielen hier, wie *Kastenbaum* und *Cameron* (1969) gezeigt haben, *kognitive Aspekte* (wie mangelnde Informationsaufnahme und -verarbeitung, zunehmende Desorientierung) eine beachtliche Rolle. Sie verstärken das Gefühl der Inkompetenz und bringen zunehmende Verhaltensunsicherheit, die wiederum zu stärkerer Restriktion führt, so daß man mit *Barns* et al. (1973) von einer „Spirale der Senilität" sprechen kann, die es zu brechen gilt. Dazu sind kognitive Maßnahmen, die jedoch mit anderen Techniken zu kombinieren sind (*Buckley*, 1972; *Pressey* und *Pressey*, 1972) notwendig. „As one reviews the literature, the differences between psychodynamic and cognitive approaches are smaller than might be supposed ... Outcome studies again are in short suppley" (*Eisdorfer* und *Stotsky*, 1977; S. 733).

4.2.1. Gruppentherapeutische Ansätze

Die Ziele von Gruppentherapien sind nach *Feil* (1967) — einmal in der Anregung zum Gespräch und zur sozialen Interaktion der Gruppenteilnehmer zu sehen, zum anderen in der Herbeiführung und Verstärkung eines positiven Selbstgefühls, der Gewinnung von Selbstsicherheit und einer gewissen Unabhängigkeit. Erfolgreiche Gruppentherapie bei psychotischen älteren Patienten setzt nach *Yalom* und *Terrazas* (1968) allerdings voraus, daß realistische, d. h. erreichbare Ziele gesetzt werden, eine Zunahme der Interaktion zwischen den Patienten erreicht wird, die Maßnahmen auf die noch vorhandenen Kräfte und Fähigkeiten gerichtet sind und das Gefühl des Gruppenzusammenhaltes verstärkt wird. Allerdings wird auch hier diskutiert, welche Auswirkungen gruppentherapeutischer Interventionsmaßnahmen überhaupt erwünscht sind: Ist zunehmende Unabhängigkeit überhaupt ein Ziel, oder gilt es vielmehr, den Patienten zu einem Akzeptieren seiner Abhängigkeit zu bringen? Ist persönliche Freiheit ein Vorteil oder eine Belastung? Ist Kritikfähigkeit zweckmäßig oder problematisch? — Was trägt eher zum psychophysischen Wohlergehen welcher Patienten in welcher Situation bei, das wäre hier wohl die für jeden Einzelfall zu beantwortende Frage.

Die verschiedenen Formen der Gruppentherapien, der Gruppenarbeit mit älteren Menschen, unterscheiden sich hinsichtlich ihres Strukturierungsgrades, der zur Anwendung gelangenden Techniken, der Größe der Teilnehmerzahl, dem Grad der Festlegung des zeitlichen Ablaufs und der Aufeinanderfolge. Während z. B. die Realitäts-Orientierungs-Sitzungen nach einem festen Programm arbeiten (*Folsom,* 1968; *Taulbee* und *Folsom,* 1966), von anderen Gruppentherapien lediglich die Aufeinanderfolge der einzelnen Ziele angegeben wird (*Ingersoll* und *Silvermann,* 1978; oder auch *Shapiro,* 1969), sind andere Gruppen relativ unstrukturiert. Hierbei handelt es sich um spontan gebildete oder durch äußere Anregung entstandene Interessen- oder Aktivitätsgruppen, deren Effektivität sich schwer erfassen läßt.

So berichtet *Burnside* (1970, 1971) in einem Übersichtsreferat über eine Reihe von Erfahrungen mit den verschiedensten Gruppentechniken von gemeinsamen Diskussionen über vorgelesene Bücher (im Rahmen der Selbstbildtherapie angewandt — vgl. *Barns,* 1973; *Johnston,* 1965) bis zu psychoanalytischen Gruppensitzungen. Dabei wird auf die Vielfalt der Gruppenarbeit hingewiesen und mit Recht das weitgehende Fehlen kontrollierter Effektivitätsstudien bemängelt.

Lewis (1975) berichtet über Gruppenarbeit mit insgesamt 35 Patienten (Durchschnittsalter 72 Jahre, durchschnittliche Aufenthaltsdauer 24 Jahre) verschiedener Störungen (Schizophrenie, depressive Neurose, organische Hirnstörungen, geistige Behinderung), die nach der Absolvierung eines Grundprogramms zum Realitätstraining und zur Resozialisierung selbst Aktivitätsgruppen bilden konnten (gardenclub, cooking-club, hostess-club, friendship-club, grooming-club). Dabei wurde festgestellt, daß vor allem die Möglichkeit der Wahl und die selbstgetroffene Entscheidung positive Auswirkungen auf die Selbstachtung hatten und das Gefühl der Fremdbestimmung und Abhängigkeit reduzierten. Von diesen Erkenntnissen ausgehend fordert *Lewis,* man solle das Recht der Wahl auch auf andere Ebenen im Alltag der Heime und Pflegestationen ausdehnen: warum wird z. B. (auch in solchen Gruppensitzungen) nur Kaffee angeboten und die Möglichkeit der Wahl zwischen einer Vielzahl von Getränken (Tee, Eistee, Milch, verschiedene Fruchtsäfte, Wasser) als therapeutische Wirkung im Hinblick auf zunehmende Selbstverantwortlichkeit und positive Selbsteinschätzung nicht genutzt?

Auch *Turbow* (1975) berichtet über die Vielfalt therapeutischer Gruppenbildungen in der Tagesklinik, die von der Gruppenpsychotherapie über Kunsttherapie, Diskussionsgruppen über Tagesereignisse, Tanztherapie, Spielgruppentherapie (Bridge, Scrabble) reicht bis hin zu Gruppen, die gemeinsame Unternehmungen starten im Sinne einer weitergehenden Realitätsorientierungstherapie: Kochgruppen mit gemeinsamem Einkaufengehen, oder auch Gruppen, die ein gemeinsames Essen im Restaurant in ihrem Programm haben, oder auch Museumsbesuche. Diese unterschiedlichen therapeutischen Ansätze scheinen sich in ihrer Auswirkung nicht voneinander zu unterscheiden. — Fallbeispiele versuchen die generelle Effektivität im Hinblick auf Aktivierung, zunehmende Lebenszufriedenheit und größere Selbständigkeit bzw. zunehmende Unabhängigkeit zu belegen.

Reichenfeld et al. (1973) haben ebenfalls versucht, gruppentherapeutische Einflüsse zu evaluieren, indem sie auf vier vergleichbaren Stationen unterschiedliche

Programme (allgemeines Aktivierungsprogramm, Training kognitiver Fähigkeiten, weitergehende Realitätsorientierung durch Gespräche über Tagesereignisse und Training von Erinnerungen) anwandten. Auch hier wurde eine generelle Verbesserung bei allen vier Gruppen festgestellt, jedoch zeigten sich keine Unterschiede zwischen den einzelnen Gruppen.

McNiel und *Verwoerdt* (1972) wie auch *Manaster* (1972) berichten ebenfalls über Beobachtungen von positiven Veränderungen in bezug auf Einstellung, größere Äußerungsfähigkeit und -bereitschaft von Gefühlen, Differenzierungen im emotionalen Bereich und zunehmender Ichidentität. Aber auch hier stellen *Eisdorfer* und *Stotsky* fest: „In summary, group techniques combining verbal and nonverbal modalities have achieved wide acceptance, but there is still a lack of carefully controlled studies to determine the efficacy of various approaches. It is hard to sort out the more from the less successful programs" (1977, S. 734). Wenn man zudem noch den Einfluß der Person des Therapeuten und seiner Geschicklichkeit berücksichtigt, ebenso die Auswahl und Zusammensetzung der Patientengruppe, außerdem das veränderte Verhalten der gesamten Pflegekräfte, dann kann man Effekte einer bestimmten Behandlungsart von Placeboeffekten kaum trennen.

4.2.2. Realitätsorientierungs-Therapie

Etwas besser methodisch abgesichert sind Programme und Techniken zur Realitätsorientierung. Sie sind gedacht für Personen, die unter Gedächtnisverlust leiden, Verwirrtheitszustände haben, im Hinblick auf Zeit und Raum desorientiert sind. Trotz der Vielseitigkeit der Ursachen für diese Störungen erlaubt die ursprünglich von *Folsom* 1959 am Topeka Veteran's Administration Hospital entwickelte Technik, die von ihm mit *Taulbee* (*Taulbee* & *Folsom*, 1966) modifiziert wurde, nachweisbare Besserungserfolge, die mit der „Realitätsorientierungsskala" (23 Fragen an den Patienten über persönliche Daten, Ort, Raum, Zeit usw.) gemessen werden können. Darüber hinaus zeigt sich ein Ausstrahlungseffekt der erfolgreichen Reorientierung auf zunehmende Remotivation, Selbständigkeitssteigerung und zunehmende soziale Integration, wie generell zunehmende Aktivierung (vgl. auch *Glasser*, 1965; *Zepelin* und *Wade*, 1975).

Umfassend kann man mit Realitätsorientierung eine Behandlung bezeichnen, die die soziale Struktur einer institutionellen Umgebung so organisiert, daß die Bewohner ermuntert werden, sich in einer stärker orientierten Weise zu verhalten und ihren Verhaltensradius zu erweitern.

Man unterscheidet bei dieser Therapie 1. das sog. „24-Stunden-Programm", 2. ergänzende Gruppensitzungen und 3. die Einstellungstherapie.

Eigentlich sollte man mit der Einstellungstherapie, die sich an alle Pflegekräfte richtet, beginnen. *Harris* und *Ivory* (1976) haben festgestellt, daß das Pflegepersonal „expects nothing of the patient and so he expects nothing of himself. Memory and awareness are no longer needed by the patient and like unexercized muscles, these faculties weaken and die" (S. 496). Dieses desorientierte Verhalten sei oft ein Produkt ungünstiger Bedingungen und nicht etwa eine natürliche Begleiterscheinung des Alters bzw. bestimmter Alterskrankheiten. — So beginnt ein solches Programm mit einem Kurs für das Pflegepersonal mit der Instruktion, dem Patienten bei jeder Gelegenheit Zeit- und Raum-Information zu geben. Bei jeder Interaktion mit dem Patienten gilt es, ihm Grundinformationen zu vermitteln (Guten Morgen, Frau Müller, es ist heute Montag, jetzt ist es 8 Uhr und die Sonne scheint").

Ergänzt werden soll dieses Grundverhalten der Pfleger, das der Patient über 24 Stunden hinweg erfährt, durch verschiedene Hilfsmittel: große Kalender verschiedenster Art (Abreiß-, Steck-, Dreh-Kalender, große Uhren), die der Patient selbst immer auf den neuesten Stand bringen sollte; ein Realitätsorientierungs-Board (s. *Barns* 1973) mit den wichtigsten Angaben über Ort und Raum; Spiegel, Poster mit realistisch abgebildeten Gegenständen aus dem Alltag.

In den strukturierten Gruppensitzungen, jeweils nur 4 bis 8 Personen, 30 bis 60 Minuten lang, jeden Tag über einen längeren Zeitraum hinweg, soll eine Reorientierung geübt werden, durch die Wiederholung von Grundinformationen Begrüßung jedes einzelnen mit Handschlag und Namen durch den Therapeuten; Erwähnen von Datum, Zeit und Wetter unter Hinweis auf die Realitätsorientierungstafel. Jeder einzelne wird gebeten, diese Angaben zu wiederholen. Es folgt eine 15minütige Gruppendiskussion über ein konkretes Thema, z. B. Beobachtung eines Nestbaus, den Frau X gemacht hat, über das Essen, die Jahreszeit u. a. m. – Nach einer 10minütigen Erfrischungspause eine weitere 15-Minuten-Diskussion über konkretes Tagesgeschehen; bei fortgeschrittenen Gruppen z. B. auch Lesen und Diskutieren eines Zeitungsartikels, den vorher jeder erhält. Zum täglichen Zeitunglesen wird ermuntert. Alle Diskussionen sollen Unterstützung durch Anschauungsmaterial erfahren.

Folsom (1968) berichtet über einen ein Jahr dauernden Versuch. 76 % der Patienten zeigten erhebliche Verbesserungen im Hinblick auf mehr Selbstsicherheit, bessere soziale Anpassung und Interaktion, mehr Interesse an Radio und TV-Sendungen, mehr Interesse an der eigenen Erscheinung. *Barns* (1974) hingegen konnte bei einem 6wöchigen Training zwar zunächst Erfolge feststellen, die jedoch bald wieder nachließen; der einzige nachweisbar bleibende Effekt war eine Selbständigkeitssteigerung. *Stephens* (1969) berichtet über ein Training bei 227 geriatrischen Patienten über vier Jahre hinweg, von denen nur 50 eine volle Realitätsorientierung gewonnen und beibehalten haben. *Citrin* und *Dixon* (1977) haben einer Experimentalgruppe (12 Personen, Durchschnittsalter 84 Jahre) sowohl das 24-Stunden-Training wie auch tägliche Gruppensitzungen gegeben, der Kontrollgruppe nur das 24-Stunden-Training ohne zusätzliche Gruppensitzungen. Während die Kontrollgruppe zwischen Pre- und Posttest keine Veränderungen zeigte, war bei der Experimentalgruppe eine sehr signifikante Zunahme der Orientierung nachweisbar. Aus diesen Ergebnissen folgern die Autoren die Notwendigkeit zusätzlicher Gruppensitzungen. – *Letcher* et al. (1974) führten bei 125 männlichen Patienten (Durchschnittsalter 82,8 Jahre) ein Realitätstraining durch: 32 % zeigten eine anhaltende Besserung und zwar jene, die dieses Training 18 und mehr Monate mitmachten. Bei 68 % ist keine Änderung eingetreten, doch die Autoren betrachten es als Erfolg, daß diese Personen wenigstens keinen Abfall in der Realitätsorientierung zeigten, der ohne Training zu erwarten gewesen wäre.

Realitätstraining unter kontrollierten Bedingungen wurde von *Brook, Degun* und *Mather* (1975) wie auch von *Holden* und *Sinebruchow* (1978) durchgeführt. Neben dem 24-Stunden-Training wurden Therapie-Sitzungen von einstündiger Dauer über drei Monate hinweg (5- bis 6mal die Woche) durchgeführt. Zu drei Meßzeitpunkten wurde die STOCKTON GERIATRIC RATING SCALE angewandt, die soziales Verhalten, Kommunikation und Apathie mißt, ebenso die CLIFTON ASSESSMENT SCALE, die den Grad der Abhängigkeit erfaßt. Es zeigten sich besondere Trainingserfolge bei jenen Personen, die kürzer als zwei Jahre in der Institution lebten. – Die Autoren diskutieren die Problematik von Gruppenvergleichen, die Auswirkung von Ausfällen bei Kleingruppen. Sie bringen eine sehr ausführliche Beschreibung der Technik in den Gruppensitzungen und ergänzen die von *Folsom* erarbeiteten Schritte durch die Forderung, das Langzeitgedächtnis des Patienten zu aktivieren. Der Höhepunkt des Erwachsenenalters – für die heutige ältere Generation die Zeit zwischen 1920 und 1945 – werde am ehesten erinnert. Wenn man mit Diskussionen über diese als wichtig erlebte Zeit beginne sei es möglich, durch Vergleiche zwischen früher und heute das Interesse für die Gegenwart zu wecken und somit die Realitätsorientierung zu stärken.

McDonald und Settin (1978) haben zwei Gruppen im Pflegeheim miteinander verglichen: Eine Gruppe erhielt – in Fünfergruppen – Realitätsorientierungstraining, 15 Gruppensitzungen; gemessen wurde vor Beginn und nach Abschluß mit Hilfe der Life-Satis-faction-Scale, der 20-item-self-report-scale, dem Rating des Pflegepersonals und durch Verhaltensbeobachtung. Die Vergleichsgruppe arbeitete in einer beschützenden Werkstätte und sollte Geschenke für die Schüler einer in der Nähe gelegenen Behindertenschule unter Anleitung basteln. Der Ablauf der Sitzungen war entsprechend der der ersten Gruppe, allerdings wurde das letzte Treffen in der Behindertenschule selbst abgehalten und die Geschenke wurden persönlich übergeben. Während bei dieser zweiten Gruppe eindeutig Verbesserungen deutlich wurden, zeigte sich bei der Realitätsorientierungsgruppe keine eindeutige positive Veränderung (allerdings wurde die Realitätsorientierung selbst auch nicht gemessen) – im Gegenteil, es wurde sogar ein Absinken des life-satisfaction-index konstatiert, so daß die Möglichkeit besteht, daß „under some conditions this treatment may have detrimental effects on participant affect" (McDonald und Settin, 1978; S. 419). Die Gruppe, die in der beschützenden Werkstätte arbeitete, äußerte sich zufrieden darüber, für andere etwas tun zu können (vgl. auch Zimmermann et al., 1969), während den Teilnehmern der anderen Gruppe die Sitzungen langweilig und nutzlos erschienen. – Auch Gubrium et al. (1975) zeigen die Probleme der Realitätsorientierungs-Therapie auf, weisen jedoch auf das oft ungeschickte Therapeutenverhalten hin. Der Therapeut muß bedenken, daß er es nicht mit Kindern zu tun hat, er darf nicht infantilisieren. – Falck (1979) macht ebenso auf Probleme dieser Technik aufmerksam und betont die Notwendigkeit des Trainings des Pflegepersonals; allerdings wurde hier offenbar auch nur das 24-Stunden-Training versucht und nicht die ergänzenden – und nach den Ergebnissen von Citrin und Dixon (1977) sogar notwendigen – Gruppensitzungen durchgeführt.

4.2.3. Resensibilisierung

Die Resensibilisierung, die Wiederbelebung der fünf Sinne, wird als Ergänzung des Grundprogramms der Realitätsorientierung angesehen (Richman, 1969; Barns et al., 1973; Huber, 1973). Für beeinträchtigte ältere Personen, die unfähig sind, mit ihrer Umwelt zu interagieren, die als „stumpf" und „apatisch" bezeichnet werden, zeigten sich strukturierte Gruppen- und Einzelbehandlungen erfolgreich. Dem Patienten werden verschiedene Stimuli gegeben, um die differenzierte Wahrnehmung der dinglichen und sozialen Umwelt zu stärken.

Hier sind sowohl prothetische Maßnahmen (Gestaltung der dinglichen Umwelt) wie auch therapeutische Maßnahmen, d. h. Anregung durch den Therapeuten, notwendig. Dabei sollte der Therapeut sich dessen bewußt sein, daß er mit Erwachsenen arbeitet, die diese Differenzierungsfähigkeit bereits einmal besessen hatten; er sollte keinesfalls – wie beobachtet – in infantile Verhaltensweisen zurückfallen (Barns et al., 1973).

Die Resensibilisierung des Sehens kann durch Farbgestaltung, häufiger wechselnde Bilder, bunte fröhliche Ausstattung der Räume, Mobiles, Wandschmuck (Posters, die wechseln) gefördert werden. Der Geruchsinn wird gestärkt, wenn Kontraste zwischen scharfen und bitter riechenden Essenzen geboten werden und süßen, angenehmen Düften. — Der Gehörsinn kann durch Schallplattenmusik, aber auch durch selbsterzeugte unterschiedliche Töne, durch Trommeln, Singen, Flüstern, Summen, Pfeifen, Klatschen usw. sensibel gemacht werden. Die von *Shapiro* (1969) entwickelte Musiktherapie trägt ein übriges dazu bei. — Geschmacksdifferenzierungen werden durch das gleichzeitige Anbieten von Bonbons, Mixedpickles, Kartoffelchips, Salzstangen, Schokolade usw. erreicht. — Eine Sensibilisierung im taktilen Bereich wird ermöglicht durch die Gelegenheit, weiche, harte, zarte, rauhe, heiße, kalte Gegenstände zu berühren und zu vergleichen.

Hier wäre vor allem die Studie von *Loew* und *Silverstone* (1971) zu nennen, die Experimente in zwei vergleichbaren geriatrischen Stationen bei jeweils 14 männlichen Patienten durchführten. Die Patienten beider Stationen wurden zunächst beobachtet; sie wirkten apathisch, fühlten sich isoliert, hielten sich nur in der Nähe ihres Bettes auf. Die Räume der Stationen waren sehr hygienisch und entsprechend durch Farblosigkeit und Konformität gekennzeichnet; sie wirkten langweilig wie typische Krankenhausräume. Das Pflegepersonal fiel durch Pessimismus und gedrückte Stimmung auf; es litt unter der vermeintlich hoffnungslosen Situation der sehr alten Patienten, die auf beiden Stationen ein Durchschnittsalter von 87,5 Jahren hatten. *Loew* und *Silverstone* führten hier auf der einen Station ein umgreifendes Interventionsprogramm durch, das im Grunde genommen den Techniken der Milieutherapie zuzuordnen wäre, das jedoch seinen Schwerpunkt in der sensorischen Stimulation der Patienten hatte.

Nachdem der erste Schritt, die positive Einstellung des Mitarbeiterstabes zu diesem Programm erreicht war, galt es, 6 Monate lang für intensive und abwechslungsreiche sensorische Stimulation (visueller, auditiver, taktiler und geschmacklicher Art) zu sorgen. Die Räume wurden mit farbprächtiger Wanddekoration, farbenfreudigen Vorhängen und Mobiles ausgestattet; lebende Pflanzen am Fenster (visuelle und taktile Stimulation) ergänzten den Wandschmuck. Die Patienten wurden ermuntert, Familienbilder und persönliche Erinnerungsstücke in Bettnähe aufzustellen, die von den Pflegern als Anknüpfungspunkte für Gespräche (Erinnerung, Realitätstherapie) benutzt wurden. Große Uhren, Kalender und Spiegel sorgten sowohl für visuelle Stimulation wie auch für eine Realitätsorientierung. — Hinzu kam abwechslungsreiche auditive Stimulation, drei- bis viermal die Woche Piano- oder Akkordeonmusik; Kopfhörer waren für jeden erhältlich, der unter den anderen Musikprogrammen wählen wollte. Ausstellungen von den verschiedensten Gegenständen wurden organisiert, um den Patienten die Gelegenheit zu geben, möglichst viele unterschiedliche Gegenstände zu betasten. — Darüber hinaus wurde Beschäftigungs- bzw. Arbeitstherapie (mit finanzieller Belohnung), Spieltherapie (Puzzle und dgl.) durchgeführt; das Pflegepersonal bemühte sich um Gespräche, regte Diskussionen über „vergangene Zeiten" (Erinnerungstraining) an. — Eine Resozialisierung wurde gleichzeitig durch ein „Bedside-visiting-program" mit 15minütiger täglicher Visite herbeizuführen versucht, ebenso durch die Aktion „lunch together", die gegen das isolierte Essen im Bett ankämpfte und jeweils vier Patienten um einen Tisch zu Mahlzeiten versammelte. Jeden Tag wurde — möglichst abwechslungsreiche — Tageskleidung angezogen. Außerdem gelangte bei einigen Patienten ein Programm des „toilet-retraining" auf der Basis des operanten Konditionierens zur Anwendung.

Hier wurden auch Evaluationsuntersuchungen durchgeführt. Zu Beginn der Untersuchung und sechs Monate danach wurde bei der Experimental- und Kontrollgruppe eine Testbatterie durchgezogen (Mental Status Questionnaire, Bender-Gestalt-Test, Mosaik-Test, Oberleder-Skala, Einstellungsfragebogen zum Alter, „Energy-Scale"). Während bei der Kontrollgruppe eher ein Sinken der Ausgangswerte festzustellen war, wurden bei der Experimentalgruppe einige Verbesserungen in bezug auf die kognitiven Funktionen, den affektiven Zustand und die sozialen Haltungen deutlich. Man konstatierte darüber hinaus eine zunehmende Nachfrage nach Tageszeitungen und einen Rückgang der Inkontinenz. Außerdem war die Stimmung beim Pflegepersonal nicht mehr so gedrückt wie zuvor. Die Autoren stellen fest: „The functioning of the *very old* can be influenced in a limited way by changes in social, psychological and physical environment". Eine generell höhere Motivation, eine Remotivierung, wird vor allem als Funktion zunehmender Resensibilisierung, herbeigeführt durch zunehmende sensorische Stimulation, gesehen. Exakt nachweisen läßt sich diese Annahme allerdings nicht.

4.2.4. Remotivation

Bei den Interventionstechniken der Remotivation, die erst nach erfolgreicher Realitätsorientierungstherapie eingesetzt werden können (*Barns* et al., 1973) gilt es, den Patienten zu Gedanken, Plänen und Aktionen anzuregen, die mit der realen Umwelt verknüpft sind – und darüber hinaus, ihn zur Interaktion mit anderen (Resozialisation) zu ermuntern.

Barns et al. (1973) empfehlen 12 Wochen lang eine einstündige wöchentliche Gruppensitzung (5 bis 12 Gruppenteilnehmer), die durch das Klima des gegenseitigen Akzeptierens bestimmt wird und die durch Diskussionen aktueller Themen (Beobachtungen, Erlebnisse, Zeitungsartikel) einen Brückenschlag zur Realität herbeiführen soll. Mitteilungen aus der Welt, in der wir leben (durch Anschauungsmaterial unterstützt), sollen dazu dienen, den Patienten zu motivieren, sich für seine Umwelt zu interessieren, Arbeiten und Aufgaben zu übernehmen, für sich und für andere tätig zu werden. –

Eine spezielle Art der Remotivierung – und auch Resozialisierung, die schwer voneinander zu trennen sind – haben *Arthur* et al. (1973) unter Bezeichnung „companionship therapy" erfolgreich durchgeführt. Aus einer geriatrischen Institution hat man 30 Personen ausgewählt, die besonders passiv waren, wenige oder gar keine Interessen hatten, sich für keinerlei Aktivitäten begeistern konnten, unkooperativ waren und deren Lebenswillen äußerst gering war. Man bildete aus dieser Gruppe eine Kontroll- und zwei Experimentalgruppen, erhob den Life-Satisfaction-Index und wandte einen Pflegerfragebogen an. 10 Wochen lang erhielten nun beide Experimentalgruppen wöchentlich für eineinhalb Stunden Besuch: die eine Gruppe von jeweils dem gleichen Besucher, bei der anderen Gruppe kam jeweils ein anderer Besucher. Nach 10 Wochen zeigte die Kontrollgruppe keinerlei Verbesserung der Werte, eher eine Tendenz zur Verschlechterung. Die Experimentalgruppe, die immer den selben Besucher begrüßen konnte, zeigte geringfügige Verbesserungen und diejenigen, die zehnmal verschiedene Besucher hatten, zeigten die stärksten Verbesserungen: eine deutliche Verbesserung ihrer Stimmungslage, eine Verbesserung der Werte für Anpassung und Interaktion, eine stärkere Aufgeschlossenheit und generelle Motivierung. – Den Grund sehen die Autoren in der Tatsache, daß diese Patienten von mehreren Menschen Beachtung und Wertschätzung erfahren durften. „Attention is the core element in a companionship therapy program" (1973, S. 169).

Sicher wären unter Remotivation sowohl Programme der Milieutherapie wie auch vor allem „Reinforcement-Programme" zu erwähnen, die jedoch hier gesondert behandelt werden sollen.

4.2.5. Resozialisierung

Bei Resozialisierungstechniken kommt es darauf an, die interpersonale Interaktion zu verstärken, Anteil an der Umwelt zu nehmen, neue Kontakte zu finden. Sowohl Techniken des operanten Konditionierens wie auch Techniken der Milieutherapie und vor allem gruppentherapeutische Maßnahmen haben eine Resozialisierung als Ziel. *Pullinger* (1958) schlägt Gruppeninteraktion vor und hält die Diskussion um gegenwärtige Alltagsereignisse oder allgemein interessierende Themen für geeignet; *Lindsley* (1964) weist auf die Bereitstellung prothetischer Mittel hin (Raumausstattung, Sitzgelegenheiten), und *Cautela* (1966) spricht sich für Verstärkungstechniken aus. Allen Versuchen gemeinsam ist nach *Mueller* und *Atlas* (1972) das Ziel, eine Resozialisation, eine Wiedereingliederung in die Gemeinschaft zu erreichen durch Einflußnahme auf die motivationalen Aspekte. *Mueller* und *Atlas* (1972) haben eine Zunahme der sozialen Interaktion bei 70jährigen Männern schon nach 11 Gruppensitzungen feststellen können, in denen eine soziale Kontaktaufnahme zunächst durch Süßigkeiten und Zigaretten, dann durch „tokens" (Wertmarken) verstärkt wurde. Man fand eine Zunahme der sozialen Interaktion durch die Kombination von Remotivierungstechniken und verstärkender Belohnung, „token reinforcement".

Auch *Lazarus* (1976) will die Ergebnisse seiner Studien als Beitrag zum Resozialisierungsprozeß gewertet wissen. Er hat individuelle Behandlungsprogramme für Patienten mit Gedächtnisverlust oder mit starken Depressionen durchgeführt und kommt zu dem Ergebnis: „The treatment-team was frequently surprised to learn that what was originally thought to be memory loss secondary to organicity was actually a massive denial of traumatic life events" (1976, S. 127). Selbst „Hearing loss was frequently used defensively". Schwerhörigkeit, das Hemmnis sozialer Interaktion, galt es also zu bekämpfen. *Lazarus* beobachtete in seinen Studien, daß sich Erinnerungen über „die gute, alte Zeit" und der sich daran anschließende Vergleich mit der heutigen Jugend gut eigneten, Interesse zu wecken, zur sozialen Interaktion zu motivieren, das Gedächtnis zu trainieren, die defensive Schwerhörigkeit zu vermindern und damit zu einer Resozialisierung beizutragen. Eine Erhöhung des Selbstwertgefühls wurde ebenso beobachtet.

4.2.6. Revitalisierung: Musiktherapie, Tanztherapie

Interventionsmaßnahmen, die zweifellos auch zu einer Resozialisierung beitragen und gleichzeitig als Remotivierung und Reaktivierung bzw. Revitalisierung gesehen werden können, sind in der Musiktherapie, begleitet von Bewegungstherapie (*Shapiro*, 1969), wie auch in der Tanztherapie (*Brügmann*, 1977) und nicht zuletzt im „Altersturnen" bzw. der Gymnastik zu sehen.

Shapiro (1969) bezeichnet das von ihm aufgestellte musiktherapeutische Programm als spezielle Form geistiger, emotionaler und körperlicher Stimulation. –

Erprobt hat er sein Programm in Institutionen für alte Menschen. Zunächst wurde nachmittags eine Stunde „Music for fun" angekündigt. Die Interessenten, die sich zu dieser Zeit einfanden, bekamen irgendein Instrument in die Hand gedrückt (Trommeln, Kastagnetten, Gegenstände zum Taktschlagen), um damit selbst den Takt zu schlagen und mitzumusizieren; außerdem wurden sie aufgefordert, die am Klavier gespielten Lieder mitzusingen – notfalls mit „la la la". – Nach einigen Liedern wurde eine Pause eingelegt. Es folgte ein Bewegungstraining, damit auch jene Muskeln gefordert werden, die beim Singen und Musizieren inaktiv sind. Danach folgte wiederum ein Bewegungstraining, von Musik begleitet. Ein Teilnehmer wurde gebeten, vor die Gruppe zu treten und Bewegungen vorzumachen, die dann die Gruppe nachahmte („Selbstbildtherapie"). Danach folgten 5 Minuten „Gehörtraining": der Gruppenleiter spielte die Grundmelodie, 4 Töne, auf dem Klavier und bat, diese sich einzuprägen. Bei dem wiederholten Spiel wurde jeweils einer der Töne vertauscht und die Teilnehmer hatten zu „raten", welcher Ton das war. Danach wurde das gleiche Verfahren mit 5 und 6 Tönen ausprobiert. *Shapiro* weist auf die geforderte Konzentration, Selbstdisziplin, auf Gedächtnistraining und Differenzierung der Hörfähigkeit (Resensibilisierung) hin. — Sodann erhielten die Gruppenteilnehmer Papier und Bleistift und wurden aufgefordert, zu vorgespielten improvisierten Melodien (hoch-tief, laut-leise, langsam-schnell) Linien zu zeichnen, je nach ihrem emotionalen Empfinden. Die motivierende Wirkung dieser Technik sei so stark, daß selbst „arthritische Finger" dadurch motiviert werden, empfundene Bewegungen nachzuvollziehen. (Zweifellos motiviert aber hier nicht nur die Technik, sondern das Engagement des Versuchsleiters!).

Shapiro hebt hervor, daß die Gruppenteilnehmer so viel Spaß und Vergnügen an dieser wöchentlichen Stunde haben, daß für sie die Zukunft dadurch strukturiert erscheint, daß sie in ihrer Zukunftsorientierung darauf gerichtet sind. Selbst Sprachgestörte wissen die Äußerungsmöglichkeiten durch Taktschlagen, Bewegungen, Zeichnen und Mitsummen zu schätzen. Verständigungsprobleme werden abgebaut. Selbst Desorientierte fügen sich ein, arbeiten mit, können sogar Takt halten und haben Spaß an den begleitenden Bewegungen. Wesentlich scheint jedoch *Shapiros* Feststellung, derzufolge diejenigen Personen, die an dem Programm Interesse gewinnen, dann auch andere vom Heim angebotene Aktivitäten wahrzunehmen (vgl. ähnliche Beobachtungen eines „Transfer-Effektes" bei *Lehr, Schmitz-Scherzer* und *Quadt*, 1978). Insofern wirkt die Musiktherapie reaktivierend, revitalisierend, remotivierend und resozialisierend, indem sie Kontakte stiftet und zu stärkerer Interaktion anregt.

Weitere Versuche, Erfahrungen oder gar methodisch abgesicherte Experimente mit der Musiktherapie liegen m. W. nicht vor, doch dürften die Techniken des „Seniorentanzes" (*Brüggemann*, 1977) und des Altersturnens (*Barth*, 1976 — vgl. *Lehr*, 1978) ähnlich zu einer Revitalisierung beitragen.

4.2.7. Selbstbildtherapie

Die meisten Interventionstechniken — sowohl im gruppentherapeutischen Ansatz wie auch im individuellen Ansatz — haben das Ziel einer Hilfe zum Selbstverständnis, eine Korrektur der Einstellung zu sich selbst, der Selbsteinschätzung. Diese Selbsteinschätzung bestimmt weitgehend das psychophysische Wohlbefinden im höheren Erwachsenenalter, zumal von hier einerseits Ausstrahlungseffekte auf die Art und Weise sozialer Bezüge ausgehen — und andererseits das Erleben sozialer Bezüge gleichsam wie in einem Kreisprozeß Rückwirkungen auf das Selbstbild und das Wohlbefinden hat (*Rogers*, 1951, 1954; *Mason*, 1954; *Lehr* und *Merker*, 1969 — vgl. *Lehr*, 1971).

Die Selbstbildtherapie spielt besonders im Rahmen der Krisenintervention eine große Rolle. *Oberleder* (1970) hat in der von ihm empfohlenen Krisentherapie, die sich seinen Untersuchungen zufolge als besonders erfolgreich herausstellte, da gerade in Zeiten eines „Zusammenbruchs" eine maximale Beeinflußbarkeit gegeben sei, zu ganz drastischen Maßnahmen gegriffen, mit denen er eine „Erziehung zur Realitätsanerkennung" erreichte.

So wurden z. B. Patienten aufgefordert, in einen Handspiegel zu schauen und zu beschreiben, wie sie sich sahen. Sie sollten sich selbst — zunächst das Äußere, in einem zweiten Schritt die innere Situation — real sehen und beschreiben. Die Therapiegruppe korrigierte die Feststellungen, sei es, daß sie auf übersehene Fehler aufmerksam machte, sei es, daß man tröstend darauf hinwies, ähnliche „Gebrechen" auch zu haben.

Sodann wurden Patienten aufgefordert, 5 Minuten lang ihre Umgebung zu studieren, dann die Augen zu schließen und alle Gegenstände, an die sie sich erinnern konnten, zu beschreiben. — Bei schlechter Erinnerungsfähigkeit wurden Analogien gezogen zu einer „Realitätsflucht".

Erinnerungslücken, die sich z. B. auf bestimmte Angehörige oder sonstige Personen der Umgebung bezogen, wurden nach *Oberleder* mit der provozierenden Frage zu beeinflussen versucht: „Hassen Sie X oder Y so sehr, daß sie gar nicht mehr an ihn denken?". — Das Hauptanliegen dieser Therapieform war, die Betagten zur aktiven Verarbeitung der Krise zu bringen; bei ihnen eine Auseinandersetzung mit der Situation anzukurbeln und einer „schicksalsergebenen" passiven Einstellung („Das ist halt im Alter so, das ist mir gottbestimmt, das muß ich hinnehmen") in gleichem Maße entgegenzuarbeiten wie bestimmten Verdrängungssymptomen bzw. positiv überzeichneten Umdeutungen der Situation.

Die Selbstbildtherapie, besonders in Krisensituationen, bei depressiven Störungen (*Power* et al., 1975) und in Gruppenarbeit mit Patienten, die besonders behindert sind (Parkinson, Multiple Sklerose, Rheumatische Arthritis, Amputationen u. dergl. mehr) angewandt, hat das Ziel, eine Zunahme der Selbstwertschätzung zu erreichen (eine zu positive Selbsteinschätzung, die ebenso einer Korrektur bedürfe, kommt bei den hier genannten Gruppen kaum vor). Es gilt, durch Gruppenarbeit ein Akzeptieren seiner selbst und anderer Menschen zu erreichen, mit der Gruppe gemeinsam Ähnlichkeiten und Unterschiede der Beeinträchtigungen mit den jeweils gegebenen Möglichkeiten und Grenzen zu diskutieren. Dabei sollten Erfolge wie auch durch die Behinderung herbeigeführte Mißerfolge ausgetauscht werden und nach Wegen gesucht werden, diesen zu begegnen (*Barns* et al., 1953). — *Johnston* berichtet über gute Erfahrungen mit gemeinsamem Bücherlesen und anschließender Gruppendiskussion; auch Filme oder Posters werden als Hilfsmittel empfohlen.

Eine umfassendere Interventionstechnik bei depressiven Personen beschreiben *Power* et al. (1975). Dabei sei dahingestellt, ob die Depression als Folge eines verlorenen Selbstwertgefühls zu sehen ist, oder umgekehrt, ob die geringe Selbsteinschätzung aus der allgemein depressiven Stimmungslage resultiert. Der Wunsch, beschützt zu werden, geht in diesen Fällen oft einher mit der Angst, jede Selbständigkeit zu verlieren. Solche Personen sind mit verbalen Techniken oft nicht anzusprechen; *Power* hebt die Notwendigkeit des Körperkontaktes hervor. Liebevolles „Auf-die-Schulter-Klopfen", am Oberarm streicheln, bei der Begrüßung die Hand eine zeitlang fest umschlossen halten bewirke beim Patienten einmal das Gefühl der Geborgenheit, zum anderen das der Wertschätzung.

In dieser Studie wurden 30 depressive Patienten, Durchschnittsalter 84 Jahre, erfaßt. Bei der ‚Experimentalgruppe' wurde 15 Wochen lang ein Interventionsprogramm durchgeführt, die Kontrollgruppe erfuhr weiterhin die übliche Routine-Versorgung. Vor Beginn und nach 15 Wochen wurde seitens des Pflegepersonals eine „psychiatric rating scale" ausgefüllt. — Im Rahmen der Interventionsmaßnahmen erhielt jeder Patient der Experimentalgruppe täglich eine halbe Stunde individuelle Zuwendung, die jeweils mit einem Körperkontakt (Hand halten, Streicheln) begann. Im Laufe des Gespräches äußerte der Therapeut die vorsichtige Anfrage, ob der Patient etwas für ihn tun könne (z. B. mir helfen, die Bettdecke gerade zu streichen") und bedankte sich. Auch persönliche Bitten, die gleichzeitig eine Anerkennung oder Wertschätzung ausdrücken (wie: „let me see your pretty eyes") sind angebracht. — Auch Frage-Antwort-Situationen („erinnern Sie sich noch, wie ich heiße") und die entsprechende Reaktion des Therapeuten sind fördernd. Besonderer Wert aber wird auf gemeinsames Tun (wie auch z. B. gemeinsam aus dem Fenster rausschauen, gemeinsam in einer Zeitschrift blättern u. a. m.) gelegt, wodurch dem Patienten das Gefühl der Wertschätzung, der sozialen Zuwendung in einer Situation, die nicht durch Abhängigkeit gekennzeichnet ist, vermittelt werde.

Der Vergleich der Werte des Pre- und Post-Tests zeigt geringere Werte in der Depressionsskala, positive Stimmungslage und eine positivere Selbsteinschätzung bei der Gruppe, die diese Behandlung erfahren hatte, nicht aber bei der Kontrollgruppe.

Auch *Salter* und *Salter* (1975) versuchten, durch ein individualisiertes Aktivierungsprogramm das Selbstwertgefühl älterer Patienten zu stärken. Bei diesem

Versuch wurde auf die Vorbereitung, auf die Ausbildung des Mitarbeiterstabes, großer Wert gelegt; durch bunte Posters an den Wänden versuchte man, diese Bemühungen noch zu unterstützen:

da war z. B. ein Pfleger in einem Gespräch mit einem älteren Menschen abgebildet, mit der Beschriftung „Realitätsorientierung sollte 24 Stunden am Tag stattfinden".

Ein anderes Bild zeigte ältere Personen bei Alltagsverrichtungen — Ankleiden, Waschen, Essen usw. — mit der Beschriftung „Laßt uns alles selbständig machen, auch wenn es länger dauert".

Andere Plakate „Walking is the best exercise for us", „Let us walk slowly, please" oder „We like to learn new things", — jeweils mit den passenden ansprechenden Abbildungen machten auf die Bedürfnisse der älteren Patienten aufmerksam und ermunterten gleichzeitig diese selbst zu entsprechenden aktiveren Verhaltensweisen.

Alle Patienten, die in das Interventionsprogramm einbezogen wurden, waren psychisch gestört, 86 % stark desorientiert (gemessen an der Realitätsorientierungsskala). Aus diesem Grunde mußte das Behandlungsprogramm mit einem Realitätsorientierungtraining beginnen.

Nach den täglichen 30minütigen Gruppensitzungen und dem 24-Stunden-Programm wurden die Räume mit Bildern von Alltagsobjekten (Nahrungsmittel, Tiere, Autos) ausgestattet, die aus Sauberkeitsgründen mit einer Plastikfolie überzogen waren, was den Eindruck vermittelte, „man sei in einer art gallery". Darüber hinaus wurde eine Reihe von Orientierungshilfen (Weg zum Baderaum usw.) angebracht.

Daneben erfolgte ein gezieltes Selbständigkeitstraining: Aktivitäten wie Ankleiden, Körperpflege, selbständig essen, Toilettenbenutzung, Baden wurden geübt. Dabei wurden Verstärkungstechniken angewandt: Bonbons, Zigaretten für kleine Fortschritte auf das gewünschte Ziel hin.

Außerdem wurde auf „Recreation", Entspannung, Erholung großer Wert gelegt und eine Vielzahl von Angeboten (Singgruppen, soziale Aktivitäten, Kino, Spielgruppen, Ballspiele, Handarbeiten, Fernsehen, Spaziergänge außerhalb der Institution) gemacht.

Als Auswirkung dieses Gesamtprogramms wurde eine zunehmende Orientierung bzw. Abnahme der Verwirrtheit bei der Experimentalgruppe festgestellt, ebenso eine beachtliche Zunahme der Selbständigkeit (gemessen anhand der vom Pfleger auszufüllenden Checkliste in bezug auf Alltagsaktivitäten: z. B. sich alleine dem Wetter entsprechend anzuziehen) und Zunahme der sozialen Interaktion. Während zu Beginn des Versuchs nur 14 % bereit waren, an Gruppenaktivitäten teilzunehmen, stieg nach 4 Monaten die Zahl auf 76 %. Durch beeindruckende Beispiele (2 Personen, die an den Rollstuhl gefesselt schienen, konnten zum Laufen motiviert werden; 2 von 4 Personen, die keinerlei verbale Äußerungen von sich gaben, sprechen wieder; von 7 Personen, die inkontinent waren, konnten 3 eine vollständige und 2 eine weitgehende Besserung erreichen; von 15 Personen, die sich nicht ankleiden konnten, taten dies nun 10 völlig selbständig und 3 brauchten wenig Hilfe) wird der Erfolg demonstriert. Die erlebte zunehmende Selbständigkeit habe erheblich zu einer Verbesserung des Selbstbildnisses beigetragen. — Deutlich wird auch hier die Notwendigkeit, mehrere Interventionstechniken anzuwenden — selbst auf die Gefahr hin, daß sich nicht methodisch einwandfrei feststellen läßt, welche spezielle Maßnahme für welche konkrete Veränderung verantwortlich zu machen ist.

Brody et al. (1971) berichten von individuellen Behandlungsprogrammen, die aber im einzelnen nicht geschildert werden, ebenso von einer Verbesserung bei Altersstörungen, die allerdings über eine höhere Selbsteinschätzung hinausgehen, die anhand von folgenden 10 Skalen gemessen wurde:

Physical Self-Maintenance Schedule PSMS
PGC Adult Personality Rating Scale
PGC Behavior and Adjustment Classification
Activities of Daily Living (ADL)
Behavior Observation Ratings
Behavior Rating Scale BRS
PGS Extended Mental Status Questionnaire
Physical Health Status Scale
Psychiatric Rating Scale
Recreation Therapy Rating Scale (S. 127).

4.2.8. Milieu-Therapie

Die Milieu-Therapie umfaßt Techniken der Remotivation, der Rezozialisation, der Reorientierung, Revitalisierung und Reaktivierung von Patienten. Bei dieser Technik sind alle in den Institutionen Lebenden und der gesamte Mitarbeiterstab miteinbezogen. *Gottesman* (1973), *Gottesman, Quarterman* und *Cohn* (1973) und *McGinity* und *Stotsky* (1967), *Stotsky* (1967, 1970), *Kahana* (1973) und *Kahana* und *Kahana* (1970) berichten über Erfolge derartiger umfassender Programme. Dabei wird die stimulierende Wirkung gemischter Stationen hervorgehoben (Männer und Frauen auf dem gleichen Flur), die Reaktivierung durch tägliches Ankleiden, die Schaffung von gemütlichen und praktischen Sitzgelegenheiten bzw. von Zentren im Flur, die zur Unterhaltung einladen, die räumliche Ausgestaltung der Institution, die Farbgebung von Wänden, Fluren, Türen, Vorhängen usw. Auch Formen der „Recreation-Therapie", des Verbringens der Freizeit außerhalb des Heimes, oder gar eine längere Urlaubszeit in einem anderen Ort werden in diesem Zusammenhang diskutiert (*Srour, Finnegan* et al., 1966; *Kretschmar* und *Kretschmar*, 1978). — Ebenso werden zur Milieutherapie „Besuchsprogramme" gezählt (*Holzman* und *Sabel*, 1968; *Jonas, Oberdalhoff* et al., 1969). Auch dem „Foster-grandparents-program" (*Rybak, Sadnavitch* et al., 1968) werden Interventionseffekte zugesprochen.

Die Milieutherapie hat das Ziel, dem Patienten zu helfen, früher vorhandene, aber verlorengegangene Fähigkeiten und Fertigkeiten neu zu entwickeln, sie in einer sicheren Umgebung auszuprobieren, eine realistische Einschätzung seiner zwischenmenschlichen Beziehungen zu gewinnen und sein Selbstwertgefühl zu steigern (*Barns* et al., 1973). Die vier wesentlichen Stufen der Milieutherapie sind

1. die Einstellungsänderung und das Training des gesamten Mitarbeiterstabes „Every milieu depends on its staff's attitudes and changes in milieu depend on changing staff attitudes" *Gottesman*, 1973; S. 26);
2. die Veränderung der räumlichen Umgebung im Sinne zunehmender Stimulation im physischen, psychischen und sozialen Bereich;
3. Bereitstellung von Aktivitätsmöglichkeiten (wie z. B. beschützende Werkstätte, Einkaufsladen u. a. m.);
4. Anwendung verschiedener Techniken zur Verhaltensänderung.

Die Studie von *McClannahan* macht deutlich, was durch eine Veränderung der räumlichen Umgebung erreicht wird.

Um die *Lokomotion*, die notwendigen körperlichen Bewegungen (vgl. auch *Steinmann* 1979) anzuregen, sind *Prothetische Maßnahmen* äußerst wichtig: wie das Zur-Verfügung-Stellen von Stöcken, Krücken, Laufgestellen, Spezialschuhen; — wie die Ausstattung der Flure und Treppen mit geeigneten Handleisten, die Rutschfestigkeit des Bodens, das Fehlen von Rampen und Stufen; sich automatisch öffnende Türen, das Aufstellen von den passenden Sitzgelegenheiten in den Fluren zum Ausruhen und die richtige kontaktfördernde Anordnung derselben, die *Sommer* und *Ross* (1958), *Sommer* (1962) erforscht haben.

Um die *Soziale Interaktion* zu fördern, sind Sitzecken, „out-door-sitting areas", die richtigen Zimmereinrichtungen, die Zur-Verfügung-Stellung von Recreations-Räumen mit Spieltischen usw. wünschenswert.

Um die *Fähigkeit, sich selbst zu versorgen,* und damit eine gewisse Unabhängigkeit und ein positiveres Selbstbild zu erreichen, zu gewährleisten, werden von McClannahan z. B. Bett und WC-Höhe in der Höhe des Rollstuhlsitzes verlangt; breite Flure, richtige Anbringung der Lichtschalter und der notwendigen Geräte (Handtuchhalter usw.) in Sitzhöhe. Öffentliche Telefonzellen sollten ebenso auf die Sitzhöhe Rücksicht nehmen — einmal, um für Rollstuhlfahrer erreichbar zu sein, — zum anderen, um älteren Leuten nicht das lange Stehen beim Telefonieren zuzumuten, um ihnen die Möglichkeit zu geben, sitzend (Stuhl oder Bank in Telefonzelle!) beim Gespräch etwas aufnotieren zu können. Auch für den Nichtrollstuhlfahrer sei die Einrichtung des Badezimmers so, daß man vor dem Waschbecken sitzend sich kämmen kann, die Zähne putzen kann usw. (Spiegel in richtiger niedriger Höhe anbringen!). Um Angst vor Verbrühungen entgegenzutreten, sollte man am Wasserkran die gewünschte Temperatur einstellen können. Beachtung sollte man auch der richtigen Anlage der Toiletten schenken, auch der in der Nähe der Aufenthaltsräume; für Orientierung sollte man durch Farbgebung sorgen (evtl. Namensschilder in der Farbe der eigenen Zimmertür, um Verwirrtheitszustände zu mildern).

Diese prothetischen Maßnahmen sind notwendig, um dem Patienten weitmögliche Unabhängigkeit und Autonomie zu gewährleisten. Sie sind freilich noch durch therapeutische Maßnahmen zu unterstützen. Ein Beispiel für solche wären in der bereits erwähnten Studie von *Loew* und *Silverman* (1971) zu sehen, ebenso auch in der Studie von *Steer, Boger* et al. (1975). Hier hat man 20 Patienten mit sowohl psychiatrischer als auch internistischer Diagnose (z. B. Schizophrenie und Diabetes oder Karzinom), die bisher auf geschlossenen, halboffenen und offenen Stationen untergebracht waren, ausgewählt und sie auf einer neuen entsprechend eingerichteten und ausgestatteten Station untergebracht. Dieser Wechsel bedeutete für alle Patienten eine totale Veränderung, einen „total push". Schon am zweiten Tag nach der Verlegung wurden Gruppenaktivitäten angeboten: Remotivationstherapie, „personal hygiene", „Bibliotherapie", „occupational therapy" und Psychotherapie. Außerdem wurden die Patienten ermuntert, irgendeine kleine Aufgabe auf der Station zu übernehmen (wie z. B. Vögel füttern, Blumen gießen, helfen, die Servietten zu falten u. a. m.). Darüber hinaus wurden Ausflüge organisiert. Hier war eine Veränderung der Umgebung kombiniert mit einer stärkeren persönlichen Zuwendung und Beachtung seitens des Pflegepersonals und mit der Aufnahme neuer Aktivitäten. — Mit Hilfe des Pfleger-Fragebogens konnten erhebliche positive Effekte festgestellt werden, die besonders bei jenen in starkem Maße zutage traten, die zuvor auf der geschlossenen Station untergebracht waren. Die beobachteten Effekte waren am geringsten bei Personen, die zuvor auch bereits in „offenen" Stationen lagen. —

Soviel zur Milieutherapie, die die verschiedensten Formen von Interventionstechniken umfaßt und den ökologischen Bedingungen besondere Beachtung schenken sollte.

4.2.9. Operantes Konditionieren / Verstärkungstechniken

Eine gewisse Sonderstellung im Rahmen der Interventionstechniken nimmt das operante Konditionieren oder auch das „Verstärkungslernen" ein, das in seiner klassischen Form auf *Pawlow,* in modifizierter Form auf *Skinner* zurückgeht. Im Vergleich zu den meisten der bisher besprochenen Techniken ist diese Technik der Verhaltensmodifikation für Gruppentherapie weniger geeignet; sie zielt auf die Veränderung eines ganz konkret zu umschreibenden Verhaltens ab und setzt einzelne konkret faßbare Mittel (Belohnung durch Bonbons, Getränke oder „tokens", Wertmarken) ein und zwar schon dann, wenn nur eine Annäherung in die gewünschte Verhaltensrichtung erfolgt (sukzessive Approximation). Eine kontinuierliche Verstärkung führt am schnellsten Verhaltensänderungen herbei, die jedoch wenig dauerhaft sind. Nach Ausbleiben der Verstärkung kommt es schnell zu einem Zurückpendeln in die Ausgangslage. Intermittierende Verstärkung (als Quoten-, Intervall oder variable Verstärkung) bewirkt eine langsamere, aber stabilere Verhaltensänderung.

Die Technik des operanten Konditionierens erlaubt im Gegensatz zu den bisher besprochenen die detaillierte Erarbeitung eines experimentellen Untersuchungsdesigns und die Erfolgskontrolle der Behandlungsweise, die zunächst einmal dadurch nachgewiesen wird, daß nach Aussetzen der Belohnung wieder ein Rückfall in das Ausgangsverhalten erfolgt, vielleicht sogar eine Verschlimmerung der Symptome, die dann durch erneut einsetzende Belohnungstechniken wieder zurückgehen oder verschwinden. Angesichts dieser Experimente (*Baltes* und *Barton*, 1978) muß freilich ernsthaft diskutiert werden, ob man nicht bei bestimmten derartigen Interventionen das Ziel, die Erhöhung des psychophysischen Wohlbefindens des älteren Menschen, aus den Augen verliert.

Diese Technik basiert auf lerntheoretischen Erkenntnissen, wonach ein Verhalten wiederholt wird (und durch Wiederholung verändert wird), wenn eine Belohnung erfolgt — und wieder erlischt, wenn keine Reaktion erfolgt. Schon von daher ist es falsch, auf unerwünschtes Verhalten zu reagieren, es zu bestrafen, wie es im Alltag auch in Pflegeheimen und geriatrischen Stationen immer wieder vorkommt (*Cautela*, 1969; *Barns* et al., 1973; *Pollock* und *Liberman*, 1974).

Einer der ersten, der diese Methode des operanten Konditionierens auch bei älteren Menschen angewandt hatte, war *Lindsley* (1964). Diese Methode macht folgendes Vorgehen erforderlich:

1. Die genaue konkrete Erfassung und Umschreibung des Verhaltens, das unerwünscht ist. Dabei genügt nicht die Feststellung: „Herr X ist aufsässig", „paßt sich schlecht an", — sondern es muß konkret heißen, z. B. „er spuckt gegen andere Leute", „er schlägt um sich, wenn ...". Man muß feststellen, wie oft in welcher Situation dieses unerwünschte Verhalten vorkommt (Analyse der Ausgangslage).
2. Als zweiten Schritt gilt es, einen individuellen, positiven Verstärker zu finden, der diesem Patienten sehr viel bedeutet. Bestimmte Nahrungsmittel sind üblich; *Barns* et al. (1973), *Hoyer* (1973), *Müller* u. *Atlas* (1972), (Zigaretten, Getränke), *Libb* u. *Clements* (1969), *Kahana* (1973) geben „token", Wertmarken, den Vorzug, die die Patienten sich später selbst in gewünschte Dinge umtauschen können. Mit Wertmarken als Belohnung wird die Wahlfreiheit als therapeutisches Moment miteinbezogen; man übernimmt selbst die Verantwortung für das Gewählte; außerdem ist den Wertmarken eine stärkere aktivierende Wirkung zuzusprechen: man geht „einkaufen" und übernimmt damit eine neue Rolle, erweitert seinen Verhaltensradius (was freilich das Vorhandensein eines „Ladens" in der Institution voraussetzt).
3. Drittens fordern *Mishara* et al. (1973) vor der beginnenden Verhaltensänderung eine Phase der Reflexion, wobei es zu überlegen gilt, was das angestrebte Ziel der Verhaltensänderung ist und vor allem, wohin für dieses Individuum in seiner jetzigen Situation die Verhaltensänderung führt. Ein Beispiel eine ältere Frau z. B., die sich beim Teekochen immer naß macht. Das Naßmachen ist das unerwünschte Verhalten und soll unterbleiben. Ist nun die Frau überhaupt körperlich in der Lage, Wasser in den Topf zu füllen und diesen auf die Kochplatte zu stellen, ohne daß verschüttet wird? Oder soll sie lernen, auf den selbstgemachten Tee verzichten und dafür sorgen, daß ihr der Tee regelmäßig ge-

bracht wird? Welche Bedeutung hat das Teemachen für sie in ihrer Situation? Wie ist es kognitiv repräsentiert? Vermittelt es ihr das Gefühl der Selbständigkeit? Sollte man in diesem Falle nicht doch das unerwünschte Verhalten in Kauf nehmen?

4. Bevor man nun interveniert, „Verstärker" einsetzt, sollte man sich die Frage stellen, wieweit unerwünschtes Verhalten nur deswegen besteht, weil es ständig durch die Gegebenheiten der Institution „reinforced" wird, wie es *Schaefer* und *Martin* (1969), *Azrin* und *Foxx* (1971) und *Pollock* et al. (1974) in bezug auf die Inkontinenz zu bedenken geben, *McDonald* und *Butler* (1974) in bezug auf das Rollstuhlfahren deutlich gemacht haben.

5. Sodann gilt es, das angestrebte erwünschte Verhalten in Teilziele zu fassen („shaping"), und in Teilschritten, deren Erreichung jeweils belohnt wird, eine Verbesserung zu erzielen.

Mishara et al. (1973) haben die Notwendigkeit der individuellen Vorgehensweise herausgearbeitet und anhand von ganz eindrucksvollen Fallbeispielen berichtet, wie z. B. ein älterer männlicher Patient, der sich nicht ankleiden wollte, für jedes Kleidungsstück, das er sich richtig angezogen hatte, zunächst ein kleines Glas Bier bekam, später nur für vollständiges richtiges Anziehen eine Flasche Bier; bei einer 72jährigen Patientin hingegen konnte man das gleiche unerwünschte Verhalten (weigern, sich anzukleiden) durch eine Motivation für andere Aktivitäten erreichen.

Die meisten Studien hören mit dem Zeitpunkt auf, zu dem eine Veränderung erreicht ist. Dabei bleibt oft unklar, in welchen Fällen die Verhaltensänderung anhält, und in welchen Fällen beim Ausbleiben der Belohnung ein Rückfall erfolgt (vgl. *Baltes* und *Barton*, 1978).

Gerade in bezug auf das *Ankleiden* ist hervorzuheben, daß in den meisten Institutionen eher die Unselbständigkeit in dieser Beziehung verstärkt wird (der Patient erlebt, daß beim Angekleidetwerden die Schwester sich mit ihm abgibt, er Zuwendung erhält), zumal ein Ankleiden-Lernen, ein Hilfegeben beim Ankleiden, von der Schwester oft mehr Zeit beansprucht.

Eine ähnliche Problematik liegt beim Rollstuhlfahrer vor. *McDonald* und *Butler* (1974) haben aufgezeigt, daß die „Rolle des Kranken" für manche Menschen die einzige Rolle ist, die sie noch ausfüllen. In dieser Rolle erwarten sie Zuwendung von anderen und fühlen sich nicht verantwortlich für ihren Zustand. – Die Autoren haben festgestellt, daß etwa 25 % der Heimbewohner nicht zur *Fortbewegung* ohne fremde Hilfe fähig sind und daß die meisten Pflegeheimbewohner, die an sich noch laufen könnten, geradezu dazu ermuntert werden, sich im Rollstuhl fahren zu lassen — und dann mit der Zeit wirklich nicht mehr laufen können. Eine Kombination von mehreren Faktoren sei hierfür verantwortlich zu machen: gewachste Flure, nicht rutschfeste Böden, fehlende Handleisten und schließlich lange dunkle Flure ohne Stühle oder Sessel zum Ausruhen erschwerten den Patienten das Laufen; darüber hinaus waren die Fahrstühle so konstruiert, daß der Patient sie nicht selbst bedienen konnte. Von stärkerem Einfluß jedoch war, daß das Pflegepersonal die Passivität und Hilflosigkeit der älteren Menschen antizipiert, akzeptiert und ihn somit dazu anhält, sich im Rollstuhl fahren zu lassen (es kostet das Pflegepersonal ja auch weniger Zeit!). Hinzu kommt noch, daß andere Heimbewohner, die die Rolle des Kranken akzeptiert haben und sich fahren lassen, als Modell erlebt werden. –

McDonald und *Butler* (1974) berichten über eine Verhaltenstherapie bei einem 92jährigen Mann und einer 85jährigen Frau, die „an den Rollstuhl gefesselt" schienen. Zunächst hat man festgestellt, daß die Schwester während sie täglich den Rollstuhl zu den Mahlzeiten in den Speiseraum schob sich immer angeregt mit den Patienten unterhielt (und damit unerwünschtes Verhalten verstärkte!). Dann instruierte man die Schwester, diese Gespräche beim Rollstuhlschieben einzustellen. Jetzt wurden die Patienten im Rollstuhl freundlich begrüßt, ermuntert, einmal aufzustehen. Nach einem entsprechenden Lob verwickelte die Schwester die Patienten in ein intensives Gespräch über Themen, die die Patienten interessierten. Während dieser intensiven Konversation führte sie den Patienten zum Speisesaal, wo die Schwester dem Patienten vor den anderen Heimbewohnern großes Lob spendete. 10 Tage lang erfolgt beim Laufen soziale Interaktion, während beim Rollstuhlfahren geschwiegen wird. — Im Experiment erfolgte sodann die Umkehr (reversal): Rollstuhlfahren mit verbaler Interaktion, Laufen ohne verbale Interaktion, woraufhin das Verhalten in die Ausgangslage (Sich-Schieben-Lassen) zurückfiel. Ein erneutes Konditionieren (Gespräche beim Laufen, Schweigen im Rollstuhl) führte wiederum zu stärkeren Geh-Aktivitäten der Patienten.

Hier erfolgte die Konditionierung nicht durch Wertmarken oder materielle Belohnung, sondern durch vermehrte persönliche Zuwendung.

Libb und *Clements* (1969) zeigten, wie man Patienten einer geriatrischen Station mit Wertmarken, die sodann eingetauscht werden konnten, konditionieren konnte, gewünschte *körperliche Bewegungen* (Gymnastik, Fahrradfahren) aufzunehmen bzw. zu steigern.

Weitere Konditionierungsversuche wurden durchgeführt, um die *Eßgewohnheiten* zu beeinflussen. *Geiger* und *Johnson* (1974) berichten von einem erfolgreichen Konditionierungstraining (individuelle Belohnung in Form eines besonders beliebten Desserts, Zigaretten, und auch Erlaubnis zum Klavierspielen) bei 6 Patienten im Alter von 65 bis 91 Jahren, die zunächst mehr als 50 % der Mahlzeiten auf dem Teller zurückließen. Wenn innerhalb von 15 Minuten die vorgesetzte Mahlzeit korrekt gegessen war, bekamen sie 11 Tage lang die individuell abgestimmte Belohnung. Danach setzte die Belohnung aus und es erfolgte programmgemäß ein Rückfall. Bei wiederholter Konditionierung verbesserten sich die Eßgewohnheiten wieder.

Baltes und *Zerbe* (1976) konditionierten das selbständige Essen, wobei sie — im Gegensatz zu *Geiger* und *Johnson* (1974) die Methode des „shaping" anwandten:

Eine alte Dame im Pflegeheim ließ sich immer füttern und hatte nicht selbst gegessen. (Wurde die beim Füttern erfahrene Zuwendung als Verstärkung des an sich unerwünschten Verhaltens erlebt?) Es galt nun, schrittweise dieses unerwünschte Verhalten abzubauen: 1. fütterte man sie ganz, indem man aber ihre Hand umfaßte und die Hand den Löffel halten ließ. 2. Man führte die umfaßte Hand bis zum Mund und ermunterte liebevoll die Patientin, selbst den Löffel in den Mund zu stecken, 3. man führte die Hand nur etwa zur Schulterhöhe, 4. man nahm nur noch mit der umfaßten Hand die Nahrung auf den Löffel und bat die Patientin, das weitere selbst zu machen und lobte den Erfolg, 5. man gibt den Löffel der Patientin in die Hand, 6. man gibt der Patientin nur noch die Instruktion, d. h. man bittet sie, selbst den Löffel zu nehmen, Essen vom Teller aufzunehmen und in den Mund zu führen.

Nicht uninteressant sind auch die Versuche, *inkontinentes Verhalten* durch Konditionierung zu ändern. *Pollock* und *Liberman* (1974) hatten zunächst einmal nachgewiesen, daß neben den verschiedenen krankheitsbedingten Ursachen der Inkontinenz zweifelsohne die Heimatmosphäre verstärkend wirkt. Inkontinenz sichert einen verstärkten Kontakt mit den Pflegekräften (regelmäßiger Wäschewechsel, häufiges zum WC führen) und dieser wird so — oft unbewußt — herbeigeführt: „social reinforcement maintains or increases the incontinence whatever the initiating cause might be" (1974, S. 488). Statt dieses Verhalten zu verstärken, sollte man die Inkontinenz nicht beachten, Kontinenz hingegen mit sozialer Zuwendung (längerer Gespräche der Schwester mit dem Patienten) und materiellen „Geschenken" belohnen (*Schaefer* und *Martin*, 1969; *Azrin* und *Foxx*, 1971;

Grosicki, 1968). *Pollock* und *Liberman* führten bei 6 inkontinenten dementen Männern folgendes Experiment durch:

1. Phase: Behandlung wie üblich, Wäschewechseln alle zwei Stunden, 2. Phase: Wäschewechsel nur auf Anforderung und 3. Phase: wenn der Patient bei der „checktime" trocken war, bekam er Bonbons oder Zigaretten und zusätzlich einige Minuten persönliches Gespräch. — Innerhalb der ersten zwei Wochen stieg die „trockene checktime" von 8 % auf 58 %.

Diesen Erfolg betrachteten die Autoren jedoch noch nicht als eindeutig genug und gingen dem nach. Zunächst einmal stellte sich als Grund des Teilmißerfolges heraus, die Unfähigkeit mancher Patienten, das WC zu finden (besonders vom Tagesraum aus)! Hier wäre also zunächst eine Realitätsorientierungstherapie angebracht bzw. eine ökologische Maßnahme: deutlichere Kennzeichnung des Weges und der WC-Tür. Nachdem dies durch eine farbliche Linie geschah, verminderte sich die Inkontinenz. Sodann hat man nicht mehr das „Sitzen in trockenen Hosen" durch Belohnung verstärkt, sondern den Gang zur Toilette und zwar auf dem Wege des „shaping".

1. Man brachte selbst den Patienten zum WC; war er erfolgreich, erfolgte Belohnung (materieller Art und Konversation); 2. man brachte den Patienten nur zur Tür des WC; 3. man brachte ihn nur einige Schritte auf der Markierungslinie; 4. man brachte ihn nur zur Tür des Tagesraumes und forderte ihn auf, zum WC zu gehen; 5. man sagte dem Patienten nur, er möge aufstehen und dort hingehen und belohnte ihn jetzt entsprechend.

Dies mag ein Beispiel für die Notwendigkeit einer genauen Überlegung sein, welches Verhalten eigentlich verstärkt werden soll und welche ökologischen Momente fördernd oder hemmend wirken können.

Eine Reihe von Konditionierungsversuchen sind in bezug auf das *verbale Verhalten* durchgeführt worden. Dabei ging es meist darum, eine Steigerung der verbalen Äußerungen herbeizuführen (oft in Zusammenhang mit stärker sozial integrierten Verhaltensweisen), seltener um eine Beeinflussung im Sinne einer Reduzierung. Hier berichteten *Baltes* und *Lascomb* (1975) von einem Versuch, ein ununterbrochenes Schreiverhalten, das das Pflegepersonal zunächst für irreversibel hielt, durch Konditionierung rückgängig zu machen: man setzte sich zu der Patientin, versuchte in ein Gespräch zu kommen und belohnte schon ein kurzes ruhiges Zuhören bzw. Antworten mit Süßigkeiten, deren besondere Reinforcement-Wirkung man zuvor erkundet hatte. — *Hoyer, Kafer* et al. (1974) berichten über erfolgreiche Konditionierungsexperimente bei über 65jährigen psychiatrischen Patienten (diagnostiziert als Schizophrene), die gar nicht oder äußerst wenig gesprochen haben. Hier wurden 11 Sitzungen in gemütlichen Räumen durchgeführt. Zunächst bekam der Patient für jedes gesprochene Wort eine Belohnung, eine Wertmarke, die er am Ende der Sitzung in Bonbons oder Zigaretten umtauschen konnte. Beim folgenden zweiten Experiment wurden dem Patienten TAT-Bilder vorgelegt und Fragen über diese gestellt. Hier wurde jede Antwort belohnt, einerlei aus wievielen Worten diese bestand. Auch *Mueller* und *Atlas* (1972) gelang es, die Verbalisation durch Nahrungsmittel oder Wertmarken bei sehr unkommunikativen älteren Patienten zu verstärken.

Auf eine Reaktivierung bzw. eine *Zunahme der sozialen Interaktion* hatten *Blackman, Howe* et al. (1976) es abgezielt, als sie den Frauen eines Pflegeheimes das Angebot machten, schon eine Stunde vor der normalen Frühstückszeit morgens im Solarium oder im „Recreation-Room" Kaffee oder Saft zu bekommen. Notiert wurde jeweils die Anwesenheit, Grad der Aktivität (nimmt sich selbst Kaffee oder

Saft — oder wartet, bis ihr eingeschenkt wird), prosoziales Verhalten, antisoziales Verhalten. Man konstatierte einen zunehmenden Zuspruch auf dieses Angebot, eine steigende soziale Interation und damit einhergehend auch steigende Verbalisation. Sogar als in der experimentell eingeschalteten „reversal-phase" keine Getränke geboten wurden, traf man sich frühmorgens in diesen Räumen. Man beobachtete das Phänomen des „Verstärker-Wechsels"; jetzt wirkte bereits der Sozialkontakt und die dadurch erhaltene Stimulation verstärkend. Dennoch wurde nach kurzer Zeit wieder Kaffee und Saft gereicht, und die Autoren betonen, daß man — wie hier — auch mit Minimalanforderungen an Personal Verhaltensänderungen herbeiführen kann (sofern man die notwendigen Ideen hat und die Gelegenheit, sie zu realisieren). —

Mishara und *Kastenbaum* (1974) untersuchten im Rahmen des operanten Konditionierens den therapeutischen Effekt des Weines bei geriatrischen Patienten. Zunächst einmal brachte er eine Reduzierung der Schlaftabletten (was auch das eigentliche Ziel war), sodann fand man aber auch eine Zunahme sozialer Interaktionen auf der Station und eine steigende Bereitschaft zur Teilnahme an angebotenen Aktivitäten. — Dieses Ziel einer stärkeren Beteiligung an Aktivitäten und eine Zunahme der sozialen Interaktion erreichten auch *McClannahan* und *Risley* mit ihren Experimenten.

Einen entsprechenden Aufenthaltsraum richtete man neu ein und sorgte für Gesellschaftsspiele, Zeitungen, Puzzles usw. und erklärte bestimmte Tage für „given" (d. h. Spielmaterial wurde ausgegeben; wenn die Personen in den Aufenthaltsraum kamen, erhielten sie verschiedene Spiele — Puzzles, Scrabble u. a. — vorgelegt und wurden ermuntert, eines zu nehmen), andere Tage als „not available" (Spielmaterial nicht erhältlich). Man fand eine durchschnittliche Besucherzahl von 74 % bei den „given days" und von 20 % an den „not available" days. Sodann unterschied man bei einer Gruppe zwischen „not available days" und „available days", d. h. hier waren Spiele usw. nur auf Anfrage erhältlich. Der Unterschied der Besucherfrequenz war wie bei der ersten Anordnung (20 % an „not available days", 74 % an „available days").

Man glaubte schon, daß es keine Unterschiede in bezug auf die Teilnahme gibt, einerlei ob das Material direkt angeboten wird oder eben nur erhältlich ist.

Im Experiment folgte nun die „reversal" Phase, d. h. es wurde keinerlei Material angeboten.

Bei dem nun folgenden Angebot wie in Phase 1, waren an den „given days" wieder 74 % der Teilnehmer da — in der Gruppe, die nur „available days" kannten, jedoch nur 25 %.

Aus diesen Ergebnissen ziehen die Autoren die Schlußfolgerung, daß gerade in der Eingangsphase die direkte Aushändigung und Ermunterung wesentlich ist und nicht eben nur ein Angebot. Diese Erkenntnis gelte *für viele* Interventionsmaßnahmen.

In diesem Zusammenhang konnten nur anhand von ausgewählten Beispielen Techniken und Vorgehensweisen des operanten Konditionierens dargestellt werden. Es zeigte sich immerhin — und eine Literaturanalyse unter methodenkritischen Aspekten (*Baltes* und *Barton*, 1978) unterstreicht dies —, daß Verhaltensweisen auch älterer Menschen durch operante Techniken modifiziert werden können. Nachgewiesen wurde dies vor allem im Hinblick auf Alltagsverrichtungen wie selbständiges Ankleiden, Laufen bzw. körperliche Bewegung, kontinentes Verhalten, verbale Interaktion und soziale Aktivitäten. Freilich wurde dabei auch immer wieder deutlich, wo die Grenzen dieser Technik liegen und welche zusätzlichen Maßnahmen notwendig sind.

Kahanas Forderung (1973), die humanen Aspekte bei allen Interventionstechniken stärker zu beachten, sei zugestimmt. Einerseits werden hier die Probleme zu einseitiger Gruppentherapie, die den einzelnen doch in seiner Einsamkeit verharren läßt („while the physical environment often appears crowded and all activities take place in groups, socially and emotionally residents are isolated. Group needs may be cared far, while individual preferences are neglected" 1973, S. 284) angesprochen, andererseits die Manipulationsmöglichkeiten der Konditionierungstechnik: „Food, toiletries, residents' movement (when ever clinically feasible) should not be subjected to staff control and surveillance. Food, tokens and other need-related objects should not be used for the manipulation and degradation of the residents" (1973, S. 285).

Diese Kritik ist sicher nur zum Teil berechtigt — dort, wo man Verhalten konditioniert nur um des Nachweises der Konditionierbarkeit willen. Die Förderung des psychophysischen Wohlbefindens des Patienten sollte höchstes Ziel sein, was allerdings zugegebenermaßen — auch auf den Hintergrund einer kognitiven Theorie der Persönlichkeit (*Thomae*, 1970) — nicht immer eindeutig fixierbar ist.

4.2.10. Interventionsstrategien
im Sinne eines „Managements von Problemsituationen"

Während die bisher genannten Techniken nahezu allesamt auf eine Rehabilitation, eine Verbesserung der Situation, zielen, wäre nun eine letzte Gruppe von Interventionsmaßnahmen zu besprechen, deren Aufgabe es ist, den erreichten Zustand zu erhalten bzw. dem einzelnen ein Training und Hilfen zu geben, mit dieser Situation leichter fertig zu werden und trotz Behinderungen eine relative Unabhängigkeit zu erlangen und zu erhalten.

Dabei gewinnen sowohl ökologische Maßnahmen, d. h. die Gestaltung bzw. Veränderung der Wohnsituation, ein großes Gewicht wie auch soziale Maßnahmen (vom Angebot der Dienste im Bereich der offenen Altenhilfe bis zu finanziellen Maßnahmen). Neuerdings haben sich Sozialstationen (vgl. *Lehr* und *Thomae*, 1976; S. 79–91) die Aufgabe gestellt, hier intervenierend einzugreifen. Allerdings sei auch erwähnt, daß Studien von *Blenkner* (1967) und *Bloom* und *Blenkner* (1970) die ungewollten Nebenwirkungen zu starker Intervention deutlich gemacht haben. Sie fanden, daß manchmal durch ein intensives „social service system" nicht Unabhängigkeit sondern die Abhängigkeit älterer Menschen gefördert wurde. Jene Personen, die am meisten „social services" erhielten, hatten eine höhere Institutionalisierungsrate nach einem Jahr und nach fünf Jahren und auch eine höhere Mortalitätsrate nach einem und vier Jahren als jene Betagten, die weniger Service erhielten. Diese Befunde sollten aufhorchen lassen und vor zu weitgehenden sozialen Maßnahmen im Rahmen vermeintlicher Intervention warnen.

Erwähnenswert sind aber in diesem Zusammenhang vor allem die Bemühungen um den Patienten, nachdem dieser aus der geriatrischen Institution entlassen ist. Hier hat bei uns in Deutschland *Rustemeyer* entscheidende Wege über die Krankenhausgrenzen hinaus beschritten und versucht, durch poststationäre Behandlung eine dauerhafte Rehabilitation zu erreichen. Die bei ihm an der Klinik etablierte Abteilung für Ergotherapie z. B. übernimmt vor der Entlassung des Patienten die Überprüfung der Wohnung im Hinblick auf die einrichtungsmäßigen Gegebenheiten:

Prüfung auf Schwierigkeiten bei der Benutzung der/des

1. Badezimmers, z. B. Art und Höhe des Waschbeckens, der Badewanne, Sitz- und Haltemöglichkeiten?

2. WC, z. B. Höhe? Haltemöglichkeiten?

3. Bettes,	z. B. Art und Höhe? Aufrichtehilfen?
4. Küche,	z. B. Sitzmöglichkeiten an Herd und Spüle? Erreichbarkeit der Schränke? Erforderliche Hilfsmittel (z. B. Greifhilfen, Einhänderhilfen)? Gefahrenquellen, z. B. Gasherd?
5. Flure und Wohnräume,	insbesondere bei Gehbehinderung? Bewegungsfreiraum? Hindernisse und Gefahrenquellen, z. B. lose Teppiche, Brücken, Türschwellen, Stufen? Ggf. Manövrierfläche bei Rollstühlen?
6. Treppen,	z. B. fehlende Handläufe, Steilheit, Läufer?
7. Straße,	z. B. durch Verkehrsreichtum. Fehlende markierte oder geschützte Übergänge?

Das „Selbsthilfetraining" mit dem Patienten (tägliches systematisches Wasch-, Eß-, An- und Ausziehtraining, der Einsatz der Übungstreppe, deren Stufen wie die Höhenabmessung der öffentlichen Verkehrsmittel sind; Training im Freigelände auf Gehwegen und Wegeverhältnissen mit steigendem Schwierigkeitsgrad: Plattenwege, Sandwege, Kieswege, Schotterwege, Kleinpflaster, Grobpflaster, Gefällstrecken) soll helfen, die vielseitigen Anforderungen des Alltags zu bewältigen (*Rustemeyer*, 1979). Einen Bericht aus der geriatrischen Klinik Hofgeismar, deren Chefarzt Dr. *Leutiger* entsprechende Interventionstechniken entwickelte, geben *Mengge* und *Steur* (1977).

Die in den letzten Jahren eingerichteten „Day-care-centers" oder Tageskliniken für ältere Mitbürger (*Gustafson*, 1974; *McCuan*, 1976; *Weiler* und *McCuan*, 1978; *Gössling*, 1979) haben eine Reihe zusätzlicher Interventionstechniken in ihre Programme aufgenommen.

5. Zusammenfassung

Es wurde versucht, einen Überblick über den heutigen Stand der Gerointervention zu geben, wobei Interventionsmaßnahmen im Sinne einer Optimierung und auch einer Prävention hier nur kurz erwähnt wurden, ebenso jene im Hinblick auf ein Management der Problemsituation, hingegen Interventionsmaßnahmen im Sinne einer Rehabilitation oder Restauration, ausführlicher behandelt wurden. Die Gerointervention ist eine sehr junge Wissenschaft, wenngleich ihre Vorläufer bis in die Antike hinein reichen. Interventionstechniken sind selbst vielfach noch im Experimentierstadium; methodisch abgesicherte Erfolgskontrollen, die über Einzelfallanalysen hinausgehen, sind selten. Die Schwierigkeiten, die sich derartigen Evaluationsversuchen entgegenstellen, sind mannigfaltig und zum Teil kaum überwindbar. Sollte man deswegen auf die Anwendung von Interventionsstrategien verzichten? Sicher nicht! Man sollte die bisherigen Erfahrungen vielmehr kritisch zur Kenntnis nehmen, sie als Anregung auffassen und sehr vorsichtig individuelle Programme entwickeln, mit denen manchen älteren Menschen geholfen werden kann. Hierzu allerdings bedarf es Zeit, Entwicklung eigener Ideen, Mut und Möglichkeiten, diese zu verwirklichen, finanzieller Unterstützung – und vor allen Dingen aber der Überzeugung, daß sich Abbauprozesse im Alter und die meisten der sog. „Altersstörungen" beeinflussen lassen.

Literatur

1. De *Ajuriaguerra*, J., R. *Tissot*, Alterspsychologie. In: E. *Martin* u. J. P. *Junod*. 26—34 (Bern 1975). — 2. *Arthur*. G. L., H. H. *Donnan* et al., Companionship therapy with nursing

home aged. Gerontologist **13**, 167—170 (1973). — 3. *Azrin, H., R. Foxx,* A rapid method of toilet training the institutionalized mentally retarded. Journal of Applied Behavioral Analysis **4**, 89—99 (1971). — 4. *Baltes, M. M., E. M. Barton,* Functional-operant analysis of aging: a theoretical model, research and intervention paradigm. Paper presented at the Conference „Interventionsgerontologie" (Heidelberg 1978). — 5. *Baltes, M. M., S. L. Lascomb,* Creating a healthy institutional environment: the nurse as a change agent. Internat. J. of Nursing Studies **12**, 5—12 (1975). — 6. *Baltes, M. M., M. B. Zerbe,* Reestablishing self-feeding in a nursing home resident. Nursing research **25**, 24—26 (1976). — 7. *Baltes, M. M., M. B. Zerbe,* Independence training in the nursing home resident. Gerontologist **16**, 428—432 (1976). — 8. *Baltes, P. B.,* Strategies for psychological intervention in old age. Gerontologist **13**, 4—6 (1973). — 9. *Baltes, P. B.,* Intervention in lifespan development and aging: a preliminary catalogue of issues and concepts. Paper presented at the conference „Interventionsgerontologie" (Heidelberg 1978). — 10. *Baltes, P. B., G. V. Labouvie,* Adult development of intellectual performance: Description, explanation and modification. In: *C. Eisdorfer, M. P. Lawton (Hg.):* The psychology of adult development and aging. Washington, D. C., American Psychological Association, 1973. — 11. *Baltes, P. B., K. W. Schaie* (Hg.), Life-span developmental psychology: Personality and socialization (New York 1973). — 12. *Baltes, P. B., K. W. Schaie,* On the plasticity of intelligence in adulthood and old age. American Psychologist **31**, 720—725 (1976). — 13. *Baltes, P. B., S. L. Willis,* Toward psychological theories of aging and development. In: *J. E. Birren, K. W. Schaie* (Hg.), Handbook of the psychology of aging. 128—154 (New York 1977). — 14. *Barns, J.,* Effects of reality orientation classroom on memory loss, confusion and disorientation in geriatric patients. Gerontologist **14**, 138—144 (1974). — 15. *Barns, E. K., A. Sack, H. Shore,* Guidelines to treatment approaches. Gerontologist **13**, 513—527 (1973). — 16. *Barth, E.,* Altersturnen — Schriftenreihe der Eidgenössischen Turn- und Sportschule Magglingen 26 (1976). — 17. *Beckmann, D., J. W. Scheer, H. Zenz,* Methodenprobleme in der Psychotherapieforschung. In: *L. Pongratz* (Hg.): Klinische Psychologie, Band 8/2 des Handbuches für Psychologie 1085—1124 (Göttingen 1978). — 18. *Bergeest, G., I. Steinbach, A. Tausch,* Psychische Änderungen und Gesprächsverhalten alter Menschen in personenzentrierten Encountergruppen. Unveröff. Manuskript 1976. — 19. *Bergeest, G., I. Steinbach, A. Tausch,* Persönliche Schwierigkeiten alter Menschen. Zeitschrift f. Gerontol. **11**, 270—275 (1978). — 20. *Berkowitz, B., R. E. Green,* Changes in intellect with age. J. Genet. Psychol. **53**, 179—192 (1965). — 21. *Binstock, R. H., M. A. Levin,* The political dilemmas of intervention policies. In: *R. H. Binstock* u. *E. Shanas* (Hg.): Handbook of aging and the social sciences. 511—535 (New York 1976). — 22. *Binstock, R. H., E. Shanas* (Hg.), Handbook of aging and the social sciences (New York 1976). — 23. *Birren, J. E.,* Handbook of aging and the individual (Chicago 1959). — 24. *Birren, J. E., V. J. Renner,* Research on the psychology of aging: principles and experimentation. In: *J. E. Birren* u. *K. W. Schaie* (Hg.): Handbook of the psychology of aging. 3—38 (New York 1977). — 25. *Birren, J. E., K. W. Schaie,* Handbook of the psychology of aging (New York 1977). — 26. *Blackman, D. K., M. Howe* et al., Increasing participation in social interactions of the institutionalized elderly. Gerontologist **16**, 69—76 (1976). — 27. *Blenkner, M.,* Environmental change and the aging individual. Gerontologist **7**, 101—105 (1967). — 28. *Bloom, M., M. Blenkner,* Assessing functioning of older persons living in the community. Gerontologist **10**, 31—37 (1970). — 29. *Bowlby, J.,* Maternal care and mental health. WHO Monogr. Ser. 2 (Genf 1951). — 30. *Brody, E. M., M. Kleban, P. Lawton, H. A. Silverman,* Excess disabilities of mentally impaired aged: impact of individualized treatment. Gerontologist **11**, 124—133 (1971). — 31. *Brook, P., G. Degun, M. Mather,* Realityorientation: a therapy for psychogeriatric patients: a controlled study. Brit. J. Psychiatry **127**, 42—45 (1975). — 32. *Brügmann, E.,* Tanz für den alten Menschen — Seniorentanz medizinisch gesehen. Geriatrie **7**, 395—397 (1977). — 33. *Brubaker, T. H., E. A. Powers,* The stereotype of „old" — a review and alternative approach. J. Gerontol. **31**, 441—447 (1976). — 34. *Buckley, M.,* Counseling the aging. Pers. Guid. Journal **59**, 755—758 (1972). — 35. *Burnside, I. M.,* Crisis intervention with geriatric hospitalized patients. J. Psychiatric Nursing and Mental Health Services **8**, 17—20 (1970). —

36. *Burnside, I. M.*, Group work with the aged: selected literature. Gerontologist 10, 241—246 (1970). — 37. *Burnside, I. M.*, Long-term group work with hospitalized aged. Gerontologist 11, 213—218 (1971). — 38. *Butler, R.*, Age-ism: another form of bigotry. Gerontologist 9, 243 (1969). — 39. *Carp, F. M.*, Life-style and location within the city. Gerontologist 15, 27—34 (1975). — 40. *Cautela, J. R.*, Behavior therapy and geriatrics. Journal of Genetic Psychol. 108, 9—17 (1966). — 41. *Cautela, J. R.*, A classical conditioning approach to the development and modification of behavior in the aged. Gerontologist 9, 109—113 (1969). — 42. *Citrin, R. S., D. N. Dixon*, Reality orientation: a milieu therapy usend in an institution for the aged. Gerontologist 17, 39—43 (1977). — 43. *Coe, R.*, Professional perspectives on the aged. Gerontologist 7, 114—119 (1967). — 44. *Curtis, H. J.*, Das Altern — die biologischen Vorgänge (Stuttgart 1968). — 45. *Devonshire, Ch., J. Kremer*, Die Anwendung personenzentrierter Encountergruppen zur Förderung interkultureller Kommunikation und in verschiedenen gesellschaftlichen Untergruppen. In: *L. Pongratz* (Hg.): Klinische Psychologie, Bd. 8/2 des Handbuches für Psychologie 3002—3036 (Göttingen 1978. — 46. *Ehrhardt, H. E.*, Rehabilitationsmöglichkeiten in der Psychiatrie in Gegenwart und Zukunft. In: *W. Nesswetha* (Hg.): Gesundheitswesen in Bewegung. 13. Kongr. Dt. Zentrale für Volksgesundheit 176 ff. (Frankfurt 1973). — 47. *Eisdorfer, C., B. A. Stotsky*, Intervention, treatment and rehabilitation of psychiatric disorders. In: *J. E. Birren, K. W. Schaie* (Hg.): Handbook of the psychology of aging 724—748 (New York 1977). — 48. *Eitner, S., W. Rühland, H. Siggelkow*, Praktische Gerohygiene (Dresden 1975). — 49. *Eitner, S., A. Tröger, E. Masius*, Schwerarbeit und Alter im mehrdimensionalen Aspekt. Ztschr. f. Alternsforschung 25, 139—150 (1971). — 50. *Estes, C. L., H. E. Freeman*, Strategies of design and research for intervention. In: *R. H. Binstock, E. Shanas* (Hg.): Handbook of aging and the social sciences. 536—560 (New York 1976). — 51. *Falck, I.*, Interventions-möglichkeiten im geriatrischen Krankenhaus. Ztschr. Gerontol. 12, 1969 (z. Zt. im Druck). — 52. *Feil, N. W.*, Group therapy in a home for the aged. Gerontologist 7, 192—195 (1967). — 53. *Filer, R. N., D. D. O'Connell*, A useful contribution climate for the aging. J. Gerontol. 17, 51—57 (1962). — 54. *Finch, C. E., L. Hayflick*, Handbook of the biology of aging (New York 1977). — 55. *Fischer, P. A., P. Jacobi*, Diagnostik hirnorganischer Störungen. In: *L. Pongratz* (Hg.): Klinische Psychologie, Bd. 8/2 des Handbuchs für Psychologie 1756—1782 (Göttingen 1978). — 56. *Fisseni, H. J.*, Sinn und Unsinn von Aktivierung im Alter. Das Altenheim 11, 243—250 (1975). — 57. *Folsom, J. C.*, Reality orientation for the elderly mental patient. Journal of Geriatric Psychiatry 1, 291—307 (1968). — 58. *Geiger, G., L. Johnson*, Positive education for elderly persons: correct eating through reinforcement. Gerontologist 14, 432—436 (1974). — 59. *Geissler, H.*, Neue Soziale Frage — Zahlen, Daten, Fakten. Dokumentation (Mainz 1975). — 60. *Glasser, W.*, Reality therapy, a new approach to psychiatry (New York 1965). — 61. *Gössling, S.*, Interventionsmaßnahmen im Altenzentrum. Z. Gerontol. 12, (1979) (z. Zt. im Druck). — 62. *Goldfarb, A. I.*, The psychotherapy of elderly patients. In: *H. T. Blumenthal* (Hg.): Medical and clinical aspects of aging 106—114 (New York 1962). — 63. *Goldfarb, A. I.*, Psychiatry in geriatrics. Med. Clin. N. Am. 51, 1515—1527 (1967). — 64. *Gottesman, L. E.*, Milieu treatment of the aged in institutions. Gerontologist 13, 23—26 (1973). — 65. *Gottesman, L. E., E. Brody*, Psycho-social intervention programs within the institutional setting. In: *S. Sherwood* (Hg.): Long-term-care: a handbook for researchers, planers and providers. Spectrum Publ. 455—509 (New York 1975). — 66. *Gottesman, L. E., C. E. Quarterman, G. M. Cohn*, Psychosocial treatment of the aged. In: *C. Eisdorfer* u. *M. P. Lawton* (Hg.): The psychology of adult development and aging. Amer. Psychol. Ass. 378—427 (Washington, D. C. 1973). — 67. *Gottesman, L. E., J. A. Ciarlo* et al., A model for milieu treatment to the elderly. Paper presented at the first workshop on services of the mentally ill aged. Social Rehabilitation Service, US Department of HEW (Washington 1968). — 68. *Grosicki, J.*, Effect of operant conditioning on modification of incontinence in neuropsychiatric geriatric patients. Nursing Research 17, 304—311 (1968). — 69. *Gruhle, H. W.*, Das seelische Altern. Ztschr. f. Alternsforschung, 1, 89—95 (1938). — 70. *Gubrium, J. F., M. Kander*, On multiple realities and reality orientation. Gerontologist 15, 142—145 (1975). — 71. *Gustafson, E.*, Day care for the elderly. Gerontologist 14, 46—49 (1974). — 72. *Gutmann, D., I. Gottesman, S. Tessler*,

Therapeutic and prosthetic living environments for nursing home residents. Gerontologist 13, 419—423 (1973). — 73. *Gutmann, D., L. Gottesman, S. Tessler*, A comparative study of ego functioning in geriatric patients. Gerontologist 13, 419—423 (1973). — 74. *Harper, R., R. Bauer* et al., Learning theory and gestalt. Am. J. Psychotherapy 30, 55—71 (1976). — 75. *Harris, C. S., P. B. Ivory*, An outcome evaluation of reality orientation therapy with geriatric patients in a state mental hospital. Gerontologist 16, 496—503 (1976). — 76. *Havighurst, R. J.*, Human development and education (New York 1953). — 77. *Havighurst, R. J.*, Successful aging. Gerontologist 1, 8—13 (1961). — 78. *Hiatt, H.*, Dynamic psychotherapy with the aging patient. Amer. J. Psychotherapy 25, 591—600 (1971). — 79. *Holden, U. P., A. Sinebruchow*, Reality orientation therapy: a study investigating the value of this therapy in the rehabilitation of elderly people. Age and Aging 7, 83—90 (1978). — 80. *Holzman, S., N. E. Sabel*, Improving the morale of the patients and the staff in a geriatric institution by a supervised visiting program. Gerontologist 8, 29—33 (1968). — 81. *Horn, J. L., G. Donaldson*, On the myth of intellectual decline in adulthood. Am. Psychologist 31, 701—719 (1976). — 82. *Hoyer, W. J.*, Application of operant techniques to the modification of elderly behavior. Gerontologist 13, 18—22 (1973). — 83. *Hoyer, W. J., R. J. Kafer* et al., Reinforcement of verbal behavior in elderly mental patients using operant procedures. Gerontologist 14, 149—152 (1974). — 84. *Huber, R.*, Sensory training for a fuller life. Nursing Homes 22, 14—15 (1973). — 85. *Hufeland, Ch. W.*, Makrobiotik oder die Kunst, das menschliche Leben zu verlängern (1796) 10. Aufl. 1958. — 86. *Ingersoll, B., A. Silverman*, Comparative group psychotherapy for the aged. Gerontologist 18, 201—206 (1978). — 87. *Jocheim, K. A.*, Rehabilitation im Krankenhaus. Kongreßbericht Heidelberger Rehabilitationskongreß (Stuttgart 1968). — 88. *Johnston, N.*, Group reading as a treatment total with geriatrics. Am. J. Occupat. Therapy 19, 4 (1965). — 89. *Jokl, E.*, Alter und Leistung (Berlin 1954). — 90. *Jonas, R., H. E. Oberdalhoff* et al., Visitor attendance at psychiatric and nonpsychiatric hospitals. Social Psychiatr. 4, 69—75 (1969). — 91. *Kahana, E.*, The human treatment of old people in institutions. Gerontologist 13, 282—289 (1973). — 92. *Kahana, E., B. Kahana*, The therapeutic potential of age integration. Archives of General Psychiatry 23, 20—29 (1970). — 93. *Kastenbaum, R. D., B. Cameron*, Cognitive and emotional dependency in later life. In: *R. A. Kalish* (Hg.): The dependencies of old people 39—57 (Michigan 1969). — 94. *Kramer, M., C. A. Taube, R. W. Redick*, Patterns of use of psychiatric facilities by the aged. In: *C. Eisdorfer* u. *M. P. Lawton* (Hg.): The psychology of adult development and aging. Am. Psychol. Ass. 428—528 (Washington, D. C. 1973). — 95. *Kretschmar, J. H.*, Interventionsmöglichkeiten in der gerontopsychiatrischen Versorgung durch das psychiatrische Krankenhaus. Z. Gerontol. 12 (1979) (z. Zt. im Druck). — 96. *Labouvie, C. V.*, Implications of geropsychological theories for intervention: the challenge for the seventies. Gerontologist 13, 10—14 (1973). — 97. *Lakoff, S. A.*, The future of social intervention. In: *R. H. Binstock* u. *E. S. Shanas* (Hg.): Handbook of aging and the social sciences. 643—664 (New York 1976). — 98. *Lawton, M. P.*, Institutions for the aged: theory content and methods for research. Gerontologist 10, 305—312 (1970). — 99. *Lawton, M. P.*, Ecology and aging. In: *L. A. Pastalan* u. *D. H. Carson* (Hg.): Spatial behavior of older people. 40—83 (Michigan 1970). — 100. *Lazarus, L. W.*, A program for the elderly at a private psychiatric hospital. Gerontologist 16, 125—131 (1976). — 101. *Lehr, U.*, Die Frau im Beruf (Frankfurt 1969). — 102. *Lehr, U.*, Psychologische Aspekte einer Psychotherapie im Alter. In: *V. Böhlau* (Hg.): Alter und Psychotherapie. 65—77 (Stuttgart 1971). — 103. *Lehr, U.*, Psychologie des Alterns (3. Aufl. 1977) (Heidelberg 1972). — 104. *Lehr, U.*, Alter und Rehabilitation — psychologische Aspekte. In: *V. Böhlau* (Hg.): Alter und Persönlichkeit. 86—99 (Stuttgart 1974). — 105. *Lehr, U.*, Die psychologischen Veränderungen im Alter als Voraussetzung der Rehabilitation. actuelle gerontologie 5, 291—304 (1975). — 106. *Lehr, U.*, Psychologie der Langlebigkeit. In: *V. Böhlau* (Hg.): Alter und Langlebigkeit. 111—146 (Stuttgart 1975). — 107. *Lehr, U.*, Zur Frage der Gliederung des menschlichen Lebensablaufs. actuelle gerontologie 6, 62—67 (1976). — 108. *Lehr, U.*, Zur Frage der sozialen Benachteiligung älterer Menschen. Medizin, Mensch, Gesellschaft, 1, 207—214 (1976). — 109. *Lehr, U.*, Altern als soziales und ökologisches Schicksal. In: *M. Blohmke* (Hg.): Sozialpathologie, Epidemiologie. 63—70 (Stuttgart

1976). — 110. *Lehr, U.*, Die Thematik der Bildung in der Gerontologie. actuelle gerontologie 7, 343—361 (1977). — 111. *Lehr, U.*, Stereotypes of aging and age norms. Proc. Vichy Conference on Aging (April 1977). — 112. *Lehr, U.*, Tendenzen neuer internationaler gerontologischer Forschung — psychologische Aspekte. actuelle gerontologie 8, 37—48 (1978). — 113. *Lehr, U.*, Älterwerden als Frau — ein Beitrag zur differentiellen Gerontologie. Ztschr. Gerontol. 11, 1—5 (1978). — 114. *Lehr, U.*, Die Situation der älteren Frau — psychologische und soziale Aspekte. Ztschr. Gerontol. 11, 6—26 (1978). — 115. *Lehr, U.*, Das mittlere Erwachsenenalter — ein vernachlässigtes Gebiet der Entwicklungspsychologie. In: *R. Oerter* (Hg.): Entwicklung als lebenslanger Prozeß. 147—177 (Hamburg 1978). — 116. *Lehr, U.*, Körperliche und geistige Aktivität — eine Voraussetzung für ein erfolgreiches Altern. Ztschr. Gerontol. 11 (1978) (z. Zt. im Druck). — 117. *Lehr, U., H. Merker*, Jugend von heute in der Sicht des Alters — ein Beitrag zum Generationenproblem. 232—239. Prof. Kongr. Dt. Ges. Gerontol. Nürnberg 1969 (Darmstadt 1970?). — 118. *Lehr, U., E. Olbrich*, Ecological correlates of adjustment to aging. In: *H. Thomae* (Hg): Patterns of aging. 81—92 (Basel 1976). — 119. *Lehr, U., R. Schmitz-Scherzer*, Psycho-soziale Korrelate der Langlebigkeit. actuelle gerontologie 4, 261—268 (1974). — 120. *Lehr, U., R. Schmitz-Scherzer*, Survivors and nonsurvivors — two fundamental patterns of aging. In: *H. Thomae* (Hg.): Patterns of aging. 137—146 (Basel 1976). — 121. *Lehr, U., H. Thomae*, Eine Längsschnittuntersuchung bei männlichen Angestellten. Vita Humana 1, 100—110 (1958). — 122. *Lehr, U., H. Thomae*, Konflikt, seelische Belastung und Lebensalter (Köln - Opladen 1965). — 123. *Lehr, U., H. Thomae*, Soziale Dienste für alte Menschen (Bonn 1974). — 124. *Lehr, U., R. Schmitz-Scherzer, E. Quadt*, Weiterbildung im höheren Erwachsenenalter — eine empirische Studie zur Frage der Lernbereitschaft älterer Menschen. Forschungsbericht vorgelegt dem Bundesministerium für Jugend, Familie und Gesundheit. Bonn, März 1978. — 125. *Lehr, U., R. Schmitz-Scherzer, H. Thomae*, Psychologischer Befund, subjektiver Gesundheitszustand, internistischer Befund. In: *R. Schubert* u. *A. Störmer* (Hg.), Schwerpunkte in der Geriatrie; Multimorbidität. 94—101 (München 1974). — 126. *Leibbrand, W.*, Ciceros Schrift „Cato maior de senectute". Ztschr. Gerontol. 1, 5—10 (1968). — 127. *Letcher, P., L. Peterson* et al., Reality orientation: a historical study of patient progress. J. of Hospital and Community Psychiatry 25, 801—803 (1974). — 128. *Lewis, S.*, A patient-determined approach to geriatric activity programming within a state hospital. Gerontologist 15, 146—149 (1975). — 129. *Lewis, M., R. Butler*, Life-review therapy: putting memories to work in individual and group psychotherapy. Geriatrics 29, 166—173 (1974). — 130. *Libb, J. W., C. B. Clements*, Token reinforcement in an excerize program for hospitalized geriatric patients. Perceptual & Motor Skills 28, 957—958 (1969). — 131. *Lindsley, O. R.*, Geriatric behavioral prosthetics. In: *R. Kastenbaum* (Hg.): New thoughts on old age (Berlin - Heidelberg - New York 1964). — 132. *Loew, C. A., B. M. Silverstone*, A program of intensified stimulation and response facilitation for the senile aged. Gerontologist 11, 341—347 (1971). — 133. *Looft, W. R.*, Reflections on intervention in old age: motives, goals and assumptions. Gerontologist 13, 6—13 (1973). — 134. *Lowenthal, M. F., P. L. Berkman* et al., Aging and mental disorders in San Francisco: a social psychiatric study (San Francisco 1967). — 135. *Lüth, P.*, Geschichte der Geriatrie (Stuttgart 1965). — 136. *MacDonald, M. L., A. K. Butler*, Reversal of helplessness: producing walking behavior in nursing home wheelchair residents using behavior modification procedure. J. Gerontol. 29, 97—101 (1974). — 137. *MacDonald, M. L., J. M. Settin*: Reality orientation versus sheltered workshops as treatment for the institutionalized aging. J. Gerontol. 33, 416—421 (1978). — 138. *Manaster, A.*, Therapy with the „senile" geriatric patient. Internat. J. Gr. Psychotherapy 22, 250—257 (1972). — 139. *Mason, E. P.*, Some correlates of self-judgements of the aged. J. Gerontol. 9, 324—337 (1954). — 140. *McClannahan, L. E.*, Therapeutic and prosthetic living environments for nursing home residents. Gerontologist 13, 424—429 (1973). — 141. *McClannahan, L. E., T. R. Risley*, Design of living environments for nursing home residents: increasing participation in recreation activities. J. Applied Behavior Analysis 8, 261—268 (1975). — 142. *McCuan, R. E.*, Geriatric day care: a family perspective Gerontologist 16, 517—521 (1976). — 143. *McGinity, P. J., B. A. Stotsky*, The patient in the nursing home. Nurs. Forum 6, 238—261 (1967). — 144. *McNiel, J. N., A. Verwoerdt*,

A group treatment program combined with a work project on the geriatric unit of a state hospital. J. Amer. Geriatr. Soc. 20, 259—264 (1972). — 145. *Meerloo, J. A.*, Psychotherapy with the aged. Nederlands Tijdschrift Voor Gerontologie 2, 160—169 (1971). — 146. *Mengge, E., M. Steur*, Bewegungstherapie und Beschäftigungstherapie in einer geriatrischen Spezialklinik. Altenpflege, 2, 206—211 (1977). — 147. *Mishara, B. L., R. Kastenbaum*, Wine in the treatment of longterm geriatric patients in mental institutions. J. Amer. Geriatrics Society 22, 88—94 (1974). — 148. *Mishara, B. L., B. Robertson, R. Kastenbaum*, Self-injurious behavior in the elderly. Gerontologist 13, 311—314 (1973). — 149. *Müller, Ch.*, Alterspsychiatrie (Stuttgart 1967). — 150. *Müller, Ch.*, Psychiatrie. In: *W. H. Hauss, W. Oberwittler* (Hg.): Geriatrie in der Praxis. 157—164 (Berlin - Heidelberg - New York 1975). — 151. *Mueller, D.J. u. L.* Atlas, Resocialization of depressed elderly residents: a behavioral management approach. J. Gerontol. 27, 390—392 (1972). — 152. *Müri, W.*, Der Arzt im Altertum. 2. Aufl. (München 1962). — 153. *Mutschler, P.*, Factors affecting choice of and perseveration in social work with the aged. Gerontologist 11, 231—241 (1971). — 154. *Oberleder, M.*, Crisis therapy in mental breakdown of the aging. Gerontologist 10, 111—114 (1970). — 155. *Oesterreich, K.*, Psychiatrie des Alterns (UTB 496) (Heidelberg 1975). — 156. *Oesterreich, K.*, Krisenintervention bei alten Menschen. Therapiewoche 28, 2908—2910 (1978). — 157. *Olechowski, R.*, Experimente zur Theorie der Inaktivitätsatrophie intellektueller Funktionen. Z. Gerontol. 9, 18—24 (1976). — 158. *Palmore, E.* (Hg.), Normal aging (Durham, N. C. 1970). — 159. *Palmore, E.* (Hg.), Normal aging II — Reports from the Duke-Longitudinal-Study 1970—1973 (Durham, N. C. 1974). — 160. *Peterson, J. A.*, Marital and family therapy involving the aged. Gerontologist 13, 27—31 (1973). — 161. *Petrilowitsch, N.*, Probleme der Psychotherapie alter Menschen. Bibliotheca Psychiatrica et Neurologica 123, 1—108 (1964). — 162. *Petzold, H.*, Der Gestaltansatz in der psychotherapeutischen, sozio-therapeutischen und pädagogischen Arbeit mit alten Menschen. Gruppendynamik 8, 32—48 (1977). — 163. *Piaget, J.*, Psychologie der Intelligenz (Zürich 1947). — 164. *Pincus, P.*, Reminiscence in aging and its implications for social work practice. Social Work 15, 47—53 (1970). — 165. *Pollock, D. D., R. P. Liberman*, Behavior therapy of incontinence in demented inpatients. Gerontologist 14, 488—491 (1974). — 166. *Pongratz, L. J., K. H. Wewetzer* (Hg.), Klinische Psychologie — Bd. VIII/1 des Handbuchs der Psychologie (Göttingen 1977). — 167. *Pongratz, L. J., K. H. Wewetzer* (Hg.), Klinische Psychologie — Bd. VIII/2 des Handbuchs der Psychologie (Göttingen 1978). — 168. *Power, C. A., L. T. McCarron*, Treatment of depression in persons residing in homes for the aged. Gerontologist 15, 132—135 (1975). — 169. *Pressey, S. L., A. D. Pressey*, Major neglected need opportunity: old-age counseling. J. Counsel. Psychol. 19, 362—366 (1972). — 170. *Pullinger, W. F.*, Remotivation. Mental Hospitals 9, 16—18 (1958). — 171. *Radebold, H.*, Psychoanalytische Gruppenpsychotherapie mit älteren und alten Patienten. Z. Gerontol. 9, 128—142 (1976). — 172. *Radebold, H.*, Interventionsmöglichkeiten im Rahmen der Psychotherapie/Psychosomatik und der Sozialen Therapie. Ztschr. Gerontol. 1979 (z. Zt. im Druck). — 173. *Radebold, H., H. Bechtler, I. Pina*, Psychosoziale Arbeit mit älteren Menschen (Freiburg 1973). — 174. *Reichenfeld, H. F., K. G. Csapo* et al., Evaluating the effect of activity programs on a geriatric ward. Gerontologist 13, 305—310 (1973). — 175. *Richman, L.*, Sensory training for geriatric patients. Am. J. Occupational Therapy 23, 254—257 (1969). — 176. *Rogers, C. R.*, Client-centered therapy (Boston 1951). — 177. *Rogers, C. R., R. Dymond* (Hg.), Psychotherapy and personality change (Chicago 1954). — 178. *Rustemeyer, J.*, Langzeittherapie und Rehabilitation im höheren Lebensalter. Geriatrie 7, 477—485 (1977). — 179. *Rustemeyer, J.*, Interventionsmöglichkeiten in der geriatrischen Versorgung in der geriatrischen Rehabilitationsklinik. Ztschr. Gerontol. 12 (1979) (z. Zt. im Druck). — 180. *Rybak, W. S., J. M. Sadnavitch* et al., A foster grandparent program. Hosp. Comm. Psychiatry 19, 47 (1968). — 181. *Salter, C. L., C. A. Salter*, Effect of individualized activity program on elderly patients. Gerontologist 15, 404—406 (1975). — 182. *Schadewaldt, H.*, Medizinhistorische Betrachtung zur Geroprophylaxe. In: *A. Störmer* (Hg.): Geroprophylaxe. 1—9 (Darmstadt 1970). — 183. *Schaefer, H., P. Martin*, Behavior therapy (New York 1969). — 184. *Schick, I.*, Korrelate des psychischen und sozialen Wohlbefindens bei institutionalisierten alten Menschen. Phil. Diss. (Bonn 1978). — 185. *Schmid, M.*, Vorbereitung auf das Alter: der medizinhistorische Aspekt. In: *R. Schubert* u. *A. Störmer* (Hg.), Vorbereitung auf das Alter. 11—17 (München 1974). — 186. *Schmitz, P.*, Trends in der entwicklungspsychologischen Forschung. Ztschr. f. Ent. u. Päd. Psychol. 1978 (z. Zt. im Druck). — 187. *Schmitz-Scherzer, R., I. Schick, D. Kühn, K. Plagemann*, Altenwohnheime, Personal und Bewohner (Stuttgart 1978). — 188. *Schubert, R.* (Hg.), Herz und Atmungsorgane im Alter. Psychologie und Soziologie in der Gerontologie (Darmstadt 1968). — 189. *Schubert, R.*, Projekt Altenforschung — Dokumentation, Lückenanalyse, Vorschläge — Geriatrie. Forschungsbericht für das BMJFG (Bonn 1974). — 190. *Schubert, R., U. Zyzik*, Die Würde des Alters bei fremden Völkern in Vergangenheit und Gegenwart. Ztschr. Gerontol. 1, 139—147 und 275—280 (1968). — 191. *Schultz, C. H.*, Über die Verjüngung des menschlichen Lebens. 1842 (zit. nach *Lüth* 1965). — 192. *Seubert, E.*, Gegenwärtiger Stand der Präventionsforschung. In: *L. Pongratz* (Hg.), Klinische Psychologie Bd. 8/2 des Handbuchs für Psychologie. 3172—3201 (Göttingen 1978). — 193. *Shapiro, A.*, A pilot program in music therapy with residents of a home for the aged. Gerontologist 9, 128—133 (1969). — 194. *Sommer, R.*, Die distance for comfortable conversation. Sociometry **25**, 111—116 (1962). — 195. *Sommer, R., H. Ross*, Social interaction on a geriatrics ward. Internat. J. Social Psychiatry 4, 128—133 (1958). — 196. *Spence, D. L., E. M. Feigenbaum* et al., Medical student attitudes toward the geriatric patient. J. Am. Geriatr. Soc. 16, 976—983 (1968). — 197. *Spitz, R.*, Hospitalism. — The psychoanalytical study of the child. Intern. (New York 1945). — 198. *Spreen, O.*, Neuropsychologische Störungen. In: *L. J. Pongratz* u. *K. H. Wewetzer* (Hg.): Klinische Psychologie, Bd. VIII/1 des Handbuchs für Psychologie 154—254 (Göttingen 1977). — 198. *Srour, G. M., R. J. Finnegan* et al., A new approach to recreational therapy with older chronically hospitalized patients. Psychiat. Quart. Suppl. 40, 10—16 (1966). — 200. *Steer, R. A., W. P. Boger*, Milieutherapy with psychiatric-medically infirm patients. Gerontologist **15**, 138—141 (1975). — 201. *Steinbach, M.*, Gesundheit, Leistung und Alter. In: *V. Böhlau* (Hg.): Alter und Psychotherapie. 29—34 (Stuttgart 1971). — 202. *Steinmann, B.*, Rehabilitation in der Geriatrie und Alttersturnen. Sozialmedizin 4, 406 (1972). — 203. *Steinmann, B.*, Intervention: Bestandsaufnahme in der Schweiz. Ztschr. Gerontol. 12, (1979) (z. Zt. im Druck). — 204. *Stephens, L. P.*, Reality orientation: a technique to rehabilitate elderly and brain-damaged patients with moderate to severe degree of disorientation. Am. Psychiatric Ass. (Washington 1969) (zit. nach *Citrin* und *Dixon*, 1977). — 205. *Steudel, J.*, Alter, Altersveränderungen und Alterskrankheiten. In: *H. Kaiser* (Hg.): Der Mensch im Alter. 9—12 (Frankfurt 1962). — 206. *Störmer, A.*, Kritische Gedanken zur Rehabilitation im Alter. In: *A. Störmer* (Hg.): Geroprophylaxe, Rehabilitation und Sozialstatus im Alter 253—257 (Darmstadt 1970). — 207. *Stotsky, B. A.*, A systematic study of therapeutic interventions in nursing homes. Genet. Psychol. Monogr. 76, 257—320 (1967). — 208. *Stotsky, B. A.*, The nursing home and the aged psychiatric patient (New York 1970). — 209. *Streib, G. F., H. L. Orbach*, Aging. In: *P. Lazarsfeld* et al. (Hg.), The uses of sociology. 612—640 (New York 1967). — 210. *Swieten, v. G.*, Rede über die Erhaltung der Gesundheit der Greise (Wien 1778). — 211. *Taulbee, L. R., J. C. Folsom*, Reality orientation for geriatric patients. Hospital and Community Psychiatry 17, 23—25 (1966). — 212. *Thomae, H.*, Psychische und soziale Aspekte des Alterns. Ztschr. Gerontol. 1, 43—55 (1968). — 213. *Thomae, H.*, Das Individuum und seine Welt — eine Persönlichkeitstheorie (Göttingen 1968). — 214. *Thomae, H.*, Altern als psychologisches Problem. In: *M. Irle* (Hg.): Ber. 26. Kongr. Dt. Ges. Psychol., 22—36 (Tübingen 1968) (Göttingen 1969). — 215. *Thomae, H.*, Theory of aging and cognitive theory of personality. Proc. 8th Intern. Congr. Gerontol. Washington 1, 7—10 (1969). — 216. *Thomae, H.*, Theory of aging and cognitive theory of personality. Human Development 13, 1—16 (1970). — 217. *Thomae, H.* (Hg.): Patterns of aging. Findings from the Bonn Longitudinal Study of Aging (Basel - New York 1976). — 218. *Thomae, H.*, Patterns of „successful aging". In: *H. Thomae* (Hg.): Patterns of Aging. 147—161 (Basel 1976). — 219. *Thomae, H.*, Ökologische Aspekte der Gerontologie. Ztschr. Gerontol. 9, 407—410 (1976). — 220. *Thomae, H.*, Besuch von Einrichtungen und Veranstaltungen der offenen Altenhilfe und Lebenszufriedenheit. Forschungsbericht an das BMJFG (Bonn 1978). — 221. *Turbow, S. R.*, Geriatric group day care and its effect on independent living. Gerontologist **15**, 508—510 (1975). — 222. *Wagner, A., J. Lerner,* The therapy in the psychiatric hospital. J. Am. Geriatr. Soc. **16**, 867—873 (1968). — 223. *Weiler, P. G., R. E. McCuan,* Adult day care (New York 1976). — 224. *Weinstock, C., R. Bennet,* Problems in communications to nurses among residents of a racially homogeneous nursing home. Gerontologist **8**, 72—75 (1968). — 225. *Weinstock, C., R. Bennet,* The relation between social isolation and related cognitive skills in residents of a catholic and a jewish home for aged. Proc. 8th Intern. Congr. Gerontol. S. 98 (Washington 1969). — 226. *Yalom, I. P., F. Terrazas,* Group therapy for psychiatric elderly patients. Amer. J. Nursing **68**, 1690—1694 (1968). — 227. *Yarrow, L. J.,* Maternal deprivation: toward an empirical and conceptual re-evaluation. Psychol. Bull. **58**, 459—490 (1961). — 228. *Zepelin, H., S. Wade,* A study of the effectiveness of reality orientation classes. Paper presented at annual meeting of Gerontological Society. Louisville, October 1975. — 229. *Zimmermann, J., C. Overpeck* et al., Operant conditioning in a sheltered workshop. Rehabilitation Literature **30**, 326—334 (1969).

Anschrift des Verfassers:
Prof. Dr. *Ursula Lehr,* Direktor des Psychologischen Instituts der Universität Bonn
An der Schloßkirche, 5300 Bonn

Psychiatrische Universitätsklinik Heidelberg

Interventionsgerontologie:
Anmerkungen aus der Sicht der Psychiatrie

K. Oesterreich

Mit „Interventionsgerontologie" bezeichnete *P. B. Baltes* auf dem Heidelberger Symposion optimierende, rehabilitative, korrigierende und präventive Versuche, auf das Altern Einfluß zu nehmen. Der Alternsprozeß ist nicht persistent, kein statischer Zustand, sondern plastisch und unterliegt Veränderungen. Schon zuvor definierte *Thomae* (1975) in seiner Auseinandersetzung mit den amerikanischen Untersuchungen Intervention als einen programmierten Versuch einer Veränderung des Organismus und seines Verhaltens. Damit verbunden sei eine Änderung der biologischen und sozialen Bedingungen sowie als deren Voraussetzung die Ausarbeitung eines rationalen Konzepts durch therapeutische Personen oder Psychologen, das auf somatische, psychische und soziale Anteile des Alterns einzuwirken hätte.

Wie schwer sich der Mediziner und damit auch der Psychiater mit dem Begriff „Intervention" tut, zeigen mehrere Fachkongresse der vergangenen Jahre, auf denen man über Krise, Notfall und Intervention diskutiert hatte (Donau-Symposion für Psychiatrie, Wien 1976; Psychiatrie-Symposion, Landeck 1977; Wanderversammlung Südwestdeutscher Neurologen und Psychiater, Baden-Baden 1977). Die dort vorgetragenen Referate bemühten sich um eine Deskription und Analyse der körperlichen, der psychosozialen und der psychopathologischen Krise, konstatierten Symptome und suchten nach ihren Ursachen, demonstrierten therapeutische und rehabilitative Erfolge oder gestanden Mißerfolge ein und mußten schließlich zugeben, daß der Mediziner kaum je in der Lage sein dürfte, eine auf das Individuum bezogene Krise verhindern helfen zu können. Er müsse deshalb zufrieden sein, wenn er mit seinem nachsorgenden Konzept wenigstens dazu beitragen könne, die Rezidivgefährdung herabzusetzen.

Das Dilemma des praktizierenden Mediziners dokumentiert sich schon an dem Tatbestand, daß er immer erst dann auf den Plan tritt, „wenn schon etwas passiert ist". Der Arzt kommt also immer erst „danach" und sieht sich mit der (schon vorhandenen Krise oder dem (schon vorhandenen) Notfall konfrontiert.

Häfner (1977, 1978) sowie *Häfner* u. *Helmchen* (1978) ist es zu verdanken, daß sie sich zunächst einmal um eine für den Mediziner brauchbare Definition von „Notfall" und „Krise" bemüht haben. Mit *psychiatrischem Notfall* bezeichnen sie eine vitale Gefährdung. Die Therapie sei auf den Einzelfall konzentriert, es bestehe ein unmittelbarer Handlungszwang. Die Therapeuten (Arzt, Pflegepersonal) stehen im allgemeinen unter erheblichem Zeitdruck. Mit *psychiatrischer Krise* ist eine personale und soziale Gefährdung gemeint. Die Personen der Umwelt des gefährdeten einzelnen seien in die Krise einbezogen, zumal da die Krise meist über längere Zeit andauert. Bei der Therapie (durch Sozialarbeiter, Psychotherapeuten, Psychologen) stehen die medizinischen Maßnahmen im Hintergrund. Die hier einsetzende „Krisenintervention" mündet letztlich in die Forderung nach einer kompletten institutionalisierten psychiatrischen Versorgung und damit sekundär auch in die Debatte über das gesellschaftliche Sterotyp ein.

Psychiatrischer Notfall und psychiatrische Krise dürften wohl fast ebensoviele Ursachen haben, wie Menschen aus akutem Anlaß oder durch eine mehr chronisch einwirkende Belastung gefährdet werden können. Der alternde und der alte Mensch können durch Kreislaufversagen, Herzinfarkt, zerebrovaskuläre Insuffizienz, Medikamentenunverträglichkeit oder -intoxikation, akute Psychose, Suizidhandlung u. v. a. m. „zu einem Notfall werden". In eine Krise geraten können sie durch Rigidität und mangelnde Umstellungsfähigkeit, verminderte Anpassungsfähigkeit, Rollendefizit, Verluste, Enttäuschung über nicht erreichte Ziele, Erleben der eigenen Behinderung, unvorbereitete Heimaufnahme, Abbruch früherer Konventionen, Angst u. v. a. m. In manchen anderen Fällen kann aus der längeranhaltenden Krise ein akuter Notfall entstehen. Umgekehrt können die Folgen des Notfalles eine längeranhaltende krisenhafte Entwicklung einleiten.

Die Gefährdung durch Krise und Notfall unter den genannten Bedingungen kann im beginnenden und höheren Lebensalter zunehmen, wenn beispielsweise alternde und alte Menschen durch Toleranzminderung, vermehrte Vulnerabilität, Dekompensationsneigung und Multimorbidität beeinträchtigt sind. Weil diese Risikogruppe aber relativ klein ist, dürften die vom Mediziner an ihr ermittelten Zahlenwerte und Erfahrungen nicht repräsentativ sein. Für zyklothyme und schizophrene Verläufe gilt sogar, daß mit zunehmendem Lebensalter Erkrankungshäufigkeit und -schweregrad abnehmen (*Ciompi*, 1973; *Ciompi* u. *Müller*, 1976).

Inkongruent wie die Definition des Begriffs „Intervention" durch die amerikanischen Sozialpsychologen und die deutschen Mediziner ist auch die Wahl der therapeutischen Mittel. Während *P. B. Baltes* in sehr umfassender Weise präventiv einsetzt, sich hierbei viel Zeit läßt und seine intervenierenden Maßnahmen auch nicht auf nur ein bestimmtes Lebensalter beschränkt wissen will, muß sich der Mediziner bei der Notfall-Therapie und bei der Rehabilitation der Krise an einen fixen Termin halten und sich auf ein zeitlich gebundenes Konzept einrichten, das beim Notfall sofort anzulaufen hat, eben weil eine „vitale Gefährdung" besteht. *Böger, Falck, Feder, Leutiger, Radebold* und *Steinmann* referierten auf dem Symposion in eindrucksvoller Weise ihre Formen einer medizinischen und psychotherapeutischen Krisenintervention, Aktivierung und Rehabilitation ihrer Patienten, von Fall zu Fall in ganz unterschiedlicher Art und entweder als Einzeltherapie oder als Gruppentherapie appliziert. Berührungspunkte des Konzepts von *Baltes* und einer medizinischen Rehabilitation ergeben sich aus dem *mehrdimensionalen* Charakter beider und wenn letztere das ganze ökologische Umfeld des zu therapierenden einzelnen kranken Alten einschließt. Daß bei solchen Formen einer medizinischen Therapie und Rehabilitation auch die therapeutisch und rehabilitativ tätigen Personen in das therapeutisch-rehabilitative Gesamtkonzept einbezogen werden müssen und daß dazu auch die Vermittlung geriatrisch-gerontologischen Grundwissens an die Genannten unter Einschluß des Abbaus des Stereotyps bei ihnen gehört, ist dem Mediziner, der mit älteren Menschen zu tun hat, bekannt (s. auch *Böker*, 1978; *Hoyer*, 1973; *McClannahan*, 1973).

Die von den amerikanischen Kollegen vorgeschlagenen intervenierenden Verfahren sind hauptsächlich verhaltenstherapeutisch orientiert (*M. M. Baltes*: Symposion; *Gottesman* and *Brody*, 1975; *Hoyer*, 1973). Milieu-therapeutische Vorschläge kommen von *Gottesman* (1973) sowie *Gottesman* and *Brody* (1975). Für allgemeine präventive Vorsätze sprechen sich *Rustemeyer* (1971) und *Bellak* (1976) aus. *Cosin* et al. (1958) und *Gentry* (1977) stimmen mit den meisten Autoren darin überein, daß Intervention und Rehabilitation die Vermittlung von Motivation beim Betroffenen selbst und bei den therapeutischen Personen und den Personen der Umwelt des Betroffenen voraussetzt.

Die Schwierigkeiten beginnen für den Mediziner schon bei der Bestimmung der „Altersnorm" (*Oesterreich*, 1975). Unabhängigkeit von pflegerischen Hilfen, Wohlbefinden, Beschwerdefreiheit, körperliche und geistig-seelische Gesundheit, Aktivität, Anpassungsfähigkeit an die notwendigen Regeln der Umgebung und Angstfreiheit sind allgemein klingende Kriterien normalen Verhaltens und eines normalen Zustandes, denen jedoch insofern eine Verbindlichkeit anhaftet, als sie auf das durchschnittliche Verhalten und den durchschnittlichen Zustand der Mehrzahl Gleichaltriger bezogen sind. Die genannten körperlichen, psychischen und sozialen Merkmale sind schließlich auch Ausgangspunkt und Zielsetzung einer Interventionsgerontologie und einer geriatrischen Therapie bzw. Rehabilitation. Insofern verfolgen *P. B. Baltes* und die deutschen Mediziner gleiche Interessen. Der Unterschied besteht nur aus der Bestimmung des Zeitpunkts des Einsatzes. Intervention in dem von *Baltes* gemeinten Sinn setzt vorzeitig und frühzeitig ein und ist nicht an das höhere Lebensalter gebunden. Medizinische Notfall-Therapie und Krisenintervention beim kranken Alten sind aus aktuellem Anlaß vom Arzt gefordert. Der Arzt betätigt sich wie ein „Feuerwehrmann", der anrückt, „wenn es brennt". *P. B. Baltes* hingegen bemüht sich gewissermaßen um den Abschluß einer Art von „Hausratversicherung gegen Brand, Blitzschlag, Diebstahl usw.".

Eine mögliche Komplikation erfährt das von *P. B. Baltes* vertretene Konzept mit der Forderung nach einer „differentiellen" Betrachtungsweise in der Gerontologie. *Lehr* (1978) warnt vor einer Generalisierung und einem Universalismus und betont die interindividuellen Unterschiede der intraindividuellen Alternsprozesse. Der Ansatz von *P. B. Baltes* scheint aber eher auf eine ganz generalisierte und universelle Einflußnahme auf eine Gruppe innerhalb eines kulturell-ökologischen Systems ausgerichtet zu sein. Bedenken gegen einen solchen globalen Umgang mit einer Gruppe, deren einzelne Individuen sich doch ganz „differentiell" verhalten und entwickeln, von denen jedes sein ganz persönliches Wertsystem hat, seine ganz persönliche Erwartung an seine eigene Zukunft hat und auf der Suche nach seiner ganz persönlichen Identität ist (*Brim*, 1978), müßten beim Autor noch ausgeräumt werden. Hinsichtlich der vorgeschlagenen intervenierenden Verfahren stehen auch noch präzisere Aussagen zu Phänomenen wie Übertragung/Gegenübertragung und dem von den Analytikern hervorgehobenen retrospektiven Aspekt der Psychotherapie aus. Schließlich genügt mir auch nicht ein Ansatz, der Intervention als „Veränderung" bezeichnet. „Veränderung" klingt mir zu vieldeutig. Der Ruf nach einer „Veränderung" der bestehenden Verhältnisse wurde auch aus dem Geschrei revoltierender Studenten hörbar. Gewiß wird sich eine intervenierende Gerontologie auch um eine Veränderung der politischen Landschaft zu bemühen haben. Über das „Wie" und das „Welche" muß man aber noch miteinander reden.

Ein praktikabler und konkreter erster Schritt auf dem Wege zu einem präventiven geragogischen Konzept, das man gern auch „Intervention" nennen mag, ist die *permanente Information* der schon Alten und der noch nicht Alten über die historische Persönlichkeitsentwicklung. Eine solche Information geht die ganze Sozietät eines umschriebenen kulturellen Bezirks an. Vermittler der Informationserteilung sind außer den gerontologisch tätigen Fachleuten Lehrer, Pfarrer, Politiker u. a. Wege der Informationsweitergabe sind Vortragsveranstaltungen, Lehrgänge, Medien u. a. Gelegenheiten für eine Informationsannahme sind familiäre Feste und Krisen. Altenberatung und Altenbildung (*Oesterreich* u. a., 1976) sind „eine letzte Gelegenheit" für die Ausgabe von Informationen und können dazu beitragen, daß die Entwicklung einzelner und von Kleingruppen nicht persistiert. Maßnahmen der Geragogik, der Intervention, der Therapie und der Rehabilitation bergen immer aber auch wieder die Gefahr in sich, daß sie regressive Tendenzen verstärken (Munnichs: Symposion). Insofern muß Information als ein erster Schritt zum Erhalt der Persönlichkeitsentfaltung und -reifung von vornherein auch auf die Ablösung und Unabhängigkeit des zu Informierenden vom Informanden abgestellt sein. Die hier diskutierten Verfahren sollten Selbständigkeit und Selbstverantwortung der von ihnen ausgesprochenen Personen und Gruppen zu ihrem Primat erheben.

Zusammenfassung

Definitorische Differenzen stehen vorerst einer übereinstimmenden Fassung des Begriffs Interventionsgerontologie entgegen. Während die amerikanischen Kollegen mit Intervention eine präventive, vorwiegend verhaltenstherapeutisch orientierte Methode meinen, bezeichnet der Mediziner mit Intervention die Behandlung des Notfalles und der Krise. Interventionsgerontologie im angloamerikanischen Sinn beschreibt eine auf den lebensgeschichtlichen Ablauf einwirkende Maßnahme bei einer Gruppe von Menschen oder einer ganzen Population. Der psychiatrische Notfall fordert eine medizinische Versorgung aus aktuellem Anlaß, die psychiatrische Krise eine längerfristige institutionelle Versorgung. Der mehrdimensionale Ansatz unter Einbeziehung des ökologischen Umfeldes sowie die Aufgabe einer permanenten Information der Betroffenen und der Personen ihrer Umwelt gelten als Berührungspunkte beider konzeptioneller Vorstellungen.

Summary

The american authors describe intervention as a preventive, especially behaviour therapeutic informed measure. It tries to influence the biographical development. Psychiatric care of need and psychiatric crisis demand a medical therapy on the up-to-date occasion or an institutional long-termed provision. Intervention programs contact themselves with the multidimensional disposition, ecological aspects, and permanent informations of concerned people and the persons of their environment.

Literatur

1. *Bellak, L.*, Crisis Intervention in Geriatric Psychiatry. In: *L. Bellak, T. B. Karasu:* Geriatric Psychiatry, p. 175—189 (New York - San Francisco - London 1976) — 2. *Brim, O. G.*, Krisentheorien des mittleren Alters. In: *L. Rosenmayr* (Hrsg.): Die menschlichen Lebensalter, Kontinuität und Krisen, S. 411—427 (München - Zürich 1978). — 3. *Böker, W.*, Ursachen und Behandlung emotionaler Krisen bei körperlichen Erkrankungen. Therapiewoche 28, 2732—2742 (1978). — 4. *Ciompi, L.*, Allgemeine Depressionsprobleme im Lichte von Verlaufsforschungen bis ins Alter. Z. Gerontologie 6, 400—408 (1973). — 5. *Ciompi, L.*, *C. Müller*, Lebensweg und Alter der Schizophrenen (Berlin - Heidelberg - New York 1976).— 6. *Cosin, L. Z., M. Most, F. Post, C. Westrop, M. Williams*, Experimental Treatment of Persistent Senile Confusion. Int. J. of Soc. Psychiat. 4, 24—42 (1958). — 7. *Gentry, W. D.*,

Geropsychology. A Model of Training and Clinical Service, p. 13—15 (Cambridge/Massachusetts 1977). — 8. *Gottesman, L. E.*, Milieu Treatment of the Aged in Institutions. Gerontologist **13**, 23—26 (1973). — 9. *Gottesman, L., E. Brody*, Psycho-Social Intervention Program within the Institutional Setting. In: *S. Sherwood* (Ed.): Long-Term Care, p. 455—509 (New York 1975). — 10. *Häfner, H.*, Psychiatrische Krisenintervention — Umsetzung in psychiatrische Einrichtungen (Bericht über Entwicklungstendenzen in den westeuropäischen Ländern und den USA). Psychiatria clin. **10**, 27—63 (1977). — 11. *Häfner, H.*, Krisenintervention und Notfallversorgung in der Psychiatrie. Therapiewoche **28**, 2716—2730 (1978). — 12. *Häfner, H., H. Helmchen*, Psychiatrischer Notfall und psychiatrische Krise—konzeptuelle Fragen. Nervenarzt **49**, 82—87 (1978). — 13. *Hoyer, W. J.*, Application of operant Techniques to the Modification of Elderly Behavior. Gerontologist **13**, 18—22 (1973). — 14. *Lehr, U.*, Neuere Ergebnisse psychologischer Alternsforschung. Vortrag 5. Psychiatrie-Symposion in Landeck, 1978. — 15. *McClannahan, L. E.*, Therapeutic and Prothetic Living Environments for Nursing Home Residents. Gerontologist **13**, 424—429 (1973). — 16. *Oesterreich, K.*, Psychiatrie des Alterns (Heidelberg 1975). — 17. *Oesterreich, K., H. G. Wöhrl, H. P. Tews*, Altenbildung und Altenberatung als Prävention. Arch. Wiss. u. Praxis Soz. Arbeit **7**, 243—267 (1976). — 18. *Rustemeyer, J.*, Medizinische Probleme des Alterns, S. 86—109 (München 1971). — 19. *Thomae, H.*, Psychologische Intervention im höheren Alter — ein neuer Ansatz in der Gerontologie? Z. Gerontologie **8**, 473—475 (1975).

Anschrift des Verfassers:

Prof. Dr. *Klaus Oesterreich*, Sektion Gerontopsychiatrie an der Psychiatrischen Universitätsklinik
Voßstraße 4, D-6900 Heidelberg 1

Medizinische Abteilung des C. L. Lory-Hauses Inselspital Bern
(ehem. Chefarzt: Prof. Dr. B. Steinmann)

Intervention: Bestandsaufnahme in der Schweiz

B. Steinmann

Mit 2 Tabellen

Die Medizin ist definitionsgemäß von vornherein in irgendeiner Form eine Intervention. Der Patient geht ja deshalb zum Arzt, damit er behandelt und von seiner Krankheit befreit wird. Im Alter müssen freilich oft die Schwerpunkte der ärztlichen Interventionsmaßnahmen anders gesetzt werden als in jüngeren Jahren. Die Tendenz geht dahin, die pharmakotherapeutische Behandlung möglichst auf ein Minimum zu reduzieren und das Schwergewicht auf physikalische, psychologische und soziologische Maßnahmen zu legen. Der chronische Charakter der meisten Alterskrankheiten ist mit ein Grund für das Knapphalten der Medikamente; denn eine langdauernde Anwendung von mehreren gleichzeitig gegebenen Pharmaka wird oft nicht vertragen und zeigt nicht den gewünschten Nutzen. Ferner hat sich immer mehr herausgestellt, daß jede Ruhigstellung des Menschen, insbesondere des Betagten, schwerwiegende Folgen hat, die als Immobilisationssyndrom bezeichnet werden.

Wir dürfen nie vergessen, daß beim betagten Kranken neben den meist mehrfach vorhandenen Krankheiten stets auch die Alternsveränderungen vorhanden sind. Diese sind, auch beim gesunden Betagten, in individuell verschiedenem Grade vorhanden. Sie erfordern, daß wir auch beim noch selbständigen Betagten mit entsprechenden Maßnahmen präventiv intervenieren, um deren Progredienz zu verlangsamen und das Auftreten von Krankheiten zu verhüten.

Die Entwicklung des Loryspitals Bern

Die moderne Konzeption der Betreuung Betagter hat sich zur Hauptsache seit dem letzten Weltkrieg entwickelt, einerseits weil man die im Krieg gewonnenen Erfahrungen der Wiedereingliederung in die Geriatrie einbaute, anderseits weil seit dem Krieg die Zahl der Betagten stetig zunahm. Das verlangt aber eine Anpassung des medizinischen und sozialen Vorgehens an die besonderen Verhältnisse der Betagten.

Wir hatten nun die Chance, seit 1947 diese ganze Entwicklung mitzumachen. Mit der Überalterung wurden die Hemiplegien immer häufiger. Diese wurden in der Regel massiert und vom Arzt meist als lästige Patienten betrachtet. Es war ein unbefriedigender Zustand. Es kam mir dann eine Arbeit von *Reisner* in Wien in die Hände, der wohl erstmals auf dem Kontinent eine systematische aktive Übungstherapie beim Hemiplegiker durchführte. So begannen wir auch, aktiv zu rehabilitieren, 1951 mit einer daran interessierten Krankenschwester, ab 1953 mit einer 2. Physiotherapeutin. Die Zahl stieg dann allmählich auf 6½ Physiotherapeutinnen. 1957 wurde in Zürich eine Schule für Ergotherapeutinnen gegründet und 1963 konnten auch wir eine Ergotherapie-Abteilung einrichten. Zur Zeit sind 2½ Ergotherapeutinnen bei uns beschäftigt.

Während wir — retrospektiv betrachtet — in den ersten Jahren die Bewegungstherapie auf eine etwas primitive Art durchführten, ohne auf die Spastizität wesentlich Rücksicht zu nehmen, ist das Vorgehen seit der Einführung der Bobath'schen Prinzipien viel differenzierter geworden und führt zu befriedigenderen Ergebnissen, wobei eine etwas längere Rehabilitationsdauer in Kauf genommen werden muß.

Die geriatrische Rehabilitation kann nach den Erfordernissen des Betagten in 3 Gebiete aufgeteilt werden, nämlich in die präventive, die allgemeine und die gezielte Rehabilitation.

1. Die präventive Rehabilitation

Die präventive Rehabilitation will dem Betagten Gesundheit und Unabhängigkeit bewahren, indem sie den Verlauf der Alternsveränderungen verzögert. Es gibt eine sehr reichliche Auswahl an Möglichkeiten sowohl auf körperlichem als auch auf geistigem Gebiet. Es ist daher zu betonen, daß jede körperliche Tätigkeit auch einer Motivation und einer geistigen Aktivierung bedarf, indem z. B. eine Wanderung vorerst geplant und organisiert werden muß, oder es während einer längeren körperlichen Beanspruchung auch des Durchhaltewillens bedarf.

In der Schweiz sind zur Zeit viele Möglichkeiten vorhanden, wobei ich auf rein medizinische Präventivmaßnahmen nicht eintreten möchte.

Weit verbreitet ist bei uns das Altersturnen. Es besteht eine schweizerische Vereinigung für Altersturnen unter der Führung der Stiftung für das Alter und des Schweizerischen Roten Kreuzes. Diese führt regelmäßig Kurse für kantonale Instruktoren durch. Diese wiederum veranstalten in ihrem Kanton Kurse für die Turngruppenleiterinnen. In der Schweiz bestehen z. Z. über 3 000 Turngruppen; daneben bestehen noch vereinsmäßige Turngruppen, die nicht offiziell erfaßt sind. Es sind schätzungsweise 12 % der über 65jährigen, die daran teilnehmen.

Daneben gibt es andere Betätigungsgebiete, wie das Wandern, oft in Gruppen organisiert. Es hat sich gezeigt, daß die Möglichkeit, zum halben Preis die Eisenbahn benützen zu können, dem Wandern Auftrieb verliehen hat. Diese Möglichkeit erhöht eindeutig die Motivation. Die Reisen werden häufig mit Wanderungen verbunden.

Das Skiwandern hat auch beim älteren Skifahrer einen großen Aufschwung genommen, um so mehr als jetzt überall Pisten zur Verfügung stehen. Ebenfalls das Schwimmen ist beliebt. In neueren größeren Altersheimen werden Schwimmbecken eingebaut.

Auf dem Gebiete der Unterhaltung, Bildung, kulturellen Anlässen usw. wird viel geboten, ohne daß es einheitlich organisiert ist. Die aus Toulouse stammende Einrichtung der „Université du troisième âge", ist in Genf eingeführt worden und fand großen Anklang. In Bern führt die Volkshochschule Kurse für Betagte durch, die auch im Sinne der Université du troisième âge ausgebaut werden sollen.

Zur Erhaltung der Selbstständigkeit des Betagten in seiner Wohnung müssen diesem oft gewisse Erleichterungen geschaffen werden, wie der Mahlzeitendienst, Wäschedienst usw. Diese Dienste sind heute vielerorts sehr gut organisiert. Seit einigen Jahren hat die Konzeption des „Stützpunktes" immer mehr Verbreitung gefunden. Ein größeres Altersheim dient nicht nur seinen Pensionären, sondern auch den in der Umgebung lebenden Betagten. Diese können im Heim essen oder sich die Mehlzeiten kommen lassen, sie können an den kulturellen Veranstaltungen teilnehmen, sie können sich dort beraten lassen und sind auf diese Weise nicht mehr isoliert und fühlen sich weniger verunsichert. Andernorts übernehmen Alterszentren diese Rolle.

Eine weitere Erleichterung sind die *Tagesspitäler*, die z. Z. in Basel, Genf und Zürich existieren. In Kürze wird auch eines in Bern entstehen*). Sie sind alle an geriatrische Abteilungen angeschlossen und werden vom gleichen Personal betreut. Die Benützer, die ein- bis mehrmals in der Woche den Tag dort verbringen, werden medizinisch, pflegerisch und rehabilitativ voll versorgt. Auf diese Weise können Spital- und Heimaufenthalte oft hinausgezögert und die Angehörigen entlastet werden. Bei der Einrichtung eines Tagesspitals ist die Organisation des Transportes meist die schwierigste Aufgabe. Meines Wissens wurde kürzlich in der Bundesrepublik Deutschland das erste Tagesspital in Frankfurt eröffnet.

Neben den Tagesspitälern gibt es auch Tagesheime, die keine eigentliche medizinische Betreuung bieten, sondern mehr eine Art Tagesklub sind.

Die Alterssiedlungen für noch selbständige Betagte müssen nach der neuesten Konzeption ein soziales Zentrum enthalten mit Krankenschwester, Sozialarbeiterin und Arztkonsultationen, wie das z. B. in Genf realisiert ist.

Gesundheitsschwestern, Hauspflege, Haushilfe für Betagte und Freiwilligenorganisationen bestehen in den meisten größeren städtischen Zentren und sind auch der präventiven Rehabilitation zuzuzählen, da sie mithelfen, den Betagten ein Leben zu Hause zu ermöglichen.

2. Die allgemeine Rehabilitation beim betagten Kranken

Die allgemeine Rehabilitation muß bei jedem betagten Kranken in angepaßter Weise zur Anwendung kommen, wenn es sich nicht um Sterbende handelt. Die Folgen der Immobilisation sind groß (Tabelle).

Es ist vor allem Aufgabe der Schwester, im Sinne der aktivierenden Pflege diese Aufgabe zu übernehmen, wobei sie von der Physiotherapeutin unterstützt wird. Mit Hilfe der allgemeinen Rehabilitation kann man die Zahl der völlig Bettlägerigen stark reduzieren. Man hat viel mehr Rollstuhlpatienten, großenteils nur vorübergehend bis zur Erreichung der Gehfähigkeit. Mit Stichtag vom 1. 2. 78 hatten wir bei uns 10 % bettlägerige, 56 % Rollstuhl- und 34 % mobile Patienten.

Diese Aufgabe bedarf einer stetigen Schulung der Schwestern auf dem Gebiete der aktivierenden Pflege, die vor Austritt des Patienten aus dem Spital auch den Angehörigen vermittelt werden muß.

Dieses aktivierende Vorgehen ist in allen geriatrischen Kliniken an der Tagesordnung. In den Krankenheimen und Pflegeheimen gehört es noch nicht überall zur obligaten Betreuung. Wo diese ärztlich nur sporadisch, z. B. zweimal wöchentlich betreut werden, fehlt meist der nötige Impuls. Ferner kann man in kleineren Bezirksspitälern, die wegen eines Überangebotes von Akutbetten eine kleinere geriatrische Abteilung betreiben, nicht verhindern, daß der interne Chefarzt sich, zum Teil notgedrungen, fast ausschließlich mit den Akutkranken beschäftigt, und die geriatrische Abteilung „in Ruhe läßt". Einzelne Ausnahmen, wo die Chefärzte mit großem Verständnis für die aktivierende Pflege tätig sind, sind um so mehr erwähnenswert (z. B. *P. Mohr*, Affoltern a. A.).

---

*) Ist unterdessen eröffnet worden.

Tab. 1. Gefahren des Immobilisationssyndroms (Bettlägerigkeit) (nach *Zilli, Kaiser, Delachaux*)

Nervensystem

— Apathie, Depression oder Ruhelosigkeit, Irritation
— Abnahme der neuromuskulären Leistung
— Koordinations-, Gleichgewichtsstörungen beim Aufstehen
— Reduktion der willkürlichen Bewegungen auf wenige Muster
— Verschlechterung der reflektorischen motorischen Aktivitäten
— Trägheit und Fehlleistungen der neurovegetativen Reaktionen und funktionelle Organstörung
— Zunahme eines POS

Kreislaufsystem

— Abnahme der maximalen O_2-Aufnahme bei vermindertem Minuten- und Schlagvolumen
— Posturale Hypotension
— Verlust der vasokonstriktorischen Reflexe
— Adaptationsverminderung bei Belastung

Respirationssystem

— Verminderte Zwerchfellatmung, oberflächliche Atmung
— Abnahme der Vitalkapazität und der alveolären Respiration
— Abnahme des Hustenreflexes
— Mühsames Aushusten des Bronchialsekretes

Bewegungsapparat

— Tonusverlust, Atrophie und Schwäche der Muskulatur
— Muskel- und Sehnenkontrakturen
— Eingeschränkte Gelenkexcursionen
— Kapsel- und Ligamentschrumpfungen
— Osteoporose → Frakturen

Nieren-Harnwegssystem

— Dysurie, Inkontinenz
— Harnverhalten (Prostatahypertrophie!)
— Harnwegsinfektionen — Harnsteine

Verdauungsapparat

— Schluckstörungen → Aspirationspneumonie
— Appetitlosigkeit
— Langsame Magenentleerung
— Obstipation (ev. Diarrhoe)

Haut

— Mazerationen
— Dekubitus

Blut

— Vermindertes Blutvolumen
— Erhöhte Thrombose- und Emboliebereitschaft

Stoffwechsel

— Negative Bilanz, speziell für Ca, P, N und S
— Verstärkung eines abnormen Kohlehydratstoffwechsels

Multimorbidität

— Zunahme
— Beschleunigung der Immobilisationsgefahren

3. Die gezielte Rehabilitation

Die gezielte Rehabilitation kommt überall zur Anwendung, wo ein spezialisiertes Vorgehen notwendig ist. Im Vordergrund stehen die Lähmungskrankheiten, insbesondere die Hemiplegie, der M. Parkinson, Amputierte, Hirntraumatiker, Arthrosen im postoperativen Stadium etc. Hierfür benötigt man ein Rehabilitationsteam (équipe soignante). Die Arbeit aller Teammitglieder muß aufeinander abgestimmt sein. Da die Schwerpunkte der Behandlung je nach dem Stadium und Verlauf der Krankheit immer wieder neu bestimmt werden müssen, muß auch die Tätigkeit der einzelnen Spezialmaßnahmen immer neu darauf ausgerichtet werden. Es ist daher eine der wichtigsten Aufgaben der ärztlichen Leitung, ein gutes Verhältnis zwischen den einzelnen Teammitgliedern zu schaffen und zu erhalten. Der Rehabilitationseffekt wird dadurch erheblich gesteigert. Es ist ebenso wichtig wie die Betreuung der Patienten, die „Equipe soignante" psychologisch zu betreuen, u. U. unter Hinzuziehung eines Psychologen.

Das Rehabilitationsteam in den geriatrischen Kliniken zeigt überall ungefähr dieselbe Zusammensetzung. Es besteht aus Arzt, Krankenschwester, Physiotherapeut, Ergotherapeutin, Logopädin, Sozialarbeiter. Im Hôpital gériatrique in Genf gehört ein Psychologe dazu, das Felix-Platter-Spital in Basel hat z. Z. einen Psychologen, der sich mit Gruppenarbeit befaßt, und wir können den Psychologen der phonoaudiologischen Abteilung hinzuziehen.

In den Krankenheimen mit aktiver Einstellung sind — freilich in geringerem Maße als in den Spitälern — auch Physiotherapeuten und Ergotherapeutinnen — eventuell sogenannte Aktiviererinnen oder Freiwillige — tätig, um die in der Regel dauernd dort verbleibenden Insassen vor Bettlägerigkeit und Untätigkeit zu bewahren. Auch die neuen Krankenheime übernehmen oft eine Stützpunktfunktion („Adlergarten", Winterthur).

Für die extramurale Rehabilitation sind neben Physiotherapeuten in etwa 20 Städten vom Schweizerischen Roten Kreuz organisierte ambulante Ergotherapiezentren errichtet worden, die allen Ärzten zur Verfügung stehen. Die Patienten werden im Zentrum behandelt, aber die Ergotherapeutinnen inspizieren auch die Wohnungen und adaptieren sie in bezug auf die Selbsthilfe. Wie *Rustemeyer* richtig betont, kann nur der Selbständige allein zu Hause wohnen. Außerdem sind in mehreren Städten „Stadtführer für Behinderte" geschaffen worden. Der Patient kann sich darüber orientieren, welche öffentliche Gebäude und Geschäfte rollstuhlgängig sind und wo Gehbehinderte leichten Zugang haben.

Auf dem Gebiete der Psychogeriatrie ist schon vor etlichen Jahren in Lausanne eine psychogeriatrische Klinik errichtet worden, die am Aufbau und der Behandlung auf diesem Gebiet maßgebend beteiligt war. Wie Sie gehört haben, besteht das Hôpital gériatrique sowohl aus einer psychogeriatrischen als auch somatogeriatrischen Abteilung unter derselben Direktion.

Diese Kombination ist zweifellos von großem Wert, wenn man berücksichtigt, daß die Zahl der über 75jährigen, die meist gemischt an einer somatopsychischen Polymorbidität leiden, erheblich zugenommen hat. In der geriatrischen Klinik des Felix-Platter-Spitals in Basel wird z. Z. ebenfalls eine psychogeriatrische Abteilung eingerichtet. Im Kanton Zürich sind ebenfalls gerontopsychiatrische Abteilungen in Betrieb. Seit Jahren befürworte ich, daß beim Bau von Krankenheimen (Pflegeheimen) psychogeriatrische Stationen eingerichtet werden, damit man störende Patienten isolieren kann, Das ist z. B. in Zürich und Luzern geschehen. Gegenwärtig wird von den Behörden des Kantons Bern dieses Konzept ernstlich bearbeitet.

Damit werden die psychiatrischen Kliniken von somatopsychischen Patienten entlastet und die oft zu große Bettenzahl kann reduziert werden.

Interventionsmaßnahmen haben sich nicht nur auf den Betagten zu beschränken, sondern sollten in bezug auf den geriatrischen Unterricht auch bei den Medizinstudenten und den Ärzten zur Anwendung kommen. Die geriatrischen Prinzipien sind noch viel zu wenig bekannt. Der Unterricht in Geriatrie ist einzig in Genf vorbildlich gelöst, an den anderen Universitäten stößt er vielfach auf einen gewissen Widerstand der medizinischen Fakultäten und spielt nur eine Nebenrolle. Der Mangel an geriatrischen und gerontologischen Kenntnissen ist oft in praktischen Belangen erkennbar, z. B. wenn irgendwo ein Krankenheim gebaut werden soll, die Erbauer aber noch völlig mit veralteten Konzeptionen planen.

Die jetzt 25 Jahre bestehende Schweizerische Gesellschaft für Gerontologie hat seit vielen Jahren einen guten Kontakt unter den Geriatern geschaffen, wobei besondere Beachtung den medizinisch-sozialen Fragen geschenkt wird. Im Frühling findet jeweils eine biologisch-medizinische Tagung für Forscher und Ärzte statt und im Herbst eine medizinisch-soziale für alle sich interessierenden Personen, die in irgendeiner Weise mit dem Betagtenproblem zu tun haben.

Zusammenfassend können wir sagen, daß im großen und ganzen in relativ

Tab. 2

Ort	Interventionsart	Ausführende	
Loryspital	Diagnose und Therapie	Ärzte, ev. Konsiliari	
Loryspital	Pflege	Schwestern, Pflegerin	
	Rehabilitation		
	— Physiotherapie	Krankengymnastin	⎫
	— Ergotherapie	Ergotherapeutin	⎬ Enge
	— Logopädie	Logopädin (Pscholog.)	⎬ Kooperation
	— aktivierende Pflege	Schwester, Pflegerin	⎭
	— Angehörigenanlernung		
Loryspital	Sozialarbeit	Sozialarbeiterin	
ambulantes Ergotherapie-Zentrum	Ambulante Ergotherapie	Schweiz. Rotes Kreuz	
	Ambulante Physiotherapie	Krankengymnastin in der Stadt	
Loryspital	Temporäre Aufnahme		
	Besprechungen		
Loryspital	Ärztliche Visiten	Chefarzt	
	Rehabilitations-Fallbesprechungen	Chefarzt	
	Morgenrapport	Oberarzt	
	Sozialrapport	Oberarzt	
	Interne Fortbildung		
	Literaturbesprechungen	Ärzte	
	Vorträge für das Pflegepersonal	Ärzte, Physio- und Ergotherapie	

gleichmäßiger Weise viel Wertvolles geschaffen worden ist, daß aber noch Lücken bestehen. Die finanziellen Mittel reichen oft nicht aus, um alle Wünsche zu erfüllen. Ich konnte Ihnen nur ein Stückwerk bieten, nehme aber an, daß noch nicht berührte Probleme in der Diskussion zur Sprache kommen werden.

Zusammenfassung

Medizin ist immer in irgendeiner Weise eine Intervention. Im Alter kann man die rehabilitativen Interventionsmaßnahmen zweckmäßig in folgende 3 Gruppen einteilen:
1. Die präventive Rehabilitation bei noch gesunden Betagten, um die Altersveränderungen zu hemmen;
2. die allgemeine Rehabilitation bei jedem kranken Betagten, um die Bettlägerigkeit möglichst kurz zu halten und die Selbständigkeit des Patienten zu fördern und
3. die gezielte Rehabilitation bei bestimmten Krankheiten (Hemiplegie!), die meist ein ganzes Behandlungsteam erfordert.

Die Rehabilitation hält sich an gewisse Regeln, muß aber jedem Patienten individuell angepaßt werden. Ferner werden — wenn auch unvollständig — die vorherrschenden Prinzipien angeführt, nach welchen die medizinischen und sozialen Einrichtungen und Dienstleistungen aufgebaut worden sind.

Summary

Medicine is always in some way an intervention. In old age one can usefully divide the rehabilitation intervention action in the following three groups:
1. The preventive rehabilitation by still healthy elderly persons to prevent the changes of old age.
2. The general rehabilitation by each elderly and ill person to keep the stay in bed as short as possible and to improve the independence of the patient and
3. the purposive rehabilitation by certain illness (hemiplegia) which mostly needs an entire treatening team.

The rehabilitation keeps certain rules but it has to be individualised for each patient. Further the predominant principles are quoted, even though incomplet, after which the medical and social arrangements and services are bild on.

Literatur

1. *Bobath, B.*, Die Hemiplegie Erwachsener (Stuttgart 1970). — 2. *Delachaux, A.*, Therapeutische Prinzipien und Pflege, in „Ein kurzes Lehrbuch der Geriatrie" (*E. Martin, J. P. Junod*) (Bern - Stuttgart - Wien 1975). — 3. *Geisendorf*, Université du troisième âge, Journées médico-sociales Lausanne, 1978 (nicht publiziert). — 4. *Huber, F.*, Das Tagesspital und seine Bedeutung in der Geriatrischen Medizin. Akt. Gerontologie 4, 371—379 (1974). — 5. *Junod, J. P.*, L'hôpital et le centre de gériatrie de Genève, 1965—1975. — 6. *Kaiser, H.*, Spezielle Therapie im Alter, in „Gerontology" (*B. Steinmann*), Berichte des VI. Europäischen Kongresses für klinische Gerontologie, S. 140—146 (Bern - Stuttgart - Wien 1971). — 7. *Mohr, P.*, Aktivierende Pflege, „Hospitalis", im Druck. — 8. *Reisner, H.*, Der Schlaganfall und seine Nachbehandlung. Wiener medizinische Wochenschrift 103, 511 (1953). — 9. *Rustemeyer, J.*, Langzeittherapie und Rehabilitation im höheren Lebensalter. Zeitschrift für präklinische und klinische Geriatrie 7, 477—485 (1977). — 10. Stadtführer für Behinderte (Bern). Schweiz. Arbeitsgemeinschaft für Invalidenhilfe (Zürich 1972). — 11. *Steinmann, B.*, Altersturnen in der Schweiz. Zeitschrift für präklinische und klinische Geriatrie 2, 149—151 (1972). — 12. *Zilli, A.*, The Meaning of Rehabilitation for the Elderly. S. 1—17, Symposium of Gerontology (Lugano 1975).

Anschrift des Verfassers:
Prof. Dr. *B. Steinmann*, Gesellschaftsstraße 17, CH-3012 Bern

Department Universitaire de Psychiatrie et de Médecine
Hôpital de Gériatrie Genève (Suisse)

Aus dem Englischen übersetzt

Interventions-Methoden in der Praxis der Gerontologie
Die Genfer Erfahrung

M. F e d e r und *J.-P. J u n o d*

1. Introduction — Einführung

Allgemein versteht man unter „Intervention": Den Lauf des Geschehens ändern. — Aber Intervention kann auch als Einmischung oder Eindringen aufgefaßt werden. Jedoch ist in der geriatrischen Disziplin *Intervention* ein „sine qua non" welches sowohl eine Herausforderung, wie auch eine Einladung zur Kritik ist.

Nun, da wir mehr davon verstehen, was die Medizin für die älteren Menschen tun kann ist die wirkliche Frage, die wir uns stellen müssen, vielleicht n i c h t : wissen wir *was getan werden kann? ...*, sondern eher: *was sollte getan werden* und was wünschen wir, zu tun, zu unternehmen.

Um der Klarheit dieses Berichtes willen wollen wir damit beginnen, den Gesamtrahmen unserer geriatrischen Arbeit zu beschreiben, um dann in Kürze auf einige, spezielle Methoden der Intervention einzugehen.

2. Diagnostische und therapeutische Intervention im Hopital de Gériatrie, Genf

Die Genfer Erfahrung von mehr als 10 Jahren ist ein Versuch, umfassende, multi-disziplinäre geriatrische Hilfeleistungen zu schaffen. Die diesen Hilfeleistungen zu Grunde liegenden Prinzipien sind:

Zusammenhang (Kohäsion) und Kontinuität von klinischen Diensten, ambulanten Diensten und der Gemeinde.

Mit andern Worten: Die Verfahrensweise totaler Fürsorge, eingeschlossen die somatischen, psychologischen und sozialen Bedürfnisse der Älteren. Ich bin sicher, daß diese Worte oder, besser, Redewendungen während dieses Symposiums viele Male ausgesprochen werden — mit anderen Formulierungen und unterschiedlichem linguistischem Akzent; sind es doch eben diese grundlegende Prinzipien, mit denen unterschiedliche Lösungen in verschiedenen Teilen der Welt gesucht werden.

Die in Genf gewählte Form ist die der integrierten Medizin, in welcher der Psychiater an der Planung, wie auch an der allgemeinen Organisation teilnimmt.

Wegen seiner kleinen Größe (300 qkm, von denen 40 qkm zum See gehören) bietet sich der Kanton Genf verhältnismäßig günstig für einen Versuch der Gesundheits-Planung an, da er eine gewisse Autonomie in der Verwaltung genießt und weil er von der Arbeit einiger ideenreicher Menschen mit echtem Anliegen in der

Geriatrie profitierte. *Trans. I.* Von den ungefähr 45 000 älteren Menschen in Genf leben 90 % zu Hause oder in Unterkünften eigener Wahl, 4 % leben in Wohnungen mit Hilfsdiensten und 6 % in Institutionen.

Die Erhaltung dieser Bevölkerungsschicht innerhalb der Gemeinde wird durch eine wichtige, umfassend gerontologische Tätigkeit ermöglicht, welche die Probleme der menschlichen Ökologie und die Organisation vielfältiger medizinischer und sozialer Dienstleistungen umfaßt, um der Isolation und Inaktivität entgegenzuwirken. Diese Dienstleistungen stehen der älteren Bevölkerung zur Verfügung. Sie bestehen aus:

Ärztlicher Hilfe — Heimpflegerinnen — Haushaltshilfen — Hauslieferungen von Mahlzeiten — Beschäftigungstherapie zu Hause — Freizeitgestaltung, wie: Schwimmen, Skilanglauf, Sicherheit im Verkehr.

Einige schweizer Banken zahlen sogar spezielle, höhere Kapitalzinsen an ältere Menschen. — Für Personen, die sich dem Pensionsalter nähern gibt es Kurse, die darauf ausgerichtet sind, die Person auf den Ruhestand vorzubereiten. *Wann* diese Vorbereitung beginnen soll, in *welchem Alter* ist eine noch immer offene Frage.

Das geriatrische Hospital (Clinique gériatrique), der auch ein Tageshospital angeschlossen ist, wurde im Jahre 1971 für die speziellen Bedürfnisse sowohl der somatischen, wie auch psychiatrischen Probleme der Älteren eröffnet. Mit 300 Betten ist das Hauptziel dieser Klinik: Diagnose, Behandlung und Rehabilitation. Bei jedem Patienten wird bei der Aufnahme in die Klinik nicht nur eine traditionell medizinische, sondern auch eine psychiatrische Untersuchung bei gleichzeitiger Erfassung der sozialen Situation des Patienten durchgeführt. Viel Nachdruck wird der physischen, der Beschäftigungs- und Aktivitäts-Therapie verliehen.

Das Tageshospital hat über 100 Patienten, von denen einige einmal in der Woche, und andre jeden Tag kommen. Es ist dies eine sehr überzeugende Einrichtung zur Abkürzung, zum Aufschub oder zur Vermeidung der Hospitalisierung.

Die Genfer Formel integrierter Psychiatrie wurde nicht geschaffen, um den medizinischen „Konsum" — ein Ausdruck sehr à la mode — noch zu erhöhen oder die Psychiatrie überzubetonen: im Gegenteil scheint es uns, daß mit diesem psychogeriatrischen Zugang wir ein Bemühen in Richtung Vorsorge — Verhütung — und dies auf verschiedenen Ebenen — fördern.

Für den älteren Menschen selber verschwindet ein psychiatrisches Problem nicht damit, daß man es ignoriert; und je eher man es diagnostiziert, desto größer sind die Möglichkeiten einer erfolgreichen Behandlung. *Krisen-Intervention* ist für die Gesellschaft viel zu kostspielig und sehr viel weniger wirkungsvoll.

Assistenzärzte, die in der geriatrischen Klinik arbeiten, sind zukünftige Praktische Ärzte, die mit der geriatrischen Psychiatrie konfrontiert, und eines Tages ältere Patienten behandeln werden. Das Einführen in die psychiatrische Geriatrie strebt für die sich in Ausbildung befindlichen Ärzte hauptsächlich die Möglichkeiten an, eine große Anzahl psychiatrischer und psychologischer Probleme des älteren Menschen zu diagnostizieren und zu behandeln, ohne deshalb unbedingt einen Psychiater hinzuziehen zu müssen. Dieser Zugang ist nicht einfach.

Wenngleich das Prinzip integrierter Medizin akzeptiert ist, wurde es noch nicht ein Teil medizinischer „mores" ... — Es ist relativ einfach, in schematischer Form, dem jungen Arzt geläufig, eine Nosographie psychiatrischer Störungen, typisch für die Älteren, oder den Gebrauch psychotroper Medikamente zu präsentieren. Aber das wesentliche Element — das Individuum — nicht das, was er *hat*, sondern das, was er *ist*: alt, krank und verwirrt — das kann man nicht zu kalten Diagrammen oder Tabellen reduzieren. — Wir möchten nun einige Beispiele unserer spezifischen und relativ neuen Interventionen geben.

3. Besondere Methoden der Intervention in der Gerontologie

Es werden unterschiedliche Gruppen-Aktivitäten angewandt. Während der letzten 2 Jahre haben wir eine monatliche Aktivität, genannt: „Der Kranke hat das Wort", in Anwendung gebracht.

Während eines Treffens, einmal im Monat, haben die Patienten die Möglichkeit, gewisse Kritik zu üben und Fragen zu stellen. Eine Zusammenfassung dieser Bemerkungen wird dann dem administrativen Direktor des Hospitals vorgelegt, der dann versucht, auf Fragen und Kritik so direkt und positiv wie möglich zu antworten. Dieses Vorgehen hilft dem Patienten, sich mehr einbezogen zu fühlen.

Auch werden in der Klinik, wie auch im Tageshospital Gruppendiskussionen veranstaltet. Ihr Zweck ist, die Passivität zu bekämpfen, die Patienten besser kennen zu lernen, sozusagen sie „funktionieren" zu sehen, und dies nicht nur im Rahmen der Arzt-Patient-Beziehung, sondern auch innerhalb einer Gruppe, die der Realität näher ist.

Diese Aktivität zielt darauf ab, die Wechselwirkung, den Kontakt zwischen den Patienten zu ermutigen und ermöglicht dem therapeutischen Team noch feinfühliger gegenüber den Bedürfnissen der Patienten zu sein. Auf rein theoretischer Basis fällt es uns schwer, unsere Methode mit irgend einem anderen, klar definierten Modell zu vergleichen. Praktisch gesehen geht es uns hauptsächlich darum, das Vertrauen des Patienten wieder herzustellen, ihm zu ermöglichen, ein besseres ‚Selbst-Bild' zu erlangen und ein Gefühl von bestimmter Zugehörigkeit und Individualität zu bekommen.

Innerhalb der Beschäftigungstherapie möchten wir das ungewöhnliche Interesse, welches dem gemeinsamen *Malen* entgegengebracht wird, besonders hervorheben. Es ist dies eine Aktivität, die sich leicht allen Kategorien älterer Menschen darbietet und nicht kostspielig ist. Nie ohne eine gewisse künstlerische Qualität, unterstützt, fördert und gibt sie dem Patienten eine bemerkenswerte Regsamkeit. Diese Aktivität kann auch einem Altersheim zur Verfügung gestellt werden.

Wir sind im Begriff, erneut das sogenannte „Pflege-Manual" — eine Art Tagebuchbericht des pflegenden Personals über das Patientenverhalten — zu prüfen, um festzustellen, was eine gut geführte Krankengeschichte seitens einer Pflegeperson zu unserer Kenntnis eines älteren Patienten beitragen kann. Dies ist ein noch zu neues Experiment, als daß man daraus bereits eine detaillierte Auswertung vornehmen könnte. Immerhin kann man sagen, daß die Reaktion darauf innerhalb unseres Hospitals zeigt, daß niemand diesem Versuch gegenüber gleichgültig ist.

Die verminderte Streß-Toleranz älterer Patienten sollte an sich schon dem therapeutischen Team nahelegen, andersartige und oft unterschiedliche Vorgehen anzuwenden, als es sonst bei erwachsenen Patienten üblich ist. Jedermann weiß, daß jedwedes brüskes Vorgehen das Ergebnis einer Therapie in der geriatrischen Praxis gefährden kann. Um erfolgreich zu sein, müssen wir *langsam* vorgehen und dies akzeptieren; eine Strategie anwenden, die schließlich in keiner Weise mit der unserer Zeit — der Zeit schneller Wirksamkeit — im Einklang ist.

Das therapeutische Team muß lernen, *forschender hinzusehen:* zum Beispiel versuchen, selbst innerhalb eines Krankenhauses eine Atmosphäre zu schaffen, die dem täglichen Leben der uns Anvertrauten nahe ist.

4. Ausbildung

Die Verbesserung der benötigten Interventionen ist bereits das erste Ziel. Dies kann nicht improvisiert werden. Sie beruht auf Forschung und klinischen Untersuchungen und zusätzlich zu grundlegendem Wissen und heilendem Zugang umfaßt die Ausbildung einen vorbeugenden Aspekt. Sie betrifft Ärzte, Pflegepersonal, Hilfs- und paramedizinisches Personal und die freiwilligen Helfer. Im allgemeinen gibt es wöchentlich etwa 15 Unterweisungsstunden für diese Kategorien von Mitarbeitern.

Dem Fürsorger soll geholfen werden, in dynamischer Perspektive die bisherigen Normen unsrer Leistung zu überdenken, ohne jedoch aus den Augen zu verlieren, daß der ältere Mensch von morgen seinem Alter nicht in derselben Weise begegnen wird, wie der Heutige.

Zusammenfassung

Von allen Interventionen scheint uns die am bedeutsamsten, welche der ältere Mensch selbst unternimmt.

So würden wir beispielsweise die Hilfe betonen, die ein Jüngerer dem älteren Menschen, von 80 Jahren und darüber, geben könnte, wäre er ausgebildet, motiviert und diesem Ziel entgegengeführt.

Als Beispiel können wir die Arbeit anführen, die jetzt an der Genfer „Universität des dritten Alters" — L'université du troisième âge de Genève" — innerhalb von Erwachsenen-Ausbildungskursen durchgeführt wird: verschiedene Studenten, alle über 65 Jahre alt, sammeln einschlägige Daten, dank derer die Bedürfnisse alter und kranker Menschen besser erkannt werden können.

Wir müssen die in der Geriatrie Tätigen lehren, was wir von unseren Patienten gelernt haben.

Nur aus solchem Wissen heraus und den praktischen Ergebnissen, die ihm entspringen, kann die morgige geriatrische Medizin ihren Optimismus rechtfertigen.

Summary

The definition of intervention: modifying the course of events — can be both a challenge or an invitation to criticism. The real question in geriatrics is what *should* be done — not what *can* be done.

In our article we have tried to describe our geriatric action in Geneva. Multidisciplinary services, an attempt at integrated psychiatry, the geriatric hospital and day hospital are described. The new programs include patient discussion groups, instructions for medical students, for doctors, staff, volunteers, and a nurses dossier.

Most important is the intervention of the aged subject himself — the help the young aged can give to the old aged with proper training and direction.

Literatur

1. *Oesterreich, K.*, Psychiatrie des Alterns (Heidelberg 1975). — 2. *Martin, E.* et al. (ed.), Abrégé de gérontologie (Paris 1977). — 3. *Junod, J. P.*, Les options de la gériatrie. Rev. Med. Suisse Romande 96, 887 (1976). — 4. *Feder, M.*, L'hôpital de jour de l'hôpital de gériatrie de Genève. Méd. et Hyg. 34, 802 (1976). — 5. *Feder, M.* et al., Psychologische Aspekte der geriatrischen Rehabilitation. Z. Geront. 9, 212 (1976). — 6. *Tavernier, P.*, Analyse de certaines activités gériatriques extra-hospitalières à Genève (Genève 1977).

Für die Verfasser:
Dr. *Maria Feder*, Chef de clinique Hopital de Gériatrie, CH-1226 Thonex-Genève (Suisse)

Abteilung Soziale Gerontologie, Universität Nymwegen (Niederlande)

Interventionsmaßnahmen in den Niederlanden

J. M. A. Munnichs und *J. A. van der Bom*

Mit 1 Abbildung, 1 Schema und 1 Tabelle

Einleitung

Dieses Referat soll zunächst kurz die in den Niederlanden getroffenen Maßnahmen für ältere Menschen skizzieren. Darauf folgt ein Abschnitt, der sich mit der Reflexion von Maßnahmen im Licht der innerhalb der Interventions-Gerontologie entwickelten Gedanken befaßt. Schließlich werden im dritten Abschnitt eine Anzahl Konsequenzen der Intervention bei älteren Menschen gezogen (und erläutert). Und zwar jene Konsequenzen, die uns gestatten sie auf Grund einiger experimenteller Erfahrungen vorläufig gedanklich abzustützen.

1. Die Niederländische Situation

Es ist nicht möglich, nur kurz ein Bild der gesellschaftlichen Veränderungen in den Niederlanden, das heißt seit dem letzten Weltkrieg, zu skizzieren. Darum müssen wir uns auf eine Schilderung der Maßnahmen, die vor allem in bezug auf alte Menschen getroffen wurden, beschränken. Hierbei werden wir uns weiter die Frage stellen, wann und worüber die ersten sozial-gerontologischen Stimuli initiiert, oder der erste Schimmer dieser Wissenschaft erkennbar war.

Auf die Niederlande trifft die Definition von *M. Penelope Hall* über den Wohlfahrtsstaat zu. Diese beinhaltet, daß in einer Gesellschaft der Staat als Staatsform die Verantwortung seiner Bürger auf sich nimmt, das heißt, daß diesen ein Minimum an Gesundheitspflege, ökonomischer Sicherheit und angemessener Wohnung garantiert wird und sie ihrem geistigen Vermögen entsprechend an sozialen und kulturellen Errungenschaften dieser Gesellschaft teilhaben können (*Hall* 1952 in *van Heek*, 1972).

Der Aufbau der niederländischen Bevölkerung bildete lange Zeit gegenüber seiner Lage inmitten der westlichen Länder in bezug auf die ältere Bevölkerung eine Ausnahme. Die meisten westlichen Länder konnten nämlich schon viel früher einen höheren Prozentsatz alter Menschen aufweisen als die Niederlande. Die Niederlande werden erst nach 2000 mit den umliegenden Ländern wie auch z. B. die Bundesrepublik und Österreich Schritt halten. Abhängig von der Geburtenrate wird die Zahl der älteren wohl bis zu 17 oder 19,8 % steigen.

Die Tabelle gibt die Steigerung der Zahl der alten Menschen, und zwar von 306 000 bis beinahe 1¹/₂ Millionen seit 1899 an. Die Kategorie, die am meisten stieg ist die der hochbejahrten Menschen, das heißt die der 80 Jahre und älter. Eine Steigerung von 11,4 % im Jahre 1899 bis zu 17,7 % im Jahre 1975. Dieses Wachstum zeigt sich in geringerem Maß bei den Vorhersagen der Jahre 1980 bis 2020. Daß zukünftig ungefähr ein Fünftel der älteren Bevölkerung 80 Jahre und älter ist, wird seine Konsequenzen für die Errichtung von institutionellen Einrichtungen, wie Altenheime, Krankenhäuser und Pflegeheime haben. Die Tabelle zeigt auch auf, daß bestimmte hohe Prozentsätze vor allem auf Grund bestimmter Generationen zustande kommen. Die Nachkriegsgeneration des Ersten und Zweiten Weltkrieges springen ins Auge und wurden darum deutlich in der Tabelle angegeben.

Tab. 1. Die Bevölkerung der Niederlande ab 65 verteilt in Altersgruppen in der Periode 1899—1975 in Prozent und der erwartete Umfang 1980—2020

	Gesamtbevölkerung 65+ absolut × 1.000	65—69	70—74	75—79	80 e. o.	Total
1899	306.5	40.3	29.3	19.0	11.4	100.0
1951	785.4	38.8	29.6	18.5	13.1	100.0
1971	1.339.7	36.1	27.6	19.3	17.0	100.0
1975	1.459.4	35.2	27.8	19.2	17.7	100.0
1980	1.588.7	33.8	27.7	19.8	18.7	100.0
1985	1.669.0	31.5	27.6	20.6	20.2	100.0
1990	1.802.9	33.9	25.1	20.0	21.0	100.0
1995	1.882.9	31.8	28.0	18.8	21.5	100.0
2000	1.949.8	31.5	26.3	21.1	21.0	100.0
2010	2.131.5	33.6	25.5	19.3	21.7	100.0
2020	2.622.2	33.3	30.1	18.3	18.4	100.0

Quelle: De Mast u. a.: Atlas 1972, Deventer, S. 17; Die zukünftige demografische Entwicklung in den Niederlanden nach 1975, CBS 1976.

Welche Maßnahmen im Wohlfahrtsstaat der Niederlande zugunsten der Älteren in den letzten Dezennien getroffen wurden ist aus dem folgenden Schema (Cfr. Schema mit Aufmerksamsbereiche) ersichtlich.

Wir werden diese nacheinander kurz besprechen. Aber warum wählen wir die gesetzlichen Maßnahmen als Indikator der Entwicklung im Wohlfahrtsstaat zugunsten der älteren Bevölkerung? Da hierin das Bewußtsein einer bestimmten Problematik zum Ausdruck kommt, die sogar die Veranlassung zu einer für alle geltenden Maßregel ist. Obwohl Gesetze juristische Größen darstellen, widerspiegeln sie doch psychologische, besser gesagt Verhaltensaspekte.

Im folgenden Schema werden fünf Bereiche unserer Aufmerksamkeit aufgezählt in der Folge ihrer gesetzlichen Realisierung. Noch eine Bemerkung: Selbstverständlich schenkte man direkt nach dem Krieg der Wohnungsnot neben der Ernährung und der Gesundheit anfänglich die meiste Beachtung. Im Sektor Wohnen wurde der Bau von Altenheimen stark stimuliert, um große Wohnungen, die von älteren Menschen bewohnt wurden, für mehrere junge Familien frei zu bekommen. Dies geschah auch noch in den sechziger Jahren.

Maßnahmen

a) Einkommen

Kurz nach dem Krieg, 1947, wurde für Arme und Alte eine Regelung getroffen. Diese Grundrente wurde 10 Jahre später in das A. O. W. (Allgemeines Alters Gesetz) umgesetzt und vor allem in den sechziger und zu Beginn der siebziger Jahre zu ungefähr dem Minimumeinkommen aufgewertet, unabhängig von anderen Einnahmequellen. Diese Maßnahme machte den alten Menschen fast völlig unabhängig von finanziellen Zuschüssen seiner erwachsenen Kinder. War der alte Mensch durch Umstände gezwungen, z. B. durch Krankheit, größere Ausgaben leisten zu müssen, so hatte er durch das Inkraftsetzen des A. B. W. (Allgemeines Fürsorgegesetz) seit 1965 außerdem Recht auf finanzielle Hilfeleistung. War er auf ein Altenheim angewiesen und nicht imstande dies zu bezahlen, konnte er ebenfalls das A. B. W. ansprechen. Zum ersten Mal in der Geschichte konnte in den Niederlanden der alte Mensch in finanzieller Hinsicht unabhängig leben, in welchen Umständen er sich auch immer befand.

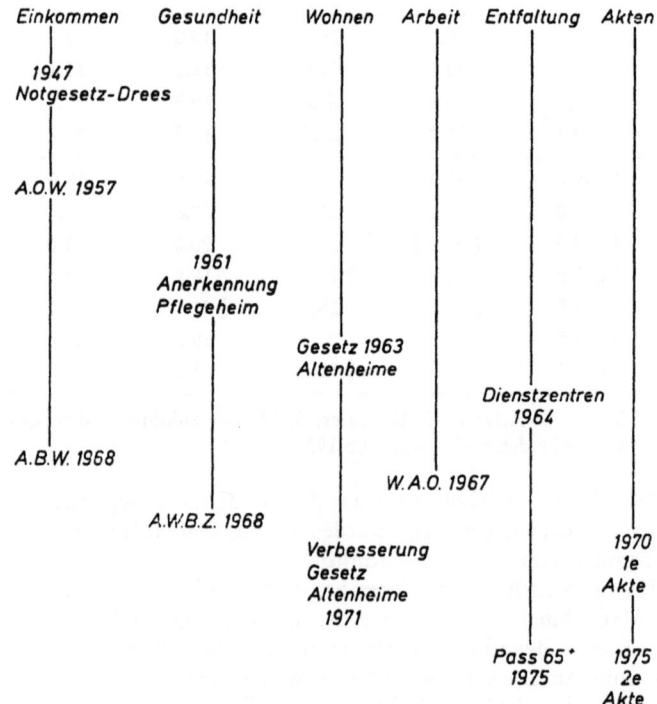

Schema 1. Aufmerksamkeitsbereiche × gesetzliche Maßnahmen

b) Gesundheitswesen

Auch das Gesundheitswesen machte in den Niederlanden eine ähnliche Entwicklung wie in anderen Ländern durch. Die Lösung, die verschiedene westeuropäische Staaten jedoch anstrebten sind unterschiedlich. Wie verhielt und verhält sich nun in den Niederlanden die Situation? Hier bestand und besteht ein hochqualifiziertes Gesundheitswesen, das dadurch, daß die niederen Einkommensgruppen pflichtversichert waren und sind, fast in gleichem Maße reich und arm zugute kam. Wohl entwickelte sich das institutionalisierte Gesundheitswesen sehr rasch. Das Ausmaß der medizinischen Spezialismen und der Facharzte nahm rapide zu, letztere haben sogar die Zahl der Allgemeinpraktiker in den letzten Jahren überflügelt. Das Krankenhaus wurde in den fünfziger Jahren immer mehr zum Behandlungsinstitut; die durchschnittliche Liegezeit nahm ab. Patienten, die mehrere Wochen zur Rekonvaleszenz brauchten, wurden in eine andere neue Form von Institut, in ein Pflegeheim, verlegt. Dies galt vor allem für ältere und hochbejahrte Patienten, die oft wegen chronischer Leiden längere Versorgung benötigten als jüngere. Die seit 1953 organisierten Verbände der Pflegeheime sahen ihre Aktivitäten dadurch vom Erfolg gekrönt, daß diese Einrichtungen 1961 von den Krankenkassen finanziert wurden. 1968 wurde das Gesetz der A. W. B. Z. (Allgemeines Gesetz Besonderer Krankheitsunkosten) rechtsgültig, wodurch der Aufenthalt in einem Pflegeheim definitiv auf Finanzierungsbasis geregelt wurde. Daß dies einen extra großen Stimulus für das Pflegeheim bedeutete, spricht für sich. Man kann sich sogar fragen ob die Niederlande mit ihren 44 000 Pflegeheimbetten momentan keine Überkapazität an Betten besitzt. Daß diese Einrichtung bestimmte Kategorien Älterer in ein Pflegeheim geraten ließ, was vielleicht sonst nicht der Fall gewesen wäre, ist mehr als nur eine Frage.

c) Wohnen

Ältere wurden stimuliert, um in Altenheimen zu wohnen. Kein Land der Welt baute soviele Altenheime wie die Niederlande. Dies erreichte um die Jahre 1970 seinen Höhepunkt, als ungefähr 10 % der alten Leute über 65 in Altenheimen untergebracht werden konnten. Der Wohntrend war auch seit dem letzten Krieg drastisch verändert. Die Zahl der älteren Ehepaare oder Alleinstehenden, die selbständig wohnten, nahm rapide zu. Zur Illustration ein einziges Beispiel: Wohnten 1969 101 000 alleinstehende alte Menschen selbständig, so stieg diese Zahl 1970 bis zu 215 000, also auf mehr als das Doppelte. Daß das selbständige Wohnen wahrscheinlich mit anderem, in diesem Fall besserem Einkommen zusammenhängt, scheint offensichtlich. Daß diese räumliche Trennung zwischen Kindern und eventuellen Verwandten bei steigendem Alter eine deutliche Behinderung, um wieder zusammen zu wohnen, bedeutet, kann daraus deduziert werden. Als Alternative des—teuren— Altenheimes wurde nun der Bau sogenannter Altenwohnungen stimuliert. Das sind kleine, mit allen modernen Hilfsmittel ausgestattete, Zwei-Zimmer-Wohnungen oder Apartements. Auch in den Niederlanden – wie in den meisten Ländern – werden Häuser mit ihren Bewohnern älter und weniger modern. Der kumulativ-negative Effekt im Alter, auf den *Rosenmayr* (1976) hinwies, hat auch hierbei Gültigkeit. Diese Altenwohnungen werden in verschieden großen Mengen gebaut: Einige beieinanderliegend in Komplexen zu zwanzig, ja auch bis zu einigen Hunderten. Vor allem in den letzten Jahren wurden zu viele dieser zu großen Wohnkomplexe gebaut, nachdem ungefähr 1970, aber vor allem in den letzten Jahren der Neubau von Altenheimen fast still stand (*Coleman* und *Remmerswaal* 1975).

Obwohl von seiten der Behörden beim Bau dieser Wohnungen eine Zahl von Regeln aufgestellt wurde, ist die Gesetzgebung im Wohnungssektor beschränkt geblieben. 1962 wurde, vor allem zum Schutz der in Heimen wohnenden alten Leute das Gesetz „Altenheimverbände" rechtsgültig. Außer der Möglichkeit zukünftig Aufsicht führen zu können, wurde es nun auch möglich, bauplanmäßige

Forderungen zu stellen, was wiederum auch Sanierung ermöglichte. Schlafsaal-wohnen wurde verhindert, und eine Anzahl anderer Akkomodationen und auch einige Sicherheitsmaßnahmen verlangt. Dieses Gesetz „Altenheimverbände" wurde 1971 erweitert und verbessert. Die Behörden mußten nun eine unabhängige Beratungskörperschaft ins Leben rufen, und zwar die Zentrale Kommission der Altenheimverbände. Diese Kommission startete 1973 und koordinierte das ganze in den Niederlanden vorhandene Sachwissen bezüglich der Altenheime. Da dies die einzige Beratungsstelle darstellt, und das Altenheim natürlich eine komplementäre Rolle innehat, kommt in dieser Kommission auch die anverwandte Problematik der extramuralen Altenfürsorge zur Sprache. Da, wie aus der folgenden Abbildung ersichtlich ist (Abb. 1), die Kosten der alten Leute im Altenheim exponentiell zunahmen, und daraus höchst einfach prophezeit werden kann, daß dies auch zukünftig zu erwarten ist, scheint das Erscheinen der ersten Verwaltungsakte 1970 nicht überraschend. Damals wurde zum ersten Mal versucht die verschiedenen Aspekte der staatlichen Dienstleistungen so wie Wohnen, Gesundheitswesen, Teilnahmen von Älteren am sozial-kulturellen Leben und wissenschaftlichen Research miteinander zu korrelieren.

Vor diesem Zeitpunkt war von einer mehr oder weniger gebündelten oder systematischen Behandlungsweise kaum die Rede. Schließlich erfuhr diese Akte viel Kritik. Man verlangte eine fundiertere. Diese wurde 1975 herausgegeben, als sich der schwierige finanzielle Zustand der westlichen Welt schon ankündigte.

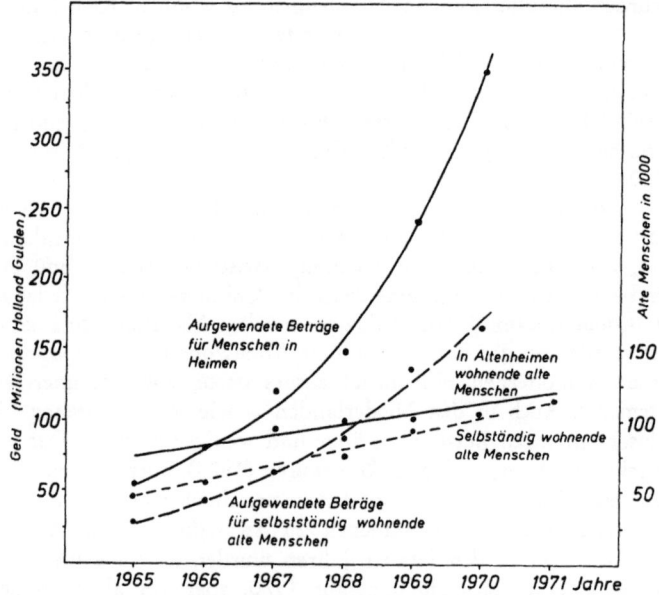

Abb. 1. Beträge, die das Allgemeine Fürsorgegesetz in den Niederlanden für alte in eigenen Wohnungen wohnende und in Altenheimen wohnende Menschen aufwendete, und die Anzahl der beiden Wohnmöglichkeiten von 1965 bis 1971.

d) Arbeit und Pensionierung

Noch heute spricht man in Behördenkreisen gerne über „Altensorge". Darunter versteht man das Ganze der Maßnahmen und Einrichtungen für Personen über 65 und älter. Keine Akte beschäftigte sich jemals mit Problemen derer, die dieser Altersgruppe vorangingen. Nicht der menschliche Lebenslauf wurde als Referenzrahmen benützt, sondern nur eine bestimmte Alterskategorie. Daß diese Altersgruppe dauernd Änderungen ausgesetzt ist, wurde nicht als einer der wesentlichen Züge anerkannt. Aus diesem Grund wurde z. B. in der ersten Akte 1970 nichts von verschiedenen Arten der Pensionierung erwähnt, ebenso wie ihrer Vorbereitung und ähnliches. In der neuen Akte von 1975 wurde dies wohl getan. Darin wurde – zwar nicht erschöpfend – z. B. die flexible Pensionierung beschrieben. Außer acht blieben wiederum die Stelle des alten Menschen, Mann oder Frau, auf dem Arbeitsmarkt. 1975 und noch deutlicher danach, zeigte sich, daß relativ viele Ältere, vor allem Personen zwischen 60 und 65 Jahren *vor* der eigentlichen Pensionierung aufhören zu arbeiten. In vielen Fällen, da sie arbeitsunfähig geworden sind, oder als solche bezeichnet werden, oder aber bei Fallissement eines Betriebes keine andere Stellung mehr finden können. Bei Arbeitsunfähigkeit wurde 1967 ein neues Gesetz verabschiedet, das W. A. O. (Gesetz Arbeitsunfähigkeit), das eine Ausbezahlung bis zu 80 % des letztverdienten Lohnes garantiert, wenn man mindestens (jetzt) 50 % oder mehr als arbeitsunfähig erklärt wird. Personen, die auf diese Art und Weise ihre Berufslaufbahn beenden, betreten das Alter in einer anderen Form als diejenigen, die mit dem Gefühl der Erfüllung auf ihre Arbeit und ihre Beendigung zurückblicken können.

e) Entfaltung

Dieselbe statistische Auffassung wie sie das Verhältnis Alter-Arbeit, das beinhaltete, daß, da es um Pensionäre ging, sie einfach nicht an der Tagesordnung war, kennzeichnet, galt auch lange Zeit für sozial-kulturelle Aktivitäten. In diesem Zusammenhang dachte man lange Zeit nur an marginale Unterstützungen von Altenklubs. Die Führung dieser Klubs oblag den alten Menschen selbst oder vielfach Organisationen weiblicher freiwilliger Helfer. In den sechziger Jahren war einige Jahre lang das „Dienstzentrum" (1968) sehr aktuell. Ein Dienstzentrum stellt eine Art Bezirkszentrum für alte Leute dar, fällt auch oft räumlich mit diesem zusammen, dort zumindest, wo man mindestens eine Art Sozietät findet, und ist weiter ein Koordinationsplatz verschiedener dienstleistender Instanzen (Haushaltshilfe, Gemeindeschwester, „friendly visiting", Sprechstunde der Sozialbehörde, Wäscherei, Essen auf Rädern usw.). Das soll nicht heißen, daß diese Dienstleistungen überall vorhanden sind. Ursprünglich hoffte man mittels dieser Dienstzentren den Zustrom in die Altenheime zu bannen. Die tatsächlichen Bedürfnisse und Wunschvorstellungen, die unter den alten Menschen herrschten, fielen jedoch anders aus. Vor allem die Klubs in diesen Dienstzentren lieferten ihren Beitrag zur Beziehung der alten Menschen zueinander. Daß jedoch Ältere, gerade dadurch, daß sie über ihre Zeit frei verfügen können, ihre Interessen auch manchmal auf anderes verlegen und erweitern wollen, erkannte man in den letzten Jahren je länger je mehr. Manche Städte gaben spezielle „Pässe" 65+ aus, womit Ältere gegen einen niedrigeren Tarif am gesellschaftlichen Leben (öffentliche Verkehrsmittel, Kino, Theater, Museum usw.) teilnehmen konnten. Dies führte zu einem nationalen „Paß 65" für jede Person von 65 und mehr Jahren. Er wurde zum ersten Mal 1975 ausgegeben und anerkennt implizit das Entfaltungsbedürfnis des älteren Menschen. Hiermit werden neben den materiellen auch die immateriellen Bedürfnisse des alten Menschen akzeptiert.

Letztere Entwicklungen

Veränderungen in der staatlichen Führung und Beratung von Alternsfragen bezogen sich in den letzten Jahren vor allem auf die Momente im Alternsprozeß, die eher früher im Lebenslauf auftreten als auf diejenigen, auf die bestehende Vorsorgemaßnahmen vielfach angewendet werden. Statt einer Aufnahme in ein Pflegeheim — eigentlich für den „Wegwerf-Menschen" im Sinne von *Simone de Beauvoir* bestimmt — Tageskliniken, die eine bleibende Aufnahme verhindern können. An Stelle des Altenheimes angepaßte Altenwohnungen mit genügend Ausstattung. Statt einem unvorbereiteten Übergang zur Pensionierung ihre Vorbereitung.

Wenn wir die Entwicklung der letzten Jahre betrachten, sind jedoch auch noch andere Tendenzen wahrzunehmen. An Stelle der *stützenden* Vorsorgemaßnahmen bekommt folgende Einsicht mehr Raum:

a) daß man alle Älteren nicht in einen Topf werfen kann: nicht *der* ältere Mensch existiert, sondern eine Anzahl sehr unterschiedlicher Individuen, die wir gemeinsam zu Unrecht die „Alten" nennen.

b) daß die Älteren selbst als Personen stets weiter entfernt von fortgesetzter Schulung und Beischulung, die die Jüngeren oft bis zu ihrem dreißigsten Lebensjahr genießen, geraten sind.

Dies hat zur Folge, daß:

a) weit mehr als früher allerlei Bildungsaktivitäten im weitesten Sinn des Wortes stimuliert und ausgeführt werden (z. B. Kurse zur Vorbereitung auf das Alter bei bevorstehender Pensionierung; Aktivitäten von Bildungsfachleuten innerhalb der Alten-Bunde; Gesprächsgruppen in einigen Alten- und Pflegeheimen, nicht nur um ihre eigene Situation besprechen und verarbeiten zu können, sondern auch um ihnen sich selbst den möglichen eigenen Beitrag bewußt zu machen).

b) der ältere Mensch als normaler Erwachsener anerkannt wird mit nur einigen hinzukommenden Unterschieden im Vergleich zu Erwachsenen jüngeren Alters.

Es scheint offensichtlich, daß hier politisches Wunschdenken und mehr Anerkennung der positiven Möglichkeiten der Älteren Hand in Hand gehen. In Zeiten ökonomischer Krisen, wie wir in den Niederlanden heute erleben, ist es besonders wertvoll, daß eine wachsende Gruppe der Bevölkerung, nämlich die Älteren, sich selbst behaupten kann. Wenn dies damit erreicht werden kann, daß man sie als Personen stützt und unterstützt, so enthebt dies die Notwendigkeit, teure Versorgungsmaßnahmen zu entwickeln oder zu benützen. Ob sich damit jedoch die Haltung aller jener, die sich mit staatlichen Maßnahmen beschäftigen wesentlich verändert hat, und zwar in positiver Richtung, bleibt dahingestellt.

2. Reflexion einiger Maßnahmen

Wenn diese Reflexion sich auf Maßnahmen im Licht einer Interventions-Gerontologie beziehen soll, muß die folgende Frage gestellt und beantwortet werden: Was verstehen wir unter Interventions-Gerontologie? Intervention setzt in jedem Fall voraus, daß die betreffende Gruppe zu beeinflussen ist, daß psychische

Veränderungen möglich sind. Aber Intervention bedeutet noch etwas anderes, nämlich daß, sollte keine Intervention stattfinden, etwas im allgemeinen als negativ zu interpretierendes geschehen werde.

Intervention heißt genaugenommen: dazwischenkommen, zwischen zwei Parteien kommen. Dies steht im Widerspruch zu dem Gedanken, daß die Entwicklung im Alter, z. B. in der Form einer Regression, ein nicht aufzuhaltender Prozeß, und dadurch irreversibel wäre. Aber die Frage, wo setzt die Intervention an, welche Elemente des Alternsprozesses müßten unterbrochen werden, beinhaltet auch die Kenntnis des Alt-Werdens und seine Definition; Oder mit anderen Worten: was beabsichtigt man *nicht*? Was will man jedoch erreichen und warum? Interventions-Gerontologie pretendiert etwas anderes zu wollen. Wenn das Alter nicht nur ein biologisches sondern auch ein soziales Schicksal darstellt, welche Relation besteht dann zwischen eben diesen beiden Schicksalen? Kann das biologische durch Arbeit am sozialen beeinflußt werden? Oder kann nur das soziale Schicksal allein verändert werden? Ich glaube, daß es notwendig ist, daß wir die Frage, in welcher Hinsicht in den Alternsprozeß interveniert werden müßte, nicht außer acht lassen dürfen. Wenn man in dieser Hinsicht die Literatur (cfr. *Lawton* and *Nahemow*, 1973) betrachtet, findet man Beispiele der Intervention vor allem in jener Umwelt, in jenem ökologischen und sozialen Kontext, der leicht variiert werden kann. Eine derartige Umwelt findet man zum Beispiel innerhalb psychiatrischer Krankenhäuser oder innerhalb von Pflegeheimen, aber auch innerhalb der Altenheime. Die Hauptfrage, die sich hierbei aufdrängt, ist jene, ob die Stichprobe der Personen, die in diesen Einrichtungen leben, auch mit dem Durchschnitt einer Stichprobe aller Älteren übereinstimmen würde. Wir gewannen den Eindruck, daß — insofern Literatur über Intervention überhaupt vorhanden ist — die Interventionsmöglichkeiten bei Personen, die tatsächlich in gewissem Maße depersonalisiert und dadurch einfacher zu beeinflussen sind am höchsten liegen. Der Interventionseffekt erscheint dann optimal. Die Frage jedoch, was mit eben denselben Personen geschieht, holt man sie aus diesem ökologischen Kontext und siedelt sie in eigene Wohnungen wieder um, bleibt offen. Viele Beispiele überzeugen uns davon, daß die Älteren, die wiederum in ihre frühere eigene Wohnung zurückgeholt wurden, sehr schnell wieder — sollte die Nachsorge nicht genug entwickelt sein — in frühere Verhaltensschemata zurückfallen. Der Effekt des Interventionsprogrammes, das gut und viel geübt wurde und auch über längere Zeit hinweg Resultate lieferte, scheint dann wenig konsistent zu sein. Wichtige Fragestellungen zu diesem Thema sind unter anderem: welchen Einfluß übt die Persönlichkeit auf einen möglichen Effekt einer bestimmten Interventionsform aus? Welche Umstände fördern Intervention und welche Zeitspanne scheint am günstigsten, um Intervention so gut und so lang wie möglich Resultate liefern zu lassen, oder wann ist ihr Effekt am größten? Effekt im Sinne der Menschenwürde so weit wie möglich zu bewahren.

3. Konsequenzen der Intervention bei Älteren in den Niederlanden

Wenn wir die bis heute getroffenen Maßnahmen betrachten, kommen wir zur Schlußfolgerung, daß diese Maßnahmen nicht als Interventionsmaßnahmen in der oben erläuterten Bedeutung typisiert werden können. Die meisten Maßnahmen — und das kann man auch in den verschiedenen staatlichen Rapporten im Überfluß lesen — wurden vor allem für Subgruppen alter Menschen, die es am schlechtesten hatten, entwickelt.

Alt werden und Alter sind noch immer ein Nebenprodukt des menschlichen Lebens, eine unvermeidliche Konsequenz unseres Daseins.

Die oben erwähnten Veränderungen weisen vielleicht in die Richtung einer Präventivmaßnahme, aber basieren nach unserer Ansicht noch immer auf Normen mittleren Alters und auch auf Überlegungen, z. B. ökonomischer Art, die für die Situation des älteren Menschen nicht relevant sein müssen.

Die Anerkennung der Eigenheit des Alters als Lebensphase zieht die Erkenntnis des eigenen Vertraut-Werdens mit dem Alter mit sich mit, nicht nur was die relativ leicht meßbaren Aspekte so wie Reaktionsvermögen und Atemkapazität, sondern auch was Erleben und Sinngebung des Lebens von älteren Menschen selbst betrifft.

Wer im Leben von Menschen, das er nicht in allen Tiefen kennt, intervenieren will, stößt unvermeidlich auf das Problem der Formulierung seiner Zielvorstellungen und Methoden.

In diesem Augenblick wird dieses Problem doppelt kompliziert, da aus der jetzt lebenden Generation nur wenig oder wenig konkrete Anhaltspunkte über Zielvorstellungen oder Methoden gefunden werden können.

Dies können wir am Beispiel einer Untersuchung über Wohnprobleme erläutern: Untersuchungen über die Wohnzufriedenheit der Älteren in den Niederlanden (*Priemus*, 1976) lassen die folgende Schlußfolgerung, daß Ältere mit Situationen, die von den Untersuchern als völlig unzureichend beurteilt werden, zufrieden sind, zu. „Viele der Älteren verfügen scheinbar über ein niedriges Aspirationsniveau, eine große Anpassungskapazität und auch die Einsicht, daß bessere Alternativen oft nicht realisierbar sind" (ib. p. 238).

Die Auffassung, daß die wesentlichste Form der Intervention in der Gerontologie darin besteht, jüngere mit dem Alter als Lebensphase vertraut zu machen, hat zur Konsequenz, daß sie diese Phase als positiv zu beurteilen lernen, z. B. im Kontakt mit älteren Generationen selbst. Dies bedeutet auch einen Durchbruch der Aufteilung der Gesellschaft in Generationen und Altersgruppen.

Auf welche Weise kann diese Zielstellung realisiert werden?

Zuerst sollte man fördern, daß bestehende Einrichtungen für Ältere nicht nur in ihrer Funktion normiert werden, sondern auch inhaltlich. Die wichtigste Funktion von Einrichtungen ist z. B. nicht die Pflege, oder Wohnstelle sein für nicht mehr im eigenen Haushalt funktionierende ältere Menschen, sondern an erster Stelle: das Schaffen einer Lebenssituation, an die man dieselben Forderungen als die in einer eigenen privaten Wohnsituation stellen darf.

Das Pflegeheim hat z. B. primär nicht das Ziel der Behandlung älterer Menschen, sondern die Fürsorge von Patienten, die nicht mehr zu behandeln sind, und auch in der eigenen Wohnumgebung nicht mehr leben können. Diese Institution gibt in ihrer Konzeption keinerlei Hinweis auf eine mögliche Intervention. Man kann jedoch nicht leugnen, daß sich in dieser Hinsicht neue Gedankengänge formen. Dasselbe gilt für andere Maßnahmen, die bis jetzt getroffen wurden. Wurden diese ursprünglich vor allem auf das Wegnehmen einer allzu bitteren Form des Alterns und sogar des senilen Verfalls konzipiert, so sieht man nun wohl auch, daß der frühzeitige Eingriff das Alter selbst charakterlich verändern, auf jeden Fall jedoch den Alternsprozeß auf humane Art und Weise verlaufen lassen kann. Derartige Veränderungen der staatlichen Führung können nur dann stattfinden, wenn ihnen Veränderungen von Auffassungen über und Einstellungen in Beziehung auf das Alter vorangingen.

Diese Mentalitätsveränderung vollzieht sich nicht mittels einer Beeinflussung jener Einstellungen, sondern mittels Konfrontation und Erfahrung.

Aufgrund dieser Überlegung wurde 1976 beschlossen, einen wichtigen Teil der Gerontologieausbildung in Nijmegen für die Schulung von Studenten mittels praktischer Erfahrungen, die sich auf Gespräche und Untersuchungen von Älteren beziehen, zu reservieren (*Boom v. d.* und *Stevens*, 1976; *Stevens* und *Wimmers*, 1977).

In einem umfangreichen Programm des Gruppentrainings der Studenten untereinander und darauffolgend mit älteren Menschen, lernen Studenten die Situation der Älteren gründlich kennen. Hierbei geht es nicht um eine Form positiver Indoktrination, sondern sowohl um negative wie positive Erfahrungen. Eine derartige Entwicklung findet man auch ab und zu in der Praxis (*Overduin*, 1977). In manchen Pflege-, Altenheimen und Dienstzentren wird diese Methode mit Erfolg angewandt. Auch hier gilt das Prinzip, daß das Problem des Alterns oft nicht am Alt-Sein, oder an Handicaps liegen müßte und liegt, sondern eher an den Umstehenden. Auf diese Weise schafft man Platz für eine Selbstformulierung der Zielstellungen durch die Älteren selbst. Zurecht beschränkt sich der Hilfeleister dann auf die Frage ob er imstande ist bei der Realisierung dieser Zielvorstellungen Hilfe zu bieten.

Man müßte nicht nur dem älteren Menschen mehr Platz machen, sondern auch das Alter selbst als eigenständige Lebensform zulassen. Dies erscheint eine Basisvoraussetzung einer optimalen Intervention im positiven Sinne des Wortes zu sein.

Zusammenfassung

In den Niederlanden sind seit dem 2. Weltkrieg sehr unterschiedliche Maßnahmen für die ältere Bevölkerung getroffen worden. Die finanzielle Lage ist sehr viel verbessert; das Gesundheitswesen für die Älteren ist ausgebaut worden. Daneben sind sehr viele Altenheime gebaut worden. In den letzten zehn Jahren sind die Probleme der älteren Arbeitnehmer entdeckt worden und ist das Interesse für die kulturellen Bedürfnisse älterer Leute entstanden. Die Frage dabei ist, ob all diese Maßnahmen als Interventionsmaßnahmen zu beurteilen sind. Wir glauben nicht. Wenn Intervention nur Prevention ist, ist damit auch gemeint, daß das Alter an sich als etwas Negatives betrachtet wird. Mit der Aussprache: das Alter ist nicht nur ein biologisches sondern auch ein soziales Schicksal, stellt sich die Frage, was damit gemeint ist. Gewiß ist „soziales" auch so zu verstehen, daß damit die soziale Umgebung der Älteren gemeint ist, sowohl in micro- als in macro-Verhältnissen. Das Verständnis für das Alter zu vergrößern ist darum eine der Interventionsmaßnahmen an der Universität Nijmegen in der Ausbildung der Uni-Studenten. Dies wird schon seit einigen Jahren praktiziert und erweist einen guten Effekt.

Summary

The authors begin with an overview of the policy measures for the aging dutch population from a behavioral and social scientific point of view. They describe these measures chronologically. It appears that first the basic needs (income and health) received the most attention, followed by (public) health and housing. The last area to receive attention was the social-cultural development of the individual older person.

In the second part the concept of intervention is discussed. Every measure can not be interpreted as intervention. Many measures are a necessary answer to real problems. But their impact is not directly to change the roots of the ageing fenomenon.

In the last part the authors discuss the conditions for a realistic strategy of intervention. These conditions concern not only the definition of old age, but also the attitude toward old age. A life-span outlook in students, as well as in adults and older people, bridges the gap in attitudes between young-adult and the adult-old people. Examples for educational systems from the University of Nijmegen are given.

Literatur

1. *Boom, C. van den, N. Stevens,* Three elderly encounter group members, Diplom-Arbeit, 215 p. Nijmegen Universität (Nijmegen 1976). — 2. *Coleman, P. G., P. Remmerswaal,* Special housing and homes for the elderly: consequences for self-esteem, paper, 3d conference I. S. S. B. D. (Guilford, Engeland 1975). — 3. *Heek, F. van,* Verzorgingsstaat en sociologie, Boom, Meppel (1972). — 4. *Lawton, M. Powell, L. Nahemow,* Ecology and the aging process, in: *C. Eisdorfer* and *M. Powell Lawton* (Eds.), The Psychology of Adult Development and Aging; American Psychological Association, p. 619—674 (Washington, D. C. 1973). — 5. *Lehr, U.,* Alter und Rehabilitation — Psychologische Aspekte in: *V. Böhlau* (Herausgeber), Alter und Rehabilitation, p. 87—99 (Stuttgart - New York 1974). — 6. *Overduin, G.,* Persoonsgerichte aanpak, Nederlands Tijdschrift voor Gerontologie 8, 150—158 (1977). — 7. *Priemus, H.,* Emancipatie in woononderzoek voor ouderen, Nederlands Tijdschrift voor Gerontologie 7, 228—239 (1976). — 8. *Rosenmayr, L.,* Die soziale Benachteiligung alter Menschen, in *W. Doberauer* (Ed.): Scriptum Geriatricum, 203—219 (München 1976). — 9. *Stevens, N., M. Wimmers,* Evaluatie met vier deelnemers aan ontmoetingsgroepen met ouderen, Nederlands Tijdschrift voor Gerontologie 8, 3, 134—137 (1977).

Anschrift der Verfasser:
J. M. A. Munnichs und *J. A. van der Bom,* Departement of Social Gerontology
Erasmuslaan 16, Nijmegen

Referat auf dem Symposion über Interventionsmaßnahmen
in der institutionalisierten Altenarbeit — 23. bis 24. 2. 1978, Heidelberg

Interventionsmöglichkeiten in der geriatrischen Versorgung in der geriatrischen Rehabilitationsklinik

J. Rustemeyer

Mit 1 Abbildung

Die Klinik für medizinische Rehabilitation und Geriatrie, von deren „Interventionsmaßnahmen" berichtet wird, ist eine von sechs selbständigen Kliniken im Klinikverband eines Großkrankenhauses, dessen Träger eine caritative Einrichtung ist. Neben uns sind die Fachrichtungen Chirurgie, Innere Medizin, Gynäkologie, Neurologie, Radiologie, Ophthalmologie und HNO vertreten. Es besteht enge Zusammenarbeit einerseits mit einem orthopädischen Großklinikum mit leistungsfähigen Werkstätten und Forschungswerkstatt, andererseits mit der Medizinischen Hochschule Hannover. Weiterhin stehen wir in Kooperation mit unserem Städtischen Sozialamt, worauf noch zurückzukommen sein wird.

Die Finanzierung unserer klinischen Arbeit erfolgt in üblicher Weise über alle Krankenkassen, die Finanzierung unserer nichtklinischen Arbeit, über welche gleichfalls berichtet wird, zum Teil durch das Städtische Sozialamt.

Wir sind eine 105-Betten-Klinik der sog. „Akutstufe Geriatrie" und bilden ein Team von 10 Ärzten, 8 Krankengymnastinnen, 7 Beschäftigungstherapeutinnen (dazu kommt eine z. Z. leider unbesetzte Planstelle für Logopädie), einer mobilen Ergotherapeutin, mehreren Fachkräften der Bäder-Abteilung, einem Psychologen, einem Geistlichen und — last not least — etwa 40 Schwestern und Pflegern, die wir uns, so zahlreich wie möglich, zu Fachkräften in geriatrischer Rehabilitation herangebildet haben. Diese Ausbildung erfolgt in einem zur Klinik gehörenden internatähnlichen Fachinstitut für klinisch-geriatrische Rehabilitation.

Eine Sozialarbeiterin des Städtischen Sozialamtes kommt ins Haus.

Die Klinik wurde vor 5 Jahren als Neubau eröffnet. 2 Jahre haben wir inzwischen durch elektronische Datenverarbeitung analysiert. Weiterhin wird Erfolgskontrolle durch eine seit etwa 3 Jahren laufende Fragebogenaktion versucht, die jeden klinikentlassenen Patienten erfaßt, worüber gleichfalls noch zu berichten sein wird.

Die Klinik ist innermedizinisch ausgerichtet. Die meisten ihrer Ärzte sind Fachinternisten oder stehen in der internen Facharztausbildung (wofür die Klinik zugelassen ist). Demgemäß besteht das Patientengut überwiegend aus innermedizinischen Fällen. Es kommen allerdings — wie ja üblich in dem interdisziplinären geriatrischen Bereich — Erkrankungsfälle anderer Disziplinen in einem Umfang zwischen 25 und 30 % hinzu, und zwar besonders aus den Fächern Orthopädie, Neurologie und Extremitäten-Chirurgie. Die Aufnahme der Patienten erfolgt zu etwa gleichen Teilen per Einweisung durch niedergelassene Ärzte und per Überweisung aus anderen Krankenhäusern.

Als Kriterien für die Erfolgskontrolle nahmen wir u. a. die erfolgreiche Rückführung des Patienten in seine Häuslichkeit. Dabei versuchen wir diese Rückführung so zu vollziehen, daß wir damit eine echte Reintegration des Rehabilitanden erzielen. Wir versuchen uns insoweit von denjenigen Einrichtungen zu unterscheiden, deren Sorgwaltung für den Patienten in dem Augenblick erlischt, wo dieser das Gebäude der Anstalt verlassen hat.

Zur Begründung unseres Bemühens um eine dauerhafte Reintegration:

Wir machten die Erfahrung, daß auffallend viele Patienten, die zu uns eingewiesen wurden, erst kurze Zeit vorher aus einem anderen Krankenhaus entlassen worden waren. Eine Anfrage bei einer Reihe von Pflegeheimen ergab übereinstimmend, daß auch bei diesen überraschend viele Aufnahmen von alten Menschen registriert wurden, die kurz vorher aus stationärer Behandlung gekommen waren.

Daraus ergaben sich für uns die folgenden Fragen:

1. Wie groß ist der Prozentsatz derjenigen Menschen über 65 Jahre, die nach einer stationären Behandlung ständig hilfsbedürftig bleiben? Wieviel Prozent müssen innerhalb von 12 Monaten nach der Entlassung einer Heimunterbringung oder häuslichen Pflegeversorgung zugeführt werden?

2. Welches sind die wichtigsten bzw. häufigsten Gründe für die Heimunterbringung oder Pflegebedürftigkeit?

3. Gibt es Beziehungen zwischen Häufigkeit, Art und Schwere der ursächlichen Probleme auf der einen Seite und der Art des vorbehandelnden Krankenhauses oder dessen therapeutischem Verfahren auf der anderen Seite?

Diese Fragen, deren Bedeutung sich durch hohe Zahlen von Betroffenen inzwischen erwiesen hat, beschäftigen uns gegenwärtig, und wir brauchten dabei dringend Hilfe von außen.

Es kann hier nur von einem Teilbereich dieser Arbeit berichtet werden. Zuerst ging es uns um die Aufklärung der Ursachen der häufigen unzureichenden, weil nicht zur Reintegration führenden Krankenhausbehandlungen. Dabei kam uns eine Einrichtung unserer Klinik zuhilfe, über die wir seit einigen Jahren verfügen, nämlich eine Abteilung für mobile Ergotherapie. Diese Abteilung besitzt einen klinikeigenen PKW, mit dem eine (bis jetzt leider nur eine) erfahrene Ergotherapie-Fachkraft mit mehrjähriger Ausbildung in unserer Klinik und geschultem Blick für die entscheidenden Probleme innerhalb der Häuslichkeit sich zu den Wohnungen alter Menschen begibt und alle wichtigen Funktionsabläufe in den einzelnen Räumen prüft. Dabei kamen wir im ersten Arbeitsgang zur Aufstellung folgender Liste von Schwierigkeitspunkten, die sich auf mobile und immobile Gegebenheiten der Wohnung beziehen und zahlenmäßig am häufigsten zu entscheidenden Hindernissen im Alltagsablauf werden, besonders bei Alleinstehenden:

1. Badezimmer,   z. B. Art und Höhe des Waschbeckens, der Badewanne; Fehlen von Sitz- und Haltemöglichkeiten

2. WC,   z. B. zu niedrige Höhe; Fehlen von Haltemöglichkeiten zum Hinsetzen und Aufstehen

3. Bett,   z. B. zu niedrige Höhe; Fehlen von Aufrichtehilfen

4. Küche,	z. B. Fehlen von Sitzmöglichkeiten an Herd und Spüle; schlechte Anordnung und Bedienbarkeit der Schränke; fehlende Hilfsmittel (z. B. Greifhilfen, Einhänderhilfen); Gefahrenquellen, z. B. Gasherd!
5. Flure u. Wohnräume,	z. B. mangelnde Bewegungsfreiheit bei Gehbehinderung; fehlende Manövrierfläche bei Rollstühlen; Hindernisse und Gefahrenquellen, z. B. lose Teppiche, Brücken, Türschwellen, Stufen
6. Treppen,	z. B. fehlende Handläufe, Steilheit, lose Läufer

Hinzu kam eine Aufstellung von Schwierigkeiten bei der Bewältigung der Selbsthilfe bei Verrichtungen an der eigenen Person wie An- und Auskleiden, Waschen, Kämmen usw.

Nach Auswertung aller Beobachtungen haben wir versucht, ein klinisches Arbeitsprogramm zu entwickeln, das geeignet ist, den erkannten Problemen von Anfang an entgegenzuwirken, und wir sind bemüht, dieses Programm bei ständiger Auswertung der uns möglichen Erfolgskontrollen weiter zu verbessern.

Die gebotene Kürze läßt es nicht zu, dieses Arbeitsprogramm im einzelnen darzulegen. Es kann nur weniges kurz erwähnt werden: Alle Patienten werden etwa vom Aufnahmetage an, also schon in der sog. Bettphase, einer vergleichsweise extrem intensiven Bewegungstherapie unterzogen. Darunter wird mit einer gewissen Härte, aber nach sorgfältig ermittelter Belastbarkeitsgrenze, die möglichst schnelle Überwindung der Bettlägerigkeit angestrebt. Diesem Ziel dient u. a. die Bevorzugung beweglicher Lagerungsmethoden vor starren Lagerungen, wo möglich. Das Erreichen der Steh- und Gehphase erfordert oft einen nicht unerheblichen Einsatz. Lasche oder halbherzige Methoden führen beim alten Rehabilitanden nicht zur Remobilisierung. Eine große Hilfe stellt das Bewegungsbad dar, in welches die Patienten z. T. schon während der Liegephase per Hebeanlage auf Polyesterliege eingebracht werden. Noch völlig gehunfähige Patienten können im warmen Wasser schon gehen, was neben dem damit verbundenen Training der Bewegung und des Gleichgewichts von großer psychischer Bedeutung i. S. des Erfolgserlebnisses ist.

Von der Gehphase an aufwärts werden tunlichst Übungen mit einbezogen, die von den Rehabilitanden zu Hause selbständig oder mit Hilfe weitergeführt werden können, sowie mit besonderer Betonung solche, die direkten Bezug auf die Überwindung der Alltagsschwierigkeiten nach der Entlassung haben. Beispiel: Übungstreppe mit den z. T. einstellbaren Stufenabmessungen der Eintrittsstufen der hannoverschen öffentlichen Verkehrsmittel.

Synchron mit der zuletzt genannten krankengymnastischen Behandlung kommen in starkem Maße die ergotherapeutischen Leistungen zum Einsatz, schon in der Bettphase z. B. mit bewegungstherapeutischen Techniken, mit ersten Übungen zur Selbsthilfe und zur Überwindung der Bettlägerigkeit. Die Ergotherapie stellt eine Art Komplementäreffekt zur Krankengymnastik dar, bezogen auf das jeweilige Stadium des erreichten Fortschritts. Bei ihr ist die Bezogenheit auf die spätere Bewältigung der häuslichen Gegebenheiten noch deutlicher: z. B. beim Anziehtraining, beim Eß-Training, beim Einsatz von Hilfsmitteln (Kammhalter, Strumpfanzieher usw.). Besonders klar erkennbar wird dieser Bezug in Therapiebereichen wie im Übungsbaderaum, im Übungs-WC, am Übungsbett und vor allem in der Übungsküche. Hier kommt die Hilfe der ja schon erwähnten mobilen Ergotherapeutin der Klinik zum Tragen. Deren Aufgabe besteht nämlich darin, während der Therapiephase der sog. erweiterten Selbsthilfe in die Wohnung des Patienten zu gehen und dort alle wichtigen Funktionsräume wie Bad, WC, Küche, Schlafraum usw. eingehend zu prüfen, ggf. auszumessen oder zu skizzieren und diese Verhältnisse mit ihren eventuellen Schwierigkeiten ihren Kolleginnen in der Klinik mitzuteilen und sie damit in die Lage zu versetzen, den Patienten auf die Bewältigung dieser Situation hin gezielt zu behandeln. Sollte die Besichtigung der Wohnung zeigen, daß nur nach Veränderung mancher Einrichtungen der Rehabilitand in der Lage sein wird, wieder in seiner Wohnung zurechtzukommen, so ist es gleichfalls die Aufgabe der mobilen Ergotherapeutin, die erforderlichen Änderungen auszuarbeiten, die Kosten zu ermitteln, nötigenfalls mit Vermietern, Hauswirten und dem Städtischen Sozialamt zu verhandeln (welches bei Bedürftigkeit des Patienten die Kosten übernimmt) und die Ausführung der Änderungen zu veranlassen. Wenn ein Kranker, z. B. wegen bleibender Lähmungen, Hilfsmittel benötigt (Gehhilfen, Greifhilfen, Hilfsgeräte im Haushalt usw.), stellt sie diese Hilfsmittel rechtzeitig und zunächst kostenlos bereit. Dies wurde ermöglicht durch eine Vereinbarung mit dem Städtischen Sozialamt, welches auf unsere Empfehlung ein komplettes Hilfsmitteldepot eingerichtet hat, was wirklich alle erforderlichen Geräte bis hin zum Spezialbett enthält und für Monate kostenlos zur Verfügung stellt.

Die letzte Phase der Klinikbehandlung, die sog. outdoor-Phase, ist gekennzeichnet durch ein krankengymnastisches Übungsprogramm auf dem Gehübungsgelände der Klinik mit Wegen steigender Schwierigkeitsgrade, durch Übungen am Verkehrsmittelpark der Klinik mit PKW, Kleinbus, Stadtbus und Eisenbahnwagen und schließlich durch ein Verkehrstraining auf der Straße vor der Klinik, wobei der Rehabilitand beweisen muß, daß er dem Straßenverkehr und der Benutzung der öffentlichen Verkehrsmittel wieder gewachsen ist. Parallel hierzu läuft ein Einkaufstraining ab, bei welchem die Patienten in Gegenwart der Ergotherapeutin in den Läden und Supermärkten neben der Klinik wieder den Mut zum Umgang mit Geld, Ware und Verkaufspersonal zurückgewinnen. Diese Maßnahmen haben nach unseren Erfahrungen zur eigenen Versorgung der Menschen und zur Vermeidung der Isolation die größte Bedeutung. Hieran schließt sich, wo nötig, ein „Probelauf" in der Wohnung in Gegenwart der mobilen Ergotherapeutin an und/oder eine probeweise Beurlaubung nach Hause. Erst nach erfolgreichem Durchlaufen aller Stationen wird der Patient entlassen, aber nun dennoch nicht alleingelassen. Denn schon bald nach der Entlassung besucht ihn die mobile Ergotherapeutin und prüft alle wichtigen Funktionsbereiche. Ergeben sich nun noch Probleme, so bleibt sie so lange für ihn tätig, unter Umständen in Form wochenlanger regelmäßiger Besuche, bis „alles klappt". Sie steht auch telefonisch abrufbereit und arbeitet im übrigen eng mit dem behandelnden Hausarzt, der zuständigen Sozialfürsorgerin und der Gemeindeschwester zusammen.

Notfalls holt sie den Patienten nach Absprache mit dem Hausarzt nochmals in die Klinik zurück.

Leider ist es an dieser Stelle nicht möglich, den ganzen Kreis der Interventionsmaßnahmen unserer Klinik oder auch nur ihrer mobilen Ergotherapie-Abteilung darzustellen. Die Abbildung stellt die wichtigsten Kooperationsbereiche der mobilen Ergotherapie dar.

Auf diese Weise versuchen wir, das Schicksal der krankenhausentlassenen alten Patienten möglichst wirkam zu verbessern. Es läuft zur Kontrolle dieser Schicksale und unserer Arbeit die schon erwähnte Fragenbogenaktion, durch welche jeder entlassene Patient im Abstand von einem Jahr nach der Entlassung erfaßt wird. Der Fragebogen wird von dem weiterbehandelnden Hausarzt ausgefüllt und ist

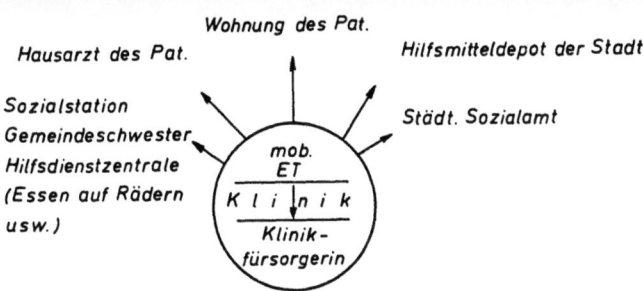

Wohnung des Pat.

Hausarzt des Pat.

Hilfsmitteldepot der Stadt

Sozialstation
Gemeindeschwester
Hilfsdienstzentrale
(Essen auf Rädern
usw.)

Städt. Sozialamt

mob.
ET

K l i n i k

Klinik-
fürsorgerin

daher sicher objektiv beantwortet (mit einem einfachen Ja/Nein-System). Die vor-
läufige Auswertung eines Zeitraums von einem Jahr zeigt folgendes Ergebnis (ver-
einfacht und zusammengefaßt):

Verstorbene	8 %
Funkt. verschlechtert	19,3 %
Funkt. verbessert	56,8 %
Allg. gesundheitl. verschlechtert	15,3 %
Allg. gesundheitl. verbessert	61,4 %
Unverändert	23,5 %

Wir hoffen, durch Kooperation mit anderen Häusern unsere Arbeit bald auf
eine noch breitere Basis stellen zu können.

Zusammenfassung

Die Bewältigung des Lebens in der eigenen Wohnung scheitert bei älteren Behinderten
oft daran, daß sie mit der Benutzung und Bedienung wichtiger häuslicher Funktionsräume
und deren Einrichtungen wie Badezimmer, WC, Küche usw. nicht mehr fertig werden,
und zwar besonders häufig nach durchgemachten Erkrankungen. Es wurden die wichtigsten Problembereiche zusammengestellt und untersucht, welche Interventionsmaßnahmen
an klinischen Einrichtungen, insbesondere geriatrischen Kliniken, geeignet sind, ältere
Patienten zur Beherrschung dieser lebenswichtigen Funktionszonen und ihrer Einrichtungen zu befähigen. Das Resultat dieser Untersuchungen, das daraus entwickelte therapeutische Konzept einer Klinik für medizinische Rehabilitation und Geriatrie und deren
Arbeitsergebnisse werden mitgeteilt.

Summary

Aged people often are incapable to get on with their homes, for instance with the use
of the bathroom, WC, and the kitchen, especially after illness.
The author listet the most important localities of problems and difficulties, and proved
the therapeutical ways suitable for geriatrical and reha-hospitals to make aged people
fit for living at home.
The outcome of these researches and the results of working on this base during
one year are reported.

Anschrift des Verfassers:
Dr. *Joachim Rustemeyer*, Chefarzt des Henrietten-Stiftes
In der Klewert 7, 3005 Hemmingen-Westerfeld

Städt. Krankenhaus für Chronisch- und Alternskranke Berlin-Charlottenburg
Innere Abteilung (Chefarzt: Prof. Dr. I. F a l c k)

Interventionsmöglichkeiten im Geriatrischen Krankenhaus
Ein Erfahrungsbericht

I. Falck

Ich bin weder Psychologe, noch Psychiater, noch Psychotherapeut, allerdings übe ich praktisch die Geriatrie aus und ich sehe sehr viele Punkte, an denen die psychologische Intervention ansetzen müßte. Wir wissen, daß die Psychotherapie in den USA vor allem die Patienten der weißen Mittelschicht zwischen 30—40 Jahren mit höherer Schulbildung erfaßt. Nun haben wir es in unseren geriatrischen Einrichtungen nicht mit dem „normalen" Alter, sondern mit dem Teil der Bevölkerung über 65 Jahre zu tun, die in Institutionen untergebracht ist, chronisch krank ist und dabei in der Großstadt Berlin oft den Randgruppen entstammt. Die enge Verknüpfung von organischen und psychosozialen Problemen wird hier besonders deutlich, wie etwa die organischen Hirnsyndrome bei den Sektionen von Obdachlosen in Bethel zeigen (*Veith, Schwindt*). Außerdem ist der Mensch in der Großstadt im Einzelhaushalt meist emotioneller Stützen beraubt. Man kann in den geriatrischen Institutionen infolge der Sparmaßnahmen schon jetzt nicht genügend aktivierende Pflege bzw. Rehabilitation durchführen, dies ist eine schwierige Situation. Das Fehlen der Aktivierung verlängert die Verweildauer in den Institutionen und erhöht damit die Kosten. Aktivierung und Rehabilitation ist jedoch ökonomisch durchaus sinnvoll. Allerdings ist zu sagen, daß aktivierende Pflege auch mühevoller ist, als „Pflege" mit Ruhigstellung durch Psychopharmaka.

Im Berliner Krankenhausgesetz ist für jedes Krankenhaus ein Krankenhauspsychosomatiker vorgesehen. Unser Krankenhausbetrieb mit 1000 Betten hat 1/2 Stelle für einen klinischen Psychologen bzw. Psychotherapeuten, die ist aber im Augenblick mit einem Augenarzt besetzt. Wenn man mit den alten Patienten keinen Kontakt aufnehmen kann, weil er nicht sieht, so kann man zwar einen Hautkontakt zu ihm aufnehmen, aber man muß doch immer die Ursache der Sehstörung klären, da noch oft die Möglichkeit vorhanden ist, daß der Patient zum Beispiel einer Kataraktoperation zugeführt werden kann, durch die sein Sehvermögen wesentlich gebessert werden kann; abgesehen davon, daß wir z. B. den Augenarzt zur Früherkennung des Glaukoms und zur Diagnostik des Augenhintergrundes beim Diabetes mellitus benötigen. Benötigen wir also einen Augenarzt oder einen Psychologen notwendiger? — Aber warum werden wir eigentlich vor eine solche Alternative gestellt? —

Wenn ich sehe, wie eine verwirrte 85jährige im Krankenhauseingang umherirrt, nachdem sie einen Tag vorher aus einem Altenheim zu uns verlegt worden ist — es hat ihr niemand gesagt, wohin sie kommt, sie wurde einfach in den Krankenwagen verbracht und ohne vorherige Ankündigung zu uns verlegt —, dann ist natürlich sehr schwer zu unterscheiden, was man in den Vordergrund stellen soll: Abklärung des organischen Befundes, d. h. Hinzuziehung des Augenarztes, Klärung der Zuckerstoffwechselsituation oder Krisenintervention wegen der akuten Verwirrtheit. Warum hat nicht schon vorher bei der Verlegung eine Intervention stattgefunden?

Aguilera und *Messick* stellen Therapie und Intervention als Synonyme dar. 4mal war die Patientin bereits innerhalb von 2 Stunden von den Schwestern beim Pförtner wieder abgeholt worden. Aber warum sollte sie eigentlich nicht beim Pförtner sitzen? Die Schwestern auf der Station wollten aber Ordnung haben, da muß eben jeder auf der Station sein!

Im Anblick solcher Fälle möchte ich den Psychologen, wenn er in Erscheinung tritt, zur Verhaltenstherapie bei den Pflegekräften und nicht bei den Patienten einsetzen.

In dieser Situation haben wir nun versucht, noch Orientierungstafeln als Interventionshilfe anbringen zu lassen. Die Anschaffung der Tafeln fiel nicht den Sparmaßnahmen zum Opfer, pro Stück kosteten sie DM 1000,–. Es wurden für 7 Stationen die Tafeln bestellt. Die entsprechende Verabredung mit der Beschaffungsstelle erfolgte mündlich, die endgültige Bestellung wurde nicht nochmals vorgelegt. So kamen 7 Tafelkästen mit folgender Beschriftung:

Das Jahr ist 1978 (eine wortgetreue Übersetzung aus dem Englischen aber stilistisch natürlich unmöglich)

Die Stationsschwester heißt Schwester Karin – auf 2 Stationen haben wir Stationspfleger, auch hier stand Stationsschwester!

Der Stationsarzt war vergessen!

Nach 3 Monaten ist die Angabe für den Stationsarzt noch immer fehlend.

Die Ortsangabe stimmte nicht, da zwei Stationen sich an einem anderen Ort befinden.

Der Name des Krankenhauses mußte überhaupt wegfallen, da die Namensgebung des Krankenhauses ein kommunalpolitisches Problem ist; der Krankenhausname beinhaltet eine Ortsangabe, die nicht mit dem Ort des Krankenhauses übereinstimmt.

Bei den fehlenden – örtlich anders gelegenen Stationen – wurde die Kästen erst nach meiner persönlichen Intervention angebracht.

Zuerst habe ich nun die Tafeln einmal dazu benutzt, um zu prüfen, ob unsere türkischen Reinigungskräfte diese lesen können.

Zu mehr Intervention sehe ich bei dem augenblicklichen Krankenhausalltag keine Möglichkeit, obwohl gerade die Verlagerung in ein Altenheim nach erfolgter organischer Rehabilitation meist dringend der Intervention bedürfte, ebenso die Situation bei der Aufnahme in unserer Abteilung. Die Mitarbeiter im Bereich der Geriatrie müßten vor allem mit den Problemen der Intervention vertraut gemacht werden, z. B. für Intervention beim Partnerverlust, bei Wohnungsumstellung, zur Vorbereitung auf das Alter usw.

Zusammenfassung

Es wird auf die reale Situation in den geriatrischen Krankenhäusern aufmerksam gemacht, die keine Möglichkeiten der gerontologischen Intervention bieten, obgleich z. B. eine Krisenintervention unbedingt nötig wäre. Die belastende Tätigkeit in der Geriatrie (Sterbehilfe usw.) läßt es notwendig erscheinen, daß Psychologen auch zur Schulung der Mitarbeiter eingesetzt werden.

Literatur

1. *Aguilera, D. C., J. M. Messick,* Grundlagen der Krisenintervention (Freiburg 1977). — 2. *Barnes, E., S. Sack, H. Shore,* Guidelines to treatment Approaches, Gerontologist 13, 513 (1973). — 3. *Birren, J. E.,* Altern als psychologischer Prozeß (Freiburg 1974). — 4. *Lehr, U.,* Psychologie des Alterns (Heidelberg 1972). — 5. *Lehr, U.,* Rehabilitation — Intervention, nicht nur ein medizinisches Problem, Med. Klinik 70, 456 (1975). — 6. *Ritter-Vosen, X.,* Issues in Intervention, Z. f. Geront. 10, 102 (1977). — 7. *Thomae, H.,* Psychologische Intervention im höheren Alter — ein neuer Ansatz in der Gerontologie, Z. Geront. 8, 474 (1975). — 8. *Veith, G., W. Schwindt,* Von den Krankheiten der Nichtseßhaften, Bethel Heft 16 (1976).

Anschrift des Verfassers:
Frau Prof. Dr. *I. Falck,* Chefarzt der Inneren Abteilung
des Städt. Krankenhauses f. Chron.- und Alterskranke, Sophie-Charlotten-Straße 115, 1000 Berlin 19

Malteser Krankenhaus Berlin (Chefarzt Dr. med. J. B ö g e r)

Interventionsmöglichkeiten in der geriatrischen Versorgung im Malteser-Krankenhaus Berlin

(Rehabilitation bei alten und chronischkranken Menschen)

J. Böger

Mit 1 Tabelle

I.

Das Malteser-Krankenhaus ist eine Gründung des Caritas-Verbandes e. V. und des Vereins Schlesischer Malteser-Ritter. Die Zielsetzung ist: Intensive ärztliche Behandlung und Pflege der betagten und chronischkranken Patienten unter Beachtung aller neuen medizinischen Erkenntnisse, konsequente Anwendung physiotherapeutischer Maßnahmen unter dem Aspekt des aufbauenden Trainings mit dem Ziel einer möglichst vollständigen und altersgemäßen Rehabilitation. Dabei wird angestrebt, den Zustand des Patienten so zu bessern, daß sein körperliches und geistiges Wohlbefinden nicht mehr erheblich beeinträchtigt wird. Durch aktivierende Pflege und Therapie wird versucht, den Organismus so aufzubessern, daß die Notwendigkeit der stationären Pflege entfällt und die Entlassung in die Häuslichkeit oder in ein die häusliche Pflege ersetzendes Heim, wenn irgendmöglich, realisiert werden kann. Die Finanzierung des Pflegesatzes geschieht über die gesetzlichen Krankenkassen, die Sozialbehörde oder als Selbstzahler.

II.

Dank der verbesserten und verfeinerten diagnostischen und therapeutischen Methoden der modernen Medizin ist es gelungen, die Mortalität, verursacht durch akute Erkrankungen, wesentlich zu verringern.

Eine Lösung der in allen Ländern bedrohlich anwachsenden Chronischkranken- und Alterspflegeprobleme ist nur möglich, wenn es gelingt, entweder durch eine bestmögliche Behandlung eine bleibende Behinderung ganz zu vermeiden, oder aber, wenn sie schon vorhanden ist, die Betroffenen so zu trainieren, daß sie sich unter optimaler Verwendung der Restfunktionen an die neue Situation anpassen können. Diese Bemühungen faßt man in der Regel unter den Begriff „Rehabilitation" zusammen.

Die Rehabilitation in der Altersmedizin ist folgendermaßen zu umschreiben:

Wiederherstellung von Behinderten und Hilflosen
zur bestmöglichen physischen, psychischen und sozialen Selbständigkeit
(d. h. Verminderung der Abhängigkeiten)

Rehabilitation im Alter ist Führung und Unterstützung im Kampf gegen den gealterten Körper und gegen Resignation. Resignation bedeutet, den alten Menschen beizubringen, daß sie Verluste akzeptieren müssen, ihnen Mut zu machen, die verbliebenen Möglichkeiten zu nützen, zu erkennen, daß das Leben noch einen Sinn hat. Rehabilitation heißt aber auch, den erkrankten Betagten an der Umwelt interessieren. Man muß ihn dazu bringen, für einige Stunden das Nachthemd abzulegen, diese entmutigende Uniform des passiven Leidenden.

Die Ausgangslage für die Rehabilitation des jüngeren Erwachsenen ist viel günstiger. Selbst wenn diesen eine sehr schwere Krankheit trifft, liegen in seinem Organismus physische und psychische Reservekräfte, die zu einer spontanen Besserung führen. Das in der Mehrzahl der jüngeren Menschen vorhandene Begehren, so rasch wie möglich die früheren Aktivitäten wieder aufzunehmen, unterstützt zudem die rehabilitativen Maßnahmen.

Ganz anders liegen die Verhältnisse beim Betagten. Der Rehabilitation des chronisch-kranken betagten Menschen stehen erhebliche Widerstände entgegen. Dieser leidet selten an nur einer einzigen Krankheit. Die Multimorbidität ist die Regel. Jede einzelne Krankheit belastet die Adaptionsfähigkeit des Organismus. Mit jedem Symptom, mit dem der Kranke konfrontiert ist, werden seine Fähigkeiten zum Leben zunehmend ausgeschöpft. Es stellt sich die Aufgabe, jede einzelne Krankheit so zu behandeln, daß sie symptomlos wird und den Patienten nicht mehr belastet. Hierbei muß jedoch im Alltag ein Ausgleich gefunden werden zwischen der Belastung, die die Krankheit bedeutet, und der Belastung, welche die Behandlung zur Folge hat.

III.

Wenn die Behandlung erfolgreich ist, gelingt es, den Patienten schnell zu mobilisieren. Die Rehabilitation ist ein Lernprozeß. Der ältere Mensch hat an sich schon Mühe, neue Techniken zu erfassen und sich einer neuen Situation anzupassen. Die Immobilisierung des Geistes verschärft die Symptome. Rasch sind seelischer und körperlicher Abbau irreversibel geworden. Zwei Grundregeln sind daher zu beachten, wenn die Rehabilitationsbemühungen bei einem betagten Menschen nicht von vornherein scheitern sollen:

1. Die Immobilisierung im Bett muß auf ein Minimum reduziert werden.

2. Wenn die Immobilisierung unumgänglich ist, müssen so früh wie irgendmöglich physio-therapeutische Maßnahmen einsetzen, welche die üblichen Folgen der Immobilisierung bekämpfen, z. B. Lagewechsel als Kampf gegen Dekubitalulcera, passiv-aktive und später rein aktive Bewegungen gegen Versteifungen und Fehlstellungen der Gelenke. Atemgymnastik gegen bronchiale Komplikationen, isometrische Übungen als Mittel gegen Zirkulationsstörungen. Allgemeine Stimulation gegen geistige Passivität und depressive Verstimmtheit der Patienten.

Eine weitere Gefahr, die alle unsere Rehabilitationsbemühungen zum Scheitern bringen kann, ist eine falsche oder unrealistische Zielsetzung. Dagegen muß der Patient lernen, mit seinen Defekten zu leben, wenn man diese nicht beseitigen kann oder ihre Wirkung soweit wie möglich mildern.

Die Zielsetzung muß in der Mehrzahl der Fälle stufenweise erfolgen. Oft müssen wir uns auch mit einem Teilziel zufrieden geben. Die Durchführung dieser Rehabilitation kann nur von einem Team bewältigt werden. Im Mittelpunkt des Teams steht der Patient. Er ist selbst aktiv beteiligt und hat den größten Einsatz zu leisten. Seine Motivation ist der Schlüssel zu einer erfolgreichen Arbeit. Neben dem Patienten stehen ärztliche Spezialisten, medizinisches Fachpersonal für Rehabilitation, Sozialarbeiter und Familienangehörige als Teilnehmer aus dem psychosozialen Sektor im Bereich der Rehabilitation. Diese Zusammenarbeit erfordert Zeit und eine klare Organisationsform. Immer wieder ist es nötig, daß Angehörige des Patienten hinzugezogen werden.

Die Krankengymnasten führen zusammen mit der Krankenschwester den Hauptkampf gegen die Immobilisierung. Das Schwergewicht der Arbeit der Beschäftigungstherapie liegt in der fortgeschrittenen Phase der Rehabilitation. Ihr Arbeitsprogramm gliedert sich in 3 Teile:

1. Die funktionelle Beschäftigungstherapie trainiert gezielt defekte Funktionen eines Körpergliedes.

2. Das Training der Aktivitäten des täglichen Lebens wie Ankleiden, Essen usw. soll dem Patienten ermöglichen, ein möglichst selbständiges Leben zu führen. Die Beschäftigungstherapeuten müssen all die unzähligen Hilfsmittel kennen, welche die verbliebenen Kräfte des Organismus unterstützen. Sie müssen zusätzlich mit ihrer eigenen Phantasie stets neue, auf die Bedürfnisse des Individuums zugeschnittene erfinden.

3. Die aktivierende Gruppentherapie muß der Verminderung der geistigen und körperlichen Aktivitäten entgegenwirken — dieses Programm muß besonders abwechslungsreich sein. Über allen Methoden muß das Wort stehen: Fördern durch fordern! Fordern mit viel Langmut, Einsicht in die Grundprinzipien der Rehabilitation und mit beständiger Liebe.

Wer Patienten während der Rehabilitation oder nach ihrem Abschluß betreut, kennt die Schwierigkeiten des Zusammenarbeitens. Gerade die aufopfernde Schwester oder Betreuerin hat oft Mühe, es allen recht zu tun. Leistet sie dem Patienten — ihrem Herzen folgend — ausreichend Hilfe, erntet sie strafende Blicke vom Verantwortlichen für die Rehabilitation; zeigt sie aber die von diesem verlangte Festigkeit und Zurückhaltung bei den Hilfeleistungen, kommt sie in Konflikt mit dem Kranken und seinen Angehörigen. Es ist schwierig, dem hier gültigen Leitsatz nachzuleben:

Fördern durch Fordern

Sollten die Resultate der wertvollen Diskussion über den Patienten nicht verloren gehen, ist ein einfaches Dokumentationssystem unumgänglich. Stellen sich in der durch die Erfahrung bekannten Zeitspanne die Erfolge nicht ein, müssen die intensiven Bemühungen oft eingestellt werden. In erster Linie muß die Möglichkeit einer Rehabilitation denjenigen angeboten werden, die davon auch wirklich profitieren können. Leider kann allerdings nicht verhindert werden, daß bei einem Teil der Patienten die erworbenen Möglichkeiten nach der Entlassung wieder verloren gehen. Die Gründe sind mannigfach. Ein Teil läßt sich vom Schicksal entmutigen, ein Teil ist nachlässig und nützt seine Möglichkeiten nicht; ein letzter, nicht allzu kleiner Teil, vergißt das Erlernte, weil zu viele Dinge zu seiner Verfügung stehen.

Abteilung für Innere Medizin:		*Abteilung für Chronischkranke:*	
Rehabilitation	*68 Betten*	Soz. Amt	*93 Betten*

RVO — Kassen		*Selbstzahler*	
Aufnahmen:	522	Aufnahmen:	142
Entlassungen:	477	Entlassungen:	74
Sterbefälle:	48	Sterbefälle:	65

Aufnahmen:		*Aufnahmen:*	
Einweisungsdiagnosen:		*Einweisungsdiagnosen:*	
Herz und Kreislauf	121	Herz und Kreislauf	25
Atmungsorgane	15	Atmungsorgane	3
Lunge	5	Skelett u. Bewegungsapparat	44
Leber, Galle	8	Nervensystem	36
Skelett u. Bewegungsapparat	196	Tumore, Magen, Darm	9
Nervensystem, Hirn	105	Anämie	2
Tumore, Magen, Darm	18	Niere, abl. Harnwege	4
Genitalapparat	4	Verdauungsorgane	1
Anämie	3	Diabetes mellitus	10
Niere, abl. Harnwege	7		
Verdauungsorgane	4		
Magen, Pankreas	6		
Diabetes mellitus	30		

Altersstruktur 1975

Innere Abteilung (Rehabilitation)

Unter 40 Jahren	9 Patienten	jüngster Patient 26 Jahre
41–50 Jahre	21 Patienten	
51–60 Jahre	35 Patienten	
61–70 Jahre	133 Patienten	*Durchschnittalter = 72*
71–80 Jahre	205 Patienten	
81–90 Jahre	111 Patienten	
91 und mehr	8 Patienten	ältester Patient 97 Jahre

Chronische Abteilung

unter 50 Jahren	1 Patient	*= jüngster Patient 48 Jahre*
51–60 Jahre	3 Patienten	
61–70 Jahre	26 Patienten	
71–80 Jahre	64 Patienten	*Durchschnittsalter = 76,1*
81–90 Jahre	47 Patienten	
91 und mehr	3 Patienten	*ältester Patient 97 Jahre*

3 Fachärzte für innere Medizin
4 Ärzte in der Ausbildung

4 Beschäftigungstherapeuten

4 Krankengymnasten
1 med. Bademeister
1 Sozialarbeiter

Konsiliarien:

1 Neurologe	1 Chirurg	1 Neurochirurg
1 Psychiater	1 HNO-Arzt	1 Augenarzt
1 Zahnarzt		

Tab. 1. Physiotherapeutischer Behandlungsplan im Malteserkrankenhaus Berlin.
(Nach *Böger* und *Jacobsen*)

	I. Bett-phase	II. Sitz-phase	III. Steh-phase	IV. Geh-phase	V. Rehab.-Phase
Passive Übungen	————	— — —	Selbstbürsten		
Hautbürsten	————		————		
Aktive Übungen unter Führung	———				
Aktive Übungen	———				
Isometrische Übungen	———				
Aktive Übungen mit Widerstand	———				
Aktive Übungen mit Widerstand und Haltewiderstand	———				
Bauchlage	————				
Funktionelle Beschäftigungstherapie	—————				
1. Sitzen an der Bettkante	——				
2. Sitzen im Sessel	——				
3. Sitzen mit Gewichtsverlagerung	——				
4. Hockergymnastik	——				
Unterwassergymnastik	—————				
Gehschule I 1. Stehen am Bett	——				
2. Stehen am Bett mit Beinverlagerung	———				
3. Stehen am Bett mit Kniebeugen	———				
Gehschule II 4. Gehen im Gehwagen	———				
Gehschule III Gehen mit 1 franz. Krücke	——				
Gehen mit 2 franz. Krücken	——				
Gehen mit 1 oder 2 Stöcken	——				
Gruppengymnastik	—————				
Gruppenbeschäftigung	—————				
Spaziergänge	————				
Kneipp-Anwendungen	————				
Hauswirtschaftl. Übungen	————				
Selbstversorgung					

Diagnostische Maßnahmen:

	Innere Abteilung (Rehabilitation) (n = 570)	Abteilung für Chronischkranke (n = 236)
Kardiologische Diagnostik im Malteser-Krankenhaus 1975		
EKG (6-fach)	1 108	474
Telemetrische EKG-Untersuchungen (Kontrolle der Belastbarkeit und Ergometertraining)	509	25
Ergospirographische Untersuchungen (EKG und Bestimmung des EQ)	25	—
Große Ergometrien auf dem Fahrrad oder Laufband mit 6-fach EKG	56	—
Langzeit-EKG (Gerät erst seit dem 1.12.1975)	15	4
Phonokardiogramm mit Pulskurven (Gerät erst seit dem 1.10.1975 vorhanden)	41	6
Laborleistungen im Malteser-Krankenhaus 1975		
Hämatologische Untersuchungen	4 206	1 902
Klinisch-chemische Untersuchungen	16 581	7 194
Urin — Stuhl	1 326	731
Röntgenleistungen im Malteser-Krankenhaus 1975		
Röntgenaufnahmen	1 431	312
Röntgendurchleuchtungen	61	27
Leistungen des Untersuchungszimmers im Malteser-Krankenhaus 1975		
Cystoskopie / Rectoskopie	93	96
Gynäkologische Untersuchungen	15	49
Spülungen, Wundbehandlungen, Punktion	81	112
Neuraltherapie	541	296
Kurzwelle	34	15
Oscillogramm	121	24

Zahl der mit Interventionsmaßnahmen behandelten Personen:

	Innere Abteilung (Rehabilitation) (n = 570)	Abteilung für Chronischkranke (n = 236)
Physikalische Therapie im Malteser-Krankenhaus 1975		
Hydrotherapie:		
Unterwassergymnastik	1 280	915
Teilanwendungen	566	266
Krankengymnastik:		
Hemiplegikerbehandlung nach *Bobath*	1 040	267
Bewegungsübungen	3 159	3 272
Massagen	305	693
Gangschulung	7 820	6 170
Beschäftigungstherapie:		
Beschäftigungstherapie im Bett	160	192
Einzeltherapie	2 266	414
Sprechübungen	205	124
Gruppentherapie	1 591	3 345

Sozialdienst
Statistik 1975

Malteser-Krankenhaus	Fälle		
Besitz- und Rentenregelung	224		
Behördenangelegenheiten	509		
Entlassungen			
Innere	332		
Chronische	59		
Entlassungen insgesamt	391		
davon			
Innere nach Hause	177	Innere in Seniorenheim	18
Chronische nach Hause	7	Chronische in Seniorenheim	15
Innere mit Hauspflege	124	Innere in Pflegeheim	13
Chronische mit Hauspflege	23	Chronische in Pflegeheim	14

Art und Ergebnis von Erfolgskontrollen

Abteilung für Innere Krankheiten		*Abteilung für Chronischkranke*	
Entlassungen:		*Entlassungen:*	
In häusliche Pflege	329	In häusliche Pflege	52
In Altenheime	16	In Altenheime	8
In andere Krankenhäuser	36	In Krankenhäuser	12
In ander Hospitäler	—	In andere Hospitäler	2
In die eigene Abteilung			
für Chronischkranke	96		
Sterbefälle-Altersgrenze:		*Sterbefälle-Altersgrenze:*	
41—50 Jahre	1	51—60 Jahre	1
51—60 Jahre	1	61—70 Jahre	7
61—70 Jahre	10	71—80 Jahre	25
71—80 Jahre	21	81—90 Jahre	27
81—90 Jahre	13	91 u. m. Jahre	5
91 u. m. Jahre	2		

Verweildauer 1975

Innere Abteilung = 44 Tage   Abteilung für Chronischkranke = 244 Tage

Patientenbewegung im Malteser-Krankenhaus, Berlin, 1967, 1972, 1974, 1975 in %

	Abteilung für Innere Medizin (Rehabilitation)				Abteilung für Chronischkranke			
	1967	1972	1974	1975	1967	1972	1974	1975
1. Gesamtzahl der Patienten	365	398	493	570	181	160	212	236
2. Aufnahmen	81%	82%	86%	91%	49%	42%	56%	61%
3. Entlassungen nach Hause	53%	50%	50%	57%	19%	11%	25%	22%
Gesamentlassungen	52% ▲	53% ▲	60% ▲		15% ▲	33% ▲	25% ▲	
4. Entlassungen in ein Altenheim	2% ▼	3% ▼	3% ▼		4% ▼	8% ▼	3% ▼	
5. Verlegung								
in ein anderes Krankenhaus	7%	8%	6%		7%	7%	5%	
6. Verlegung in ein Hospital	0,7%	13%	17%			0,4%	0,8%	
7. Sterbefälle	18%	15%	10%	9%	28%	21%	20%	28%

Die Patientenbewegung zeigt sowohl auf der Abteilung für Innere Medizin (Rehabilitation) als auch auf der Abteilung für Chronischkranke eine zunehmende Anzahl der behandelten Patienten pro Jahr (bei gleichem Patientengut), d. h.:

1. eine Zunahme der Aufnahme und
2. eine Zunahme der Entlassungen.

Das bedeutet insbesondere in der Abteilung für Rehabilitation eine Abnahme der Verweildauer von ca. 69 Tagen in 1967 auf ca. 44 Tage in 1975.

Zusammenfassung

Der Beitrag behandelt Psychotherapie, psychologische und soziale Maßnahmen in der Behandlung geriatrischer Patienten.

Summary

The article deals with physical therapy, psychological and social measures in the treatment of geriatric patients.

Literatur

1. Alter und Rehabilitation, 6. Bad Sodener Gespräch 1974, Hrsg. Prof *Böhlau*, Rehabilitation bei Hochbetagten. — 2. Alter und Physiotherapie, 2. Bad Sodener Gespräch, 1970, Hrsg. Prof. *Böhlau*, Praktische Möglichkeiten der Physiotherapie in einem Alterskrankenhaus. — 3. Sonderdruck — Soziale Arbeit, Berliner Werkstätten für Behinderte, 1974. Ärztlicher Erfahrungsbericht aus den Berliner Werkstätten für Behinderte. — 4. Aktuelle Gerontologie, 1975. Beitrag zu den Veränderungen am statistischen System im Alter, insbesondere im Hinblick auf die Einschränkung der Gehfähigkeit und soziales Verhalten. — 5. Zeitschrift für Präklinische Geriatrie 1974. Rehabilitation zerebraler Durchblutungsstörungen und ihre Folgen.

Anschrift des Verfassers:
Dr. *Josef Böger*, Chefarzt im Malteser-Krankenhaus Berlin, 1000 Berlin

Rheinische Landesklinik — Psychiatrische Klinik der Universität Düsseldorf
(Leitender Arzt: Prof. Dr. K. Heinrich)

Interventionsmöglichkeiten in der geronto-psychiatrischen Versorgung durch das Psychiatrische Krankenhaus

J. H. Kretschmar

Mit 3 Tabellen

Interventionsprogramme in der gerontopsychiatrischen Versorgung müssen aus der Sicht eines psychiatrischen Landeskrankenhauses Aufgaben berücksichtigen, die den Landeskrankenhäusern durch die gesetzlich verankerte Aufnahmeverpflichtung für psychisch Alternskranke zufallen. Die Landeskrankenhäuser waren und sind daher unter dem Druck ständig steigender Aufnahmeziffern gezwungen, Konzeptionen zu entwickeln, die sowohl der großen Zahl der Alternskranken als auch der Vielfalt der klinischen Zustandsbilder gerecht zu werden versuchen. Bereits 1970 waren ein Drittel aller Erstaufnahmen in sieben westfälischen Landeskrankenhäusern an psychiatrischen Störungen des höheren Lebensalters erkrankt (*Lauter*, 1974).

Bei der Zuweisung psychisch Alternskranker in die Landeskrankenhäuser stehen Psychosen aufgrund von präsenilen und senilen Demenzen, Hirndurchblutungsstörungen und anderen organischen Affektionen des Gehirns an erster Stelle. Es folgen Patienten mit endogenen Psychosen, Alkohol- und Medikamentenabhängigkeit, psychoreaktiven Störungen und anderen Erkrankungen. Neben der diagnostischen Klassifizierung muß bei der Erstellung von Therapie- und Rehabilitationsprogrammen der Schwere der Zustandsbilder, dem Unterbringungsmodus sowie der Bereitschaft des Patienten, an den Programmen teilzunehmen, Rechnung getragen werden.

Aufgrund der im Enquête-Bericht zur Lage der Psychiatrie in der Bundesrepublik Deutschland niedergelegten Zahlen kann davon ausgegangen werden, daß nahezu die gesamte stationäre Versorgung psychisch Alternskranker durch die psychiatrischen Großkrankenhäuser und Heime erfolgt. Von 27 656 psychisch Alternskranken waren am 3. 5. 1973 76,3 % in Fachkrankenhäusern für Psychiatrie bzw. Psychiatrie und Neurologie untergebracht, die zu 79,1 % von öffentlichen Trägern unterhalten wurden. 19 % der psychisch Alternskranken lebten in Heimen, Universitätskliniken, Fachabteilungen in Allgemeinkrankenhäusern sowie Fachkrankenhäuser für Geriatrie waren für die Istversorgung psychisch Alternskranker von geringerer Bedeutung.

Die fehlenden räumlichen und personellen Kapazitäten, die Fülle von primären und sekundären Fehlplatzierungen sowie der therapeutische Nihilismus hatten an vielen Landeskrankenhäusern zu Mißständen geführt, die aus den Publikationen in Presse, Rundfunk und Fernsehen hinlänglich bekannt sind. Vor diesem Hintergrund

93

und unter der Erkenntnis der positiven Wirkung einer aktivierenden Therapie und Rehabilitation psychisch kranker älterer Menschen, einer Behandlungsform, die sich von der Immobilisation und von den von *U. Lehr* kritisierten Defizienzmodell-vorstellungen abwendet und versucht, durch geistiges und körperliches Training die Lebenssituation älterer Menschen zu verbessern, haben wir in den gerontopsychiatrischen Abteilungen der Rheinischen Landesklinik — Psychiatrischen Klinik der Universität Düsseldorf eine Konzeption entwickelt, die wir hier zur Diskussion stellen möchten.

Voraussetzung für die Durchführung des Konzepts war die Notwendigkeit der Motivierung aller Mitarbeiter, bei der aktivierenden Behandlung und Rehabilitation mitzumachen. Wir führten wöchentliche Teambesprechungen und regelmäßige Fortbildungsveranstaltungen ein. Eine Auswahl von Themen, die auf unseren gerontopsychiatrischen Fortbildungskonferenzen mit dem gesamten geriatrischen Team und anderen Mitarbeitern der Klinik diskutiert wurden, sind in Tabelle 1 zusammengestellt. Die Wahl der Themen erfolgt nach Vorschlägen der einzelnen Teammitglieder, an der Präsentation sind Pfleger, Schwestern, Ärzte, Psychologen und Sozialarbeiter gleichermaßen beteiligt. Unser Ziel ist es, ein möglichst ausgewogenes Programm anzubieten, bei dem sowohl medizinisch-pflegerische, als auch sozialpsychologische und rechtliche Probleme angesprochen werden.

Tab. 1. Themen der gerontopsychiatrischen Fortbildungskonferenz in der Rheinischen Landesklinik — Psychiatrische Klinik der Universität Düsseldorf

---

Falldemonstration und Verhaltensbeispiele

Decubitusbehandlung mit Demonstration

Führung einer chronischen gerontopsychiatrischen Station

Das Duzen von Alternskranken

Die Kleidung chronischer Alterspatienten

Vorstellung eines Patienten mit Verhaltensbeobachtung

Unterbringung, Pflegschaft, Vormundschaft unter besonderer Berücksichtigung des psychisch alternskranken Patienten

Mögliche Vorzeichen für eine Hirnblutung, Erkennen einer Hirnblutung, Therapie und pflegerische Maßnahmen

Pflegschaft, Psychischkranken-Hilfegesetz von Nordrhein-Westfalen

Diskussion über das Buch von Frank Fischer: „Irrenhäuser" (Kranke klagen an)

Erste Erfahrungen mit der Rehabilitationsstation für psychisch alternskranke Patienten

---

Der Strukturwandel der gerontopsychiatrischen Abteilungen, der sich aus dem Abbau des kustodialen zugunsten eines dynamischen Therapieprinzips ergab sowie die damit verbundene Freisetzung von personellen Kapazitäten für extramurale und rehabilitative Aufgaben, über welche wir an anderer Stelle ausführlich berichtet haben (*Kretschmar*, 1977), versetzt das psychiatrische Krankenhaus in die Lage, auf 3 Ebenen Intervention zu betreiben:

1. Klinisch-medizinische Akutintervention,

2. Interventionsmöglichkeiten auf der Rehabilitationsstation und der Tagesklinik,

3. Interventionsmöglichkeiten durch die Poliklinik und durch den Konsiliardienst in Einrichtungen der kommunalen Altenhilfe.

1. Klinisch-medizinische Akutintervention

Die erste Ebene der klinischen Interventionsmöglichkeiten ergibt sich aus der Aufnahme des Patienten in die stationäre Behandlung. Alle Patienten, die von niedergelassenen Ärzten und Fachärzten, durch die Ordnungsbehörden und Gerichte, durch die eigene gerontopsychiatrische Poliklinik oder von Angehörigen in die Klinik geschickt werden oder von selbst in die Klinik kommen, werden zunächst in den Aufnahmestationen medizinisch-psychiatrisch versorgt. Die erste Intervention, die durchaus mit der Behandlung in einem Allgemeinkrankenhaus verglichen werden kann, wird jedoch im Gegensatz zu früheren Behandlungspraktiken in psychiatrischen Krankenhäusern von Anfang an mit dem Ziel der Rehabilitation nach draußen durchgeführt. Es hat sich gezeigt, daß eine rasche Rehabilitation psychisch Alterskranker nur dann möglich ist, wenn die Kontakte zu Familienangehörigen, Heimen und anderen Institutionen, in denen die Patienten gelebt haben, gar nicht erst abreißen. Das soziale Umfeld des Patienten muß gleich bei der Aufnahme in die Behandlungsplanung einbezogen werden und es darf nicht dazu kommen, daß sich die Angehörigen oder Heime durch die Einweisung des Patienten in die Klinik aus der Verantwortung um das weitere Schicksal des Kranken entlassen fühlen können. Auch bei längerfristigen Krankheitsverläufen und einer Unterbringung auf Stationen für langfristig oder chronisch Kranke darf nicht der Eindruck entstehen oder erweckt werden, daß es sich bei der Unterbringung auf diesen gerontopsychiatrischen Stationen um etwas Endgültiges handelt, da sonst im allgemeinen jeglicher Kontakt zur Umwelt ganz rasch abreißt. Tatsächlich können durch solche Maßnahmen sowie durch rasche Diagnostik und aktivierende Therapie auf den Aufnahmestationen mehr als ein Drittel aller Patienten innerhalb von 6 Wochen direkt aus diesen Stationen wieder entlassen werden (*Kretschmar, Schmidt* und *Westerhoven*, 1973).

2. Interventionsmöglichkeiten der Rehabilitationsstation und der Tagesklinik

Innerhalb der gerontopsychiatrischen Abteilungen nehmen die Rehabilitationsstation und die Tagesklinik insofern eine Sonderstellung ein, als neben der allgemeinmedizinischen und psychiatrischen Behandlung gezielte Trainingsprogramme angeboten werden. Ziel der Rehabilitationsstation ist es, die Patienten für das Leben außerhalb der Klinik besser vorzubereiten, als dies auf den Aufnahmestationen möglich ist. Die Kranken lernen hier ihren Tages- und Wochenablauf zu rhythmisieren, d. h. Leerlauf zu vermeiden. Es wird für die Station ein Tages- und Wochenplan erstellt, der sowohl den individuellen Interessen als auch der Gruppensituation gerecht zu werden versucht. Neben gymnastischen Übungen, gemeinsamer Einnahme der Mahlzeiten, Spaziergängen und Spielen werden die Kranken durch Erprobung von Behördengängen, durch gezieltes Einkaufstraining und durch das Kochenlernen in der hierfür erstellten Lehrküche auf das Leben, wie es sich im Alltag eines alten Menschen darstellt, vorbereitet. Die Kranken müssen lernen, eine positive Einstellung zu ihrer nach der Krankheit veränderten Lebenssituation wieder zu gewinnen. Die in Hamburg im Frühjahr 1977 vorgelegten Behandlungsergebnisse unserer Rehabilitationsstation zeigen, daß mit einer deutlichen Stabilisierung der psychischen Befindlichkeit nach dem erfolgten Training in der Rehabilitationsstation auch auf längere Sicht gerechnet werden kann.

Von einer 41 Patienten umfassenden Gruppe psychisch Alterskranker, die aus der eigenen Wohnung eingewiesen wurden, konnten 21 wieder in die eigene Wohnung rehabilitiert werden. 12 Patienten konnten in ein offenes Altenheim entlassen werden. Lediglich 8 Patienten waren nach Abschluß der Behandlung auf der Rehabilitationsstation noch auf die Hilfe von Angehörigen, anderen Krankenhäusern oder Heimen angewiesen. 18 der 21 in die eigene Wohnung entlassenen Patienten befanden sich bei einer Nachuntersuchung, die nach $1/2$ bis 1 Jahr erfolgte, noch in ihrer Wohnung und hatten sich wieder vollständig in das Alltagsleben eingegliedert. Bei der Prüfung der Frage, welche Aktivitäten des Gesamtbehandlungsplanes als günstig für die Rehabilitation in die eigene Wohnung anzusehen seien, zeigte sich, daß sich die in die eigene Wohnung rehabilitierten Patienten durch eine aktive Teilnahme am Kochtraining und durch besondere Beachtung der Körperpflege signifikant von der Patientengruppe, die in Heime verlegt werden mußte, unterschieden. Auch bei der „Zeit des beschäftigungslosen Herumsitzens" auf der Station zeigten sich signifikante Unterschiede zuungunsten der Patienten, die in ein Altenheim entlassen werden mußten. Andererseits war die Neigung, sich an Gesellschaftsspielen zu beteiligen, bei den in offenen Altenheime entlassenen Patienten statistisch signifikant höher als bei der Gruppe, die in die eigene Wohnung rehabilitiert wurde. Es konnte gezeigt werden, daß relativ einfache Parameter wie u. a. Kochen, Spielen, Körperpflege und Herumsitzen als Kriterien für eine gezielte Rehabilitation auswertbar sind und bei der Durchführung von Interventionsprogrammen berücksichtigt werden sollten (*Jörgens, Kretschmar, Kretschmar, Wegmann*, 1977).

Durch die Rehabilitationsstation konnte jedoch nicht nur eine rasche Entlassung der neu aufgenommenen Patienten erreicht werden, sondern es zeigte sich vielmehr auch, daß Patienten von chronischen Krankenstationen rehabilitiert wurden. Die Einrichtung der Rehabilitationsstation und die Dynamisierung der Therapie hatten zur Folge, daß innerhalb von vier Jahren die gerontopsychiatrischen Abteilungen der Rheinischen Landesklinik — Psychiatrische Klinik der Universität Düsseldorf um insgesamt 154 Betten, das sind 37 % des Gesamtbettenbestandes dieser Abteilungen, verkleinert werden konnten.

Die gerontopsychiatrische Tagesklinik steht in ihrer Funktion zwischen der Rehabilitationsstation und der Poliklinik. Die Aufgabe der aus 12 Plätzen bestehenden Tagesklinik ist in einer intensiven allgemein-medizinischen Behandlung sowie in einem gezielten Körper- und Sozialtraining zu sehen. Das Therapieprogramm ist dem der Rehabilitationsstation ähnlich. Ein Wochentherapieplan gibt einen Überblick über die angebotenen therapeutischen Möglichkeiten der Tagesklinik.

Hervorzuheben ist der enge soziale Bezug aller Aktivitäten.

Tabelle 3 gibt einen Überblick über das Sozialtrainingsprogramm, an welchem neben den genannten Institutionen alle Mitarbeiter der Tagesklinik teilnehmen.

Die Begrenzung der Behandlung in der Tagesklinik auf maximal 8 Wochen soll verhindern, daß aus der Tagesklinik eine Altentagesstätte mit unbegrenzter Aufenthaltsdauer wird.

Erste Erfahrungen mit der gerontopsychiatrischen Tagesklinik zeigen, daß hier überwiegend endogene Psychosen, Konfliktreaktionen und Neurosen behandelt werden. Die Behandlung dieser Krankengruppe ist im wesentlichen auf die Struktur und die Raumsituation der Tagesklinik sowie auf die Mitarbeit der Patienten zurückzuführen. Es zeigt sich die Notwendigkeit auch in den Landeskrankenhäusern ein differenziertes Behandlungsangebot machen zu können. Darüber hinaus kann

Tab. 2. Therapieplan der gerontopsychiatrischen Tagesklinik

	8.00—8.30	8.30—10.00	10.00—10.30	10.30—12.30	12.30—14.30	14.30—15.00	15.00—16.30	16.30
Montag	Anreise	med. Diagnostik, med. Therapie Sozialsprechstunde	Gymnastik	Sozialtraining	Mittagessen Ruhepause	Kaffeezeit	Spielnachmittag, Pat. Club	Abreise
Dienstag	Anreise	med. Diagnostik, med. Therapie	Gymnastik	Besch. Therap. Kochgruppe	Mittagessen Ruhepause	Kaffeezeit	Gruppengespräch	Abreise
Mittwoch	Anreise	med. Diagnostik, med. Therapie	Gymnastik	Sozialtraining	Mittagessen Ruhepause	Kaffeezeit	Nachmittag zur freien Verfügung	Abreise
Donnerstag	Anreise	med. Diagnostik, med. Therapie Sozialsprechstunde	Gymnastik	Besch. Therap. Kochgruppe	Mittagessen Ruhepause	Kaffeezeit	Spaziergang oder Kulturnachmittag	Abreise
Freitag	Anreise	med. Diagnostik, med. Therapie	Gymnastik	Sozialtraining	Mittagessen Ruhepause	Kaffeezeit	Nachmittag für Angehörige und Bekannte	Abreise

die Tagesklinik als ein Instrument präventiver Gerontopsychiatrie angesehen werden, eine Funktion, die zur Entlastung der vollstationären Einrichtungen dringend notwendig ist.

Tab. 3. Sozialtrainings-Programm der gerontopsychiatrischen Tagesklinik

---

1. Verkehrsdezernat der Polizei
   Theoretischer Verkehrsunterricht und praktische Verhaltensübungen im Verkehr.

2. Rheinbahn Düsseldorf
   Erst-Information über Verkehrsbetriebe, Fahrpreisermäßigungen, Sonderfahrten etc.

3. Sozialamt Düsseldorf
   Aufklärung über gesetzliche Bestimmungen, Einzelberatung

4. Verbraucherzentrale
   Vorträge über Ernährungsberatung, Beratung bei Kaufverträgen

5. Volkshochschule
   Kochkurs, kunstgewerblicher Kurs in Zusammenarbeit mit Beschäftigungstherapeut

6. Evangelischer Gemeindedienst
   Informationen über Altenhilfe, Heimbesichtigungen

7. Seelsorger
   Gespräche in der Gruppe / Einzelgespräche

8. Erster Hilfe Kurs
   Stationsarzt

---

3. Interventionsmöglichkeiten durch die Poliklinik und durch den Konsiliardienst in den Einrichtungen der kommunalen Altenhilfe

Die eigenständige gerontopsychiatrische Poliklinik hat sich in den letzten 2 Jahren in Düsseldorf allmählich aus der Nachsorgeambulanz entwickelt. Es zeigt sich, daß die Poliklinik — obwohl noch überwiegend der ambulanten Nachsorge dienend — zunehmend zu einem Instrument der Beratung und der Vorschaltuntersuchung wird mit dem Ziel, eine adäquate Zuweisung der Patienten zu den Aufnahmestationen, der Rehabilitationsstation, der Tagesklinik und anderen außerklinischen Einrichtungen der Altenhilfe zu erreichen.

Eine Bilanz des Monats Oktober 1977 weist aus, daß 46 Patienten die Poliklinik kontaktierten, zwei der 46 Patienten mußten sofort stationär aufgenommen werden. Zwei weitere Patienten wurden beraten und an andere Einrichtungen vermittelt.

42 Patienten (39 Frauen und 3 Männer) verblieben in der poliklinischen Behandlung. Die Gesamtzahl aller Konsultationen der einzelnen Patienten dieser Stichprobe reicht von einer Patientin mit einer ersten Konsultation bis zu einer Patientin mit bisher 76 Konsultationen. Insgesamt ergaben sich für die 42 Patienten dieser Gruppe 942 Konsultationen. Unter Berücksichtigung der Dauer der poliklinischen Behandlung läßt sich eine durchschnittliche Konsultationsfrequenz von 2 Konsultationen pro Patient und Monat errechnen.

Die diagnostischen Unterschiede der Poliklinik-Klientel zu den auf den Aufnahmestationen behandelten Kranken sind erheblich. Besteht die poliklinische Krankengruppe wie auch die Tagesklinikkrankengruppe überwiegend aus Patienten, die an endogenen Psychosen leiden (62%) so treten die endogenen Psychosen bei den vollstationären Aufnahmen mit nur 25% weit hinter die hirnorganischen Erkrankungen zurück. Patienten mit hirnorganischen Erkrankungen finden sich somit in der überwiegenden Mehrzahl auf den Aufnahmestationen, den langfristigen und den chronischen Krankenstationen sowie in Altenpflege- und Altenkrankenheimen. Dies wird auch bei der Planung von Therapieprogrammen für die einzelnen Stationen zu berücksichtigen sein.

Aufgrund der großen Anzahl von Patienten, die in Heimen untergebracht sind, ist auf der dritten Ebene des Interventionsmodells eine Zusammenarbeit der Rheinischen Landesklinik mit den Einrichtungen der kommunalen Altenhilfe in Düsseldorf besonders wichtig. Wir haben, nicht zuletzt durch das Angebot einer psychiatrischen Konsiliartätigkeit in den großen Alten- und Pflegeheimen der Stadt Düsseldorf und in Heimen der Arbeiterwohlfahrt und der Kirchen die Möglichkeit, etwa 900 alte Menschen in Zusammenarbeit mit niedergelassenen Nervenfachärzten zu betreuen. Darüber hinaus werden von uns 120 psychisch kranke und verwirrte alte Menschen im Evangelischen Altenkrankenheim in Hilden konsiliarisch versorgt. Die enge Zusammenarbeit mit diesen Heimen garantiert eine ausreichende psychiatrische Versorgung unserer Patienten in diesen Heimen, eine rasche und unbürokratische Rücknahme bei psychischen Auffälligkeiten, die im Heimsektor nicht mehr zu behandeln sind, sowie die Möglichkeit, freiwerdende Plätze mit Patienten aus der Rheinischen Landesklinik Düsseldorf zu belegen. Damit wird auch die Gefahr der „psychiatrischen Unterbringung zweiter oder dritte Klasse", wie sie in der letzten Zeit immer wieder diskutiert wird, weitgehend minimiert. Wir streben auf allen drei Ebenen unserer Interventionsmöglichkeiten eine Entlassung des Patienten aus der Institution an. Auf die Schwierigkeiten, die u. E. insbesondere im sozialen Umfeld des Patienten entstehen, wurde bereits hingewiesen.

Die Gerontopsychiatrie in den großen Landeskrankenhäusern darf sich heute, insbesondere in nervenfachärztlich unterversorgten ländlichen Gebieten, nicht mehr nur auf stationäre Behandlung und Versorgung beschränken. Sie muß im Interesse einer differenzierten Behandlung psychisch kranker älterer Menschen poliklinische und teilstationäre Einheiten aufbauen und durch intensive Konsiliartätigkeit Einfluß auf die Behandlung psychisch Kranker im Heimsektor nehmen. Nur so kann es gelingen, den gerontopsychiatrischen Abteilungen an den großen Landeskrankenhäusern ihre Funktionsfähigkeit als Klinik auf längere Sicht zu erhalten. Der Versuchung, der ständig steigenden Zahl an Aufnahmen durch restriktive Maßnahmen (z. B. der Forderung nach vorheriger richterlicher Genehmigung für die Unterbringung auf einer geschlossenen Abteilung) Herr zu werden, muß widersprochen werden, weil die entstehenden Schwierigkeiten zu einer Verzögerung eines raschen therapeutischen Eingreifens führen können und somit nicht selten den Patienten schaden müssen.

Die gerontopsychiatrischen Abteilungen sind von wenigen Ausnahmen abgesehen zur Zeit noch Abteilungen großer Landeskrankenhäuser. Es ist jedoch denkbar und auch wünschenswert, die gerontopsychiatrischen Abteilungen an Allgemeinkrankenhäusern aufzubauen, deren Bettenkapazität für die Versorgung der Region ausreichen sollte. Aus Praktikabilitäts- und Rentabilitätsgründen sowie nach den Verkehrsbedingungen werden regionale gerontopsychiatrische Versorgungszentren für ca. 250- bis 300 000 Einwohner als sinnvoll erachtet. Eine solche Regionalisierung der gerontopsychiatrischen Versorgung wird im Falle Düsseldorf diskutiert. Regionale Versorgung dieser Art und Größe kann und darf jedoch nicht für sich in Anspruch nehmen, eine totale Versorgung leisten zu wollen. Der Haus- und Nervenarzt wird noch weiterhin die Einzelversorgung vieler Patienten übernehmen müssen, insbesondere dann, wenn die mobilen Dienste, die sicher eine Ergänzung der therapeutischen Möglichkeiten darstellen, nach 18 Uhr sowie an Sonn- und Feiertagen ihre Dienste einstellen.

Es erscheint uns zweckmäßig, die Koordination der stationären und teilstationären Dienste sowie die Kooperation mit den Heimen an das jeweilige gerontopsychiatrische Zentrum anzubinden und die ambulante gerontopsychiatrische Versorgung wie bisher der freien Arztwahl des Patienten zu überlassen, wobei niedergelassene Ärzte und Nervenfachärzte sowie die gerontopsychiatrischen Polikliniken in eine gesunde Konkurrenz treten und der Patient die Form seiner Behandlung frei wählen kann.

Zusammenfassung

Die gerontopsychiatrischen Abteilungen psychiatrischer Krankenhäuser können Intervention auf drei Ebenen betreiben. Während auf der ersten Ebene die medizinisch-psychiatrische Akutversorgung in den Aufnahmestationen erfolgt, bieten die Rehabilitationsstation und Tagesklinik neben der allgemeinmedizinischen Versorgung Sozialtrainingsprogramme (Kochkurs, Einkaufstraining, Verkehrserziehung, Umgang mit Behörden u. a.) an, die eine rasche Wiedereingliederung der psychisch Alterskranken in das Leben außerhalb der Klinik ermöglichen. Aus der Teilnahme der Patienten an den einzelnen Aktivitäten lassen sich Hinweise auf das zu erzielende Rehabilitationsergebnis gewinnen. Poliklinik und Konsiliartätigkeit in den Einrichtungen der kommunalen Altenhilfe ergänzen das Therapieprogramm auf dem Gebiet der Vor- und Nachsorge.

Summary

There are three possibilities of intervention for the gerontological departments of the great hospitals of mental health. While as a first step the medical and psychiatric first aid is given in the admission departments, special departments for rehabilitation and daycare offer as well programs for social training, such as cooking, shopping, traffic lessons, contact to offices etc., which accelerate the resocialisation of mentally handicapped old people. From the participation of the patient in a list of activities we gain hints to the possible result of rehabilitation. Ambulance and visits of a psychiatric consultant in the institutions of the local care for the aged complete the therapy program in the part of prevention and after treatment.

Literatur

1. Bericht über die Lage der Psychiatrie in der Bundesrepublik Deutschland, Drucksache 7/4200, Deutscher Bundestag, 7. Wahlperiode (Bonn-Bad Godesberg). — 2. *Jörgens, V., Chr. Kretschmar, J. H. Kretschmar, L. Wegmann,* Katamnestische Untersuchungen an Patienten der gerontopsychiatrischen Rehabilitationsstation. Im Druck. — 3. *Kretschmar, J. H., Chr. Kretschmar, G. Schmidt, I. Westerhoven,* Befindlichkeitsänderungen geriatrisch-psychiatrischer Patienten bei der Aufnahme in die geschlossene Abteilung. In: *Janssen*-Symposion, Gerontopsychiatrie 3, 188—201 (1973). — 4. *Kretschmar, J. H.,* Struktur und Funktion der gerontopsychiatrischen Abteilung am Beispiel Düsseldorf. In: Bilanz und Ausblick der Anstaltspsychiatrie, 2. Düsseldorfer Symposion, Hrsg. von *H. Kranz* und *K. Heinrich,* 71—80 (Stuttgart 1977). — 5. *Lauter, H.,* Epidemiologische Aspekte alterspsychiatrischer Erkrankungen. Nervenarzt 45, 277—288 (1974). — 6. *Lehr, U.,* Psychologie des Alterns, 2. Aufl. (Heidelberg 1974).

Anschrift des Verfassers:
Dr. med. *J. H. Kretschmar,* Rheinische Landesklinik - Psychiatrische Klinik der Universität Düsseldorf
Bergische Landstraße 2, 4000 Düsseldorf 12

Interdisziplinäre Arbeitsgruppe für angewandte Soziale Gerontologie
Gesamthochschule Kassel

Möglichkeiten und Einschränkungen der Behandlungsverfahre in den Versorgungssystemen Psychotherapie/Psychosomatik und Soziale Therapie

H. Radebold

Die Bibliographia Gerontopsychiatrica *(Müller)* zählt unter dem Stichwort „Psychoanalyse/Psychotherapie" bis einschl. 1971 insgesamt 234 und unter dem Stichwort „Psychosomatik" 43 Publikationen auf. Die bis 1945/50 zurückreichenden Arbeiten stammen fast ausschließlich aus dem amerikanischen Sprachraum und befassen sich zum größten Teil mit der Übertragung psychodynamischer und psychoanalytischer Erkenntnisse und behandlungstechnischer Erfahrungen aus dem jüngeren und mittleren Erwachsenenalter auf das höhere und hohe Lebensalter (d. h. auf die Altersphase von 50/60 bis 75/80 Jahren).

Auffallend sind dabei bereits zahlreiche Vorschläge zur Behandlungsmodifikation und die Bevorzugung gruppentherapeutischer Verfahren, um den spezifischen Bedingungen der Alterssituation (zunehmende Bedrohungen und Verluste, Vereinsamung, verstärkte Abhängigkeit, multifaktorielle Genese von Störungen und Erkrankungen mit organischen Anteilen und sozialen Einschränkungen, Multimorbidität, verkürzte Lebensdauer u. a. m.) gerecht zu werden.

Mit Hilfe der „Boston Society for Gerontologic Psychiatry" (mit ihren Publikationen seit 1968 im „Journal of Geriatric Psychiatry") hat sich die psychoanalytische Forschung seitdem in Verbindung mit anderen Wissenschaftsdisziplinen systematisch mit einzelnen psychodynamischen Aspekten des Lebenszyklus, Anwendbarkeit einzelner Behandlungsverfahren und Behandlungsmöglichkeiten verschiedener Krankheitsbilder und der Kombination von Psychotherapie mit Psychopharmaka u. a. m. gewidmet. (Gemessen an der Gesamtzahl psychoanalytischer Forschungsergebnisse befassen sich jedoch nur eine verschwindend kleine Anzahl mit dem Bereich des mittleren, höheren und hohen Lebensalters!)

Parallel zu dieser Entwicklung wurde seit 1950 in den USA begonnen, diese Forschungsergebnisse für die therapeutisch orientierte Arbeit von Sozialarbeitern in Form des „Case-Work" und „Group-Work" nutzbar zu machen. Außerdem wurden und werden zunehmend im psychotherapeutisch-psychosomatischen Versorgungssystem weitere Behandlungsverfahren anderer tiefenpsychologischer Schulen („Komplexe Psychologie" von *C. G. Jung)* oder anderer theoretischer Ansätze angewandt, wie z. B. Logotherapie nach *V. E. Frankl (Petrilowtisch,* 1964), die Gestaltstherapie nach *Pearls,* die Life-Review-Therapie nach *Butler* (1974), dazu die übenden Verfahren wie z. B. autogenes Training (Übersicht s. bei *Oesterreich,* 1975).

Weiterhin wurden seit ca. 1970 in verstärktem Umfang Behandlungsverfahren auf der Grundlage der Verhaltenstherapie (s. dieses Symposium) und der Gesprächspsychotherapie für Ältere entwickelt. Besonders deutlich ist die Vielfalt im Rahmen der Gruppentherapie zu beobachten, wobei sich nicht immer eindeutig die verwandten Ansätze den verschiedenen therapeutischen Schulen zuordnen lassen (*Radebold* 1978).

Welche Anteile im Versorgungssystem Psychotherapie/Psychosomatik für ältere und alte Menschen (d. h. nach dem 50. Lebensjahr) diese verschiedenen therapeutischen Ansätze in den USA wie auch in der Bundesrepublik abdecken, ist unbekannt.

Nach den vorliegenden psychoanalytischen Forschungsergebnissen können im Bereich des psychotherapeutisch/psychosomatischen Versorgungssystems folgende Störungen von Krankheitswert und Krankheiten behandelt werden:

1. Neurosen und reaktive Störungen/Erkrankungen aus früheren Lebensphasen (d. h. vor dem 50./55. Lebensjahr).
2. Neurotische Neuerkrankungen nach dem 50./55. Lebensjahr mit phobischer und vorwiegend depressiver Symptomatik und funktionellen Störungen.
3. Reaktive Störungen von Krankheitswert, insbesondere Verarbeitungsschwierigkeiten der Alterssituation (häufiger mit organischen Erkrankungen und sozialen Schwierigkeiten kombiniert).

In selteneren Fällen werden zusätzlich

4. reaktive Anteile hirnorganischer Krankheitsbilder und
5. reaktive Anteile bei involutiven und senilen Psychosen einschl. paranoider Entwicklungen behandelt.

Behandlungsberichte über

6. psychosomatische Erkrankungen früherer Lebensphasen einschl. der Neuerkrankungen zwischen dem 50. und 70. Lebensjahr (*Radebold* 1979) liegen nur vereinzelt vor.

Im Bereich therapeutisch orientierter Sozialarbeit (Soziale Therapie) werden vorwiegend Klienten behandelt, die

1. an psychosozialen Störungen im Sinne von Verarbeitungs- und Anpassungsschwierigkeiten an die Altenssituation bei gleichzeitigen sozialen Schwierigkeiten und/oder organischen Anteilen (zum Teil im Vorfeld vor der Strukturierung neurotischer/psychiatrischer Krankheitsbilder) und
2. an den unter 1.–6. obenaufgeführten Störungen/Erkrankungen in Kombination mit realen und sozialen Schwierigkeiten (zum Teil in Form einer Vor-, Zusatz- oder Nachbehandlung) leiden.

Gute Behandlungsergebnisse sind nach vorliegenden Berichten besonders bei aktuellen reaktiven neurotischen Konflikten, bei durch die Alterssituation reaktivierten Konflikten im Rahmen früherer neurotischer Entwicklungen und bei Anpassungs- und Verarbeitungsschwierigkeiten von bestimmten spezifischen Alterssituationen (z. B. Berufsaufgabe mit Berentung, Partnerverlust, Vereinsamung) zu erreichen. Dabei gelingt eine entsprechende Konfliktbearbeitung mit Symptomreduktion bis hin zur Symptomfreiheit bei entsprechender Indikationsstellung. Im Gegensatz zu den Zielsetzungen einer Persönlichkeitsumstrukturierung in jüngeren und mittleren Lebensjahren wird jetzt bei den Älteren von einer inhaltlich und zeitlich begrenzten Zielsetzung ausgegangen. Langjährige chronifizierte neurotische

Entwicklungen und psychosomatische Erkrankungen scheinen bisher nur wenig therapeutisch beeinflußbar zu sein. Ähnlich sind die therapeutischen Erfolge für den Bereich der Sozialen Therapie einzuschätzen.

In beiden Versorgungssystemen werden folgende Verfahren unter Überwiegen der Gruppentherapie angewandt:

— Therapeutische Beratung/Kurztherapie,
— längerfristige Einzelpsychotherapie, Einzelhilfe
— Gruppenpsychotherapie
— therapeutische Gruppenarbeit
— Familien-/Paartherapie (erst in den Anfängen).

Nach dieser Übersicht über die bestehenden — weitgehend in den USA erforschten — Möglichkeiten zur psychotherapeutischen Behandlung sollen kurz die Möglichkeiten in der Bundesrepublik dargestellt werden:

Im Rahmen psychoanalytischer Psychotherapie werden therapeutisches Beratungsgespräch, Kurztherapie, Einzel- und Gruppenpsychotherapie (z. B. *Radebold* 1976) angewandt. Weiterhin erfolgen Behandlungen nach anderen tiefenpsychologischen Ansätzen („komplexe Psychologie" von *C. G. Jung*) oder aufgrund weiterer theoretischer Ansätze, wie z. B. mit der „kommunikativen Psychotherapie" (*Schulte*, 1967), mit der Gestalttherapie (*Petzold*, 1977) oder durch übende Verfahren, besonders das Autogene Training.

Verhaltenstherapeutische Ansätze werden im Rahmen der Gerontopsychiatrie speziell in der Behandlung von Depressionen erprobt (*Crombach*, 1977; *Junkers*, 1979). In welchem Umfang gesprächspsychotherapeutische Ansätze bei den oben beschriebenen Krankheitsbildern des Versorgungssystems Psychotherapie/Psychosomatik angewandt werden, ist nicht bekannt.

Ebenso wie in den USA wurde in der Bundesrepublik seit 1971/72 damit begonnen, psychoanalytische Erkenntnisse und Erfahrungen für die therapeutisch orientierte Arbeit (Soziale Therapie) von Sozialarbeitern nutzbar zu machen (*Radebold* u. a., 1973). Größere Erfahrungen liegen jetzt für das therapeutische Beratungsgespräch, für längerfristige Einzelhilfe und therapeutische Gruppenarbeit (*Radebold*, 1978) vor.

Zwischen diesen dargestellten Möglichkeiten und ihrer Anwendung in der Bundesrepublik besteht eine krasse Diskrepanz, besonders unter Berücksichtigung des bestehenden Bedarfs im Versorgungssystem Psychotherapie/Psychosomatik. Die Psychiatrie-Enquête (1975) geht von einer großen Anzahl von behandlungsbedürftigen über 65jährigen mit neurotischen und reaktiven Störungen/Erkrankungen aus (deren Gesamtzahl auf 10 % der über 65jährigen geschätzt wird). Dabei muß darauf hingewiesen werden, daß die bestehende Leistungspflicht der der Ortskrankenkassen und Ersatzkassen für eine psychotherapeutische Behandlung keine Altersgrenze vorsieht, sondern neuerdings sogar auch chronifizierte neurotische Erkrankungen bei aktuellem Konflikt berücksichtigt.

Ältere und alte Patienten werden im Rahmen des Versorgungssystems Psychotherapie/Psychosomatik in der Bundesrepublik in folgenden Institutionen/Einrichtungen behandelt:

— in Einzel- und Gruppenpraxen niedergelassener Therapeuten mit psychoanalytischer Weiterbildung (Mitglieder der DGPPT);
— in Praxen niedergelassener Ärte mit Zusatztitel „Psychotherapie" (Mitglieder der AÄGP);

— in den poliklinischen stationären Einrichtungen der Universitätsabteilungen für Psychotherapie/Psychosomatik und

— in psychosomatischen/psychotherapeutischen Kliniken und Kurkliniken (private und öffentliche Träger),

— in psychologischen Beratungsstellen.

Angaben darüber, in welchem Umfang Patienten jenseits des 50./60. Lebensjahres und mit welchen Erkrankungen behandelt werden, liegen nicht vor. Meist scheint der Prozentsatz älterer Patienten unter 5 % der Gesamtpatientenzahl zu liegen, kann aber bei bestehendem Interesse (z. B. Abteilung für Psychotherapie der Universität Ulm) auf 15 % der Gesamtzahl anwachsen (Zeitraum 1973—76).

Diese Diskrepanz zwischen Behandlungsmöglichkeit und Wahrnehmung derselben ist m. E. auf mehrere Gründe zurückzuführen:

— Bei den Älteren selbst, ihren Angehörigen und in der Öffentlichkeit bestehen erhebliche Unkenntnisse über entsprechende Behandlungsmöglichkeiten oft in Kombination mit einer entsprechenden Voreingenommenheit.

— Die Behandlungserfordernisse für Störungen/Krankheiten im Kindes- und Jugendalter, im jüngeren und mittleren Erwachsenenalter sind bisher nur zu einem Teil abgedeckt und werden in der Öffentlichkeit als vordringlich angesehen.

— Die Psychotherapeuten (verschiedener Schulen) verfügen über mangelnde Kenntnisse über den Alternsbereich und es bestehen nur geringe Trainingsmöglichkeiten unter Supervision.

— Auf affektive Widerstände bei den Psychotherapeuten weist eine Umfrage (*Malzahn,* 1974) hin, bei der 60 % der befragten tiefenpsychologisch orientierten Psychotherapeuten eine Altersgrenze annahmen und insgesamt 48 % von ihnen keine Patienten jenseits des 45. Lebensjahres behandelten; eine ähnliche Einstellung zeigten die Ärzte mit dem Zusatztitel „Psychotherapie".

Therapeutisch orientierte Sozialarbeit/Sozialpädagogik findet vorwiegend in folgenden Bereichen statt:

a) Familienfürsorge
b) Beratungsstellen
c) Heimbereich
d) in der Gerontopsychiatrie
e) in Kliniken/Rehabilitationseinrichtung.

Ebenso wie im Versorgungssystem Psychotherapie/Psychosomatik besteht auch hier die entsprechende auffallende Diskrepanz zwischen bestehenden therapeutischen Möglichkeiten an behandlungsbedürftigen älteren und alten Klienten. Angaben über Spezifität der angewandten Verfahren und der behandelten Klienten liegen ebenfalls nicht vor.

Forschungen zur Erfolgskontrolle und zum Vergleich verschiedener therapeutischer Verfahren bei älteren und alten Patienten mehr reaktiven neurotischen Erkrankungen resp. Klienten mit psychosozialen Störungen sind nur in geringem Umfang bekannt (*Radebold,* 1979), da sie mit besonderen Schwierigkeiten konfrontiert sind. Dazu gehören u. a. die bisher in sich nicht vergleichbare Datenerfassung, die multifaktorielle Genese psychischer Alterserkrankungen mit unterschiedlich starker Beteiligung sozialer und organischer Einflüsse, die geringen Zahlen behandelter Patienten/Klienten und die noch nicht ausreichend zur Verfügung stehenden Testverfahren für eine Querschnitts- und Längsschnittsbeurteilung.

So beziehen sich die Arbeiten auf Einzelkriterien, wie z. B. Entlassungsfähigkeit aus der psychiatrischen Klinik (*Nevruz, Hrushka,* 1969) durch Vergleich zweier psychotherapeutischer Verfahren, beim Vergleich von Gruppenpsychotherapie und Gabe von Psychopharmaka (*Wolk, Goldfarb,* 1967) oder auf zu allgemeine Kriterien, wie „voller Erfolg", „stabilisierende Effekte" und „erfolglos" (*Goldfarb,* 1953). Über eine größere Anzahl behandelter Patienten mit Einzel- und Gruppenpsychotherapie berichtet lediglich *Wolff* (1970).

Genauere Ergebnisse zur Erfolgskontrolle und zum Vergleich verschiedener Verfahren werden Auswertungen des allgemeinen Dokumentationssystems für ambulante und stationäre Psychotherapie im deutschsprachigen Raum und des Gerontopsychiatrischen Dokumentationssystems verschiedener gerontopsychiatrischer Kliniken ermöglichen, ebenso inhaltlich die jetzt anlaufenden Forschungsarbeiten zur Auswertung von Einzel- und Gruppenpsychotherapien mit älteren und alten Patienten.

Für die Wahrnehmung qualifizierter therapeutischer Aufgaben im Versorgungssystem der Psychotherapie/Psychosomatik in der Bundesrepublik ist eine umfassende psychotherapeutische Weiterbildung (aufbauend auf das Studium der Humanmedizin oder Psychologie) erforderlich. Sie orientiert sich an den Regeln der jeweiligen psychotherapeutischen Fachgesellschaft (hier speziell der DGPPT), den Voraussetzungen zum Erwerb des ärztlichen Zusatztitels „Psychotherapie" oder an den Rahmenrichtlinien der Weiterbildung zum Fachpsychologen bzw. klinischen Psychologen.

Zusätzlich bedarf es umfassender interprofessioneller Kenntnisse über den Bereich des Alterns und Alters, wie *Lawton* (1976) sie beschrieben hat. Weiterhin werden gründliche praktische Erfahrungen unter entsprechender Anleitung/Supervision benötigt. Ähnliche qualitative Anforderungen an Fort- und Weiterbildung gelten für den Bereich der Sozialarbeit/Sozialpädagogik und verwandter Berufe. Neben der grundständigen Ausbildung bedarf es einer weiteren Zusatzqualifikation zum Erwerb einer Handlungskompetenz für den Bereich der „Sozialen Therapie mit älteren und alten Menschen". Diese Zusatzqualifikation kann nach vorliegenden eigenen Erfahrungen durch langfristige Fortbildungsseminare oder im Rahmen eines postgradualen Studiengangs für Sozialarbeiter/Sozialpädagogen an einer Hochschule erreicht werden (*Radebold/Gruber,* 1979).

Neben der Wahrnehmung therapeutischer Aufgaben werden die Berufsgruppen dringend einer zusätzlichen Lehr- und praxisorientierten Forschungsqualifikation zur Weiterbildung dieses Bereichs bedürfen. Besonders im Bereich der Aus-, Weiter- und Fortbildung und zur Hilfestellung für das Personal entsprechender Alterseinrichtungen (u. a. Gruppenarbeit mit dem Personal) wird eine umfangreiche Hilfestellung durch entsprechend therapeutisch Weitergebildete zur Bearbeitung der Einstellungen, Vorurteile und Schwierigkeiten in der Interaktion mit Patienten/Klienten benötigt.

Die Zahl der therapeutisch qualifizierten Fachkräfte für den Altersbereich wird sich aus mehreren Gründen nur langfristig zahlenmäßig vergrößern lassen:

— Bisher interessieren sich nur wenige Ärzte/Psychiater/Psychologen für den Bereich Altern und Alter und eine entsprechende therapeutische Arbeit;

— stehen bisher keine Praxisinstitutionen als Lernfelder in ausreichendem Umfang zur Verfügung (z. B. Beratungsstellen, Kliniken);

— verfügen nur wenige Fachkräfte über eigene therapeutische Erfahrungen mit Älteren und stehen daher nicht für Supervision zur Verfügung;

— mangelt es an entsprechenden Lehr- und Unterrichtsmaterialien (z. B. Lehrbücher).

— Dazu besteht zusätzlich die Gefahr, daß die Älteren in Zukunft eher umgekehrt durch für diesen Zweck weniger qualifizierte Berufsgruppen versorgt werden, wie z. B. durch den vielerorts propagierten Beruf des „Sozialassistenten", der sich mit dem Berufsabschluß auf einer Fachakademie (z. B. in Baden/Württemberg) speziell um die Zielgruppe der älteren Menschen kümmern soll.

Die Verbesserung des therapeutischen Angebotes in quantitativer und qualitativer Hinsicht für die Versorgungssysteme der Psychotherapie/Psychosomatik und der Sozialen Therapie, für die Gerontopsychiatrie und als Hilfestellung (Beratung/Anleitung/Supervision) für weitere soziale, rehabilitative und pflegerische Berufe wird folgender Schritte bedürfen:

— Verbesserung der oben beschriebenen Defizite;

— Durchführung gezielter Öffentlichkeitsarbeit, sowohl im wissenschaftlichen Bereich (Medizin/Psychiatrie, Psychologie usw.) im Hinblick auf Behandelbarkeit entsprechender Störung/Erkrankung im Alter, bei den Trägern entsprechender Einrichtungen und bei den Älteren ihrer Angehörigen selbst;

— verstärktes Angebot an Fort- und Weiterbildung, u. U. im Rahmen einer Zusatzqualifikation;

— Aufbau einer gemeinsamen Basisdokumentation zur Erfassung der angewandten therapeutischen Verfahren zur Ermöglichung systematischer Forschungsarbeit im Bereich der vergleichenden Therapieforschung, zur Entwicklung von Indikations-, Prognose- und Beurteilungskriterien nebst entsprechenden Testverfahren.

Zusammenfassung

Ausgehend von einer kurzen Diskussion bisher bekannter Behandlungsmöglichkeiten im Bereich der Psycho- und Sozialen Therapie werden ihre Anwendungsbereiche (Behandlungsformen, behandelbare Krankheitsgruppen und institutionelle und weitere Gegebenheiten) dargestellt. Dabei wird besonders die Situation in der Bundesrepublik Deutschland berücksichtigt. Auffallend ist die Diskrepanz der Möglichkeiten zum bestehenden Bedarf, welche unter anderem auf Voreingenommenheit und Unkenntnis der Älteren einschließlich ihrer Umwelt, der allgemeinen Öffentlichkeit und die ablehnende Einstellung der Psychotherapeuten gegenüber der Behandlung Älterer zurückgeführt wird.

Summary

A short discourse describing the better known treatment modalities in the area of psychotherapy and psychosocial therapy is followed by an explanation of different areas of use (methods of implimentation, types of treatment-groups, and institutional as well as other relevant influences). This is presented with special regard to the situation in the Federal Republic of Germany (W. Germany). Worthy of special emphasis is the discrepancy between the existing needs for such treatment possibilities and the degree to which the need is fulfilled. This discrepancy is largely due to the prejudices and the lack of knowledge of such psychological supports among the elderly population and their families, as well as the remaining population; this is also the result of the discriminatory attitude of psychotherapists toward the elderly population.

1. Bericht zur Lage der Psychiatrie in der Bundesrepublik Deutschland — Zur psychiatrischen und psychotherapeutisch-psychomatischen Versorgung der Bevölkerung, Deutscher Bundestag, 7. Wahlperiode, Drucksache 7/4200, 1975. — 2. *Crombach, G.*, Verhaltenstherapie bei einer chronifizierten endogenen Depression, Nervenarzt **48**, 651 (1977). — 3. *Junkers, K.*, Gerontopsychiatrie — die psychologische Dimension, in: Das ärztliche Gespräch, Tropon-Symposien 1979 (im Druck). — 4. *Lawton, M. P.*, Geropsychological Knowledge as a Background for Psychotherapy with Older People, Geriat. Psychiat. **9**, 221 (1976). — 5. *Lewis, M., R. Butler*, Life-review therapie: putting memories to work in individual and group psychotherapy, Geriatrics **29**, 166—173 (1974). — 6. *Nevruz, N., M. Hruska*, The Influence of unstructured and structured Group Psychotherapy with Geriatric Patients on their Decision to leave the Hospital, Intern. J. Group Psychother. **19**, 72—78 (1969). — 7. *Malzahn, B.*, Psychotherapie im Alter? Ein empirischer Beitrag zu medizinisch-soziologischen Aspekten der Gerontologie, Inaugural-Dissertation Ulm 1974. — 8. *Müller, Ch.* (Hrsg.), Bibliographische Gerontopsychiatrica (Bern, Stuttgart, Wien 1973). — 9. *Oesterreich, K.*, Psychiatrie des Alterns (Heidelberg 1975). — 10. *Petrilowitsch, N.*, Probleme der Psychotherapie alternder Menschen, Bibliotheca Psychiatrica et Neurologica 123, 1—108 (1964). — 11. *Petzold, H.*, Der Gestaltansatz in der psychotherapeutischen, soziotherapeutischen und pädagogischen Arbeit mit alten Menschen, Gruppendynamik 8, 32—48 (1977). — 12. *Radebold, H., H. Bechtler, I. Pina*, Psychosoziale Arbeit mit älteren Menschen (Freiburg 1973). — 13. *Radebold, H.*, Psychoanalytische Gruppenpsychotherapie mit älteren und alten Patienten (II. Mitteilung über spezifische Aspekte), Z. Gerontologie 9, 128—142 (1976). — 14. *Radebold, H.*, Psychotherapie und Soziale Therapie in und durch Gruppenprozesse, in: Das ärztliche Gespräch, Tropon-Symposien 1979. — 15. *Radebold, H.*, Psychosomatische Aspekte des Alterns und Alters, in: Lehrbuch der Psychosomatik, Hrsg. *Th. von Uexküll* 1979 (im Druck). — 16. *Radebold, H., F. Gruber*, Psychosoziale Gerontologie — Bericht über einen Modellversuch zur Curriculumentwicklung für die Altenarbeit/Altenhilfe unter Mitarbeit von Sozialarbeitern als Praxisexperten (Freiburg 1979). — 17. *Schulte, W.*, Psychotherapie im höheren Lebensalter unter Ausnützung der autoprotektiven Mechanismen in der Involution, Z. Alternsforsch. 20, 129—133 (1967). — 18. *Wolff, K.*, The Emotional Rehabilitation of the Geriatric Patient (Springfield/Illinois 1970). — 19. *Wolk, R. L., A. I. Goldfarb*, The Response to Group Psychotherapy of Aged Recents Admissions Compared with long-term Mental Hospital Patients, Amer. J. Psychiat. 123 (1251—1257).

Anschrift des Verfassers:
Prof. Dr. med. *Hartmut Radebold*, OE 16 / Interdisziplinäre Arbeitsgruppe
für Angewandte Soziale Gerontologie, Gesamthochschule Kassel, Heinrich-Plett-Str. 40, D-3500 Kassel

Zusammenfassende Bearbeitung eines Referats am 23.2.1978
Interventions-Symposium der Deutschen Gesellschaft für Gerontologie

Interventionsmaßnahmen im Altenzentrum

Erfahrungen und Grenzen in der Praxis, dargestellt am Beispiel des Hufeland-Hauses in Frankfurt am Main

S. Gössling

Die Erkenntnis, daß es mit den üblichen Maßnahmen der Altenhilfe nicht weitergehen konnte, war vor vier bis fünf Jahren der Ausgangspunkt des Modell-Versuches „Hufeland-Haus" in Frankfurt. Bei der Betrachtung der Altenhilfe in der Region ergab sich eine ausgesprochene Negativ-Bilanz. Vordergründig ging es mithin nicht um die Umsetzung wissenschaftlicher Erkenntnisse in die Praxis, sondern um die beabsichtigte Berichtigung des als ungut erkannten Ist-Zustandes. Wir wußten aus den Erfahrungen unserer europäischen Nachbarn um andere Möglichkeiten, Altenhilfe in einem begrenzten Raum zu planen und zu organisieren. Es erschien uns sinnvoll, dort gewonnene Erfahrungen Schritt für Schritt in Probeläufen auf Übertragbarkeit zu prüfen, dabei anderswo erkannte Fehler zu vermeiden.

Besonders problematisch erschien aus der Sicht der Betroffenen und der Praxis, Hilfsmaßnahmen verschiedener Träger für einen älteren oder behinderten Menschen so miteinander zu verknüpfen, daß daraus ein einheitliches Angebot wurde. Der Hilfesuchende konnte selbst mit Unterstützung einer Stelle nicht die Angebote aller Träger in der Region erreichen. Zum anderen gab es kaum Angebote prophylaktischer Art. Die Maßnahmen verstanden sich kaum als Hilfen zur Verhütung von Schwierigkeiten im Alter, sondern setzten erst dann ein, wenn diese Schwierigkeiten bereits entstanden waren. Es darf als selbstverständlich unterstellt werden, daß die Mitarbeiter wirklich helfen wollten. Aber als Folge der Ausgestaltung der Leistungen ergab sich nicht Unterstützung der Selbständigkeit. Im Vordergrund standen vielmehr Elemente der Betreuung, Bewahrung und Versorgung. Es konnte nicht ausbleiben, daß deshalb ein erheblicher Teil der Maßnahmen einer entsprechend definierten Nachfrage entsprach, aber nicht bedarfsgerecht war. Schließlich erkannten wir immer deutlicher die Unmöglichkeit, in Zukunft sinnvolle und bedarfsgerechte Altenhilfe anzubieten, wenn therapeutische Bemühungen immer nur anderswo stattfanden, wenn die Altenhilfe innerhalb ihrer Leistungsstrukturen weiterhin glaubte, auf Therapie verzichten zu müssen.

Von diesen Überschriften ausgehend möchte ich versuchen, beispielhaft die bei uns angebotenen Maßnahmen darzustellen. Einer besonderen Beurteilung muß es überlassen bleiben, ob es sich hier in der Tat um Interventionsmaßnahmen handelt oder ob andere Bezeichnungen dafür zu finden sind.

In unseren Zusammenhängen jedenfalls verstehe ich unter Intervention jene Maßnahmen, die Abbauprozesse im Alter verhindern, einhalten oder umkehren wollen.

Wir erkannten fünf Ziele:

1. Einfügung der Therapie in die Leistungsstrukturen der Altenhilfe,
2. Verhinderung nicht bedarfsgerechter Maßnahmen,
3. Unterstützung der Selbständigkeit durch Hilfen zur Selbsthilfe,
4. Verhütung von Schwierigkeiten im Alter durch entsprechende Angebote,
5. Installierung einer zentralen Hilfevermittlung für die Region.

Therapie

Ärztliche Bemühungen in der institutionalisierten Altenhilfe beschränkten sich nicht selten auf die Therapie interkurrenter akuter Erkrankungen. Nun wurde in unserem Hilfezentrum ein generelles therapeutisches Angebot eröffnet, mit Zugang für jedermann mit ärztlicher Verordnung, nicht nur für Alte oder Behinderte. Wir unterscheiden dort drei Bereiche:

a) Physiotherapie mit funktioneller Bewegungstherapie, vor allem Gehschule, und Krankengymnastik im Mittelpunkt,

b) Ergotherapie mit funktioneller Beschäftigungstherapie, Maßnahmen zum Training im Alltag benötigter Fähigkeiten und Fertigkeiten, Sprachheilbehandlung, Schreibschule, Sozialtherapie,

c) Hydro- und physikalische Therapie mit Bewegungsbad, medizinischen Bädern, Massagen, Elektrotherapie u. a. m.

Bewußte Abkehr vom Gedanken der Versorgungspflege und Hinwendung zu reaktivierender Pflege erfordern zielbewußte Angebote zur Verringerung des Grades der Abhängigkeit von fremder Hilfe. Damit war auch dem Pflegedienst ein Programm vorgegeben, das mehr als bestmögliche Pflege und Versorgung verlangt. Der Patient soll vielmehr unter eigener Mitwirkung ein Stadium erreichen, in dem er pflegerische Hilfe nur soweit in Anspruch nimmt, wie er selbst dazu nicht oder noch nicht in der Lage ist.

Weniger mobile Patienten, die nicht imstande sind, ohne andere die Sprechstunde eines Facharztes aufzusuchen, werden nach Terminvereinbarung und bei gleichzeitiger Regelung von Formalitäten zu Augenärzten, Hals-Nasen-Ohren-Ärzten, Zahnärzten gebracht. Mit Hilfe eines inzwischen ausgebauten Begleit- und Fahrdienstes können sie danach vielleicht wieder besser sehen, hören oder beißen, mit neuer Brille, Hörhilfe oder Gebiß. Dieser Dienst, auch zuständig für das Holen und Bringen der teilstationären Patienten, befördert vor allem dann zu diagnostischen oder therapeutischen Maßnahmen aller Art, wenn öffentliche Verkehrsmittel nicht in Betracht kommen, ein Transport mit Krankenwagen aber dennoch nicht angezeigt ist oder den Zweck nicht erfüllen könnte. Bei diesem Beispiel sei darauf hingewiesen, daß alle Angebote nicht nur den stationären und teilstationären Patienten im *Hufeland-Haus* gelten, sondern von allen älteren oder behinderten Menschen in der Region erreichbar sind.

Im Zusammenhang mit der Aufnahme eines alten Menschen in ein Heim erweist es sich oft als wichtig, ein Minimum an Diagnostik nachzuholen. Viel zu oft stehen auf den Einweisungspapieren Sammelbezeichnungen, die es dem nachbehandelnden

Arzt in der Einrichtung nicht erlauben, darauf aufzubauen. Als „Diagnose" werden vorzeitiger Marasmus, Altersgebrechlichkeit, Zerebralsklerose angegeben. Je günstiger sich die Angebote in unserer Therapie-Abteilung gestalteten, um so notwendiger war es zu erfahren, welche Erkrankungen das Zustandsbild hervorgerufen hatten, um welche behandlungsbedürftigen Krankheiten es sich handelt. Sind auf entsprechenden Vordrucken Art und Umfang schwerer Pflegebedürftigkeit angekreuzt (Bettlägerigkeit, Hilflosigkeit, Inkontinenz) und wird darauf anschließend festgestellt, es handele sich um normalen Altersabbau, kann das nicht länger akzeptiert werden. Therapeutisch-rehabilitative Angebote müssen sich an den vom Arzt festzustellenden Ursachen und an den Auswirkungen orientieren.

Bedarf

Bei der Verhinderung nicht bedarfsgerechter Hilfen muß nicht nur eine Unterversorgung, sondern vor allem auch Überversorgung vermieden werden. Das traditionelle Altenheim begünstigte mit seinen Strukturen eher die Passivierung des alten Menschen. Jetzt sollte eher Hilfe zur Selbsthilfe geleistet werden, die Bedarfsgerechtigkeit der angebotenen Maßnahmen muß sich als Prinzip der Altenhilfe durchsetzen. Dem dienen vor allem Kurzzeit-Aufnahmen ins Altenkrankenheim zur Klärung der individuellen Notwendigkeiten und Möglichkeiten. Bei einer nicht geringen Zahl von Fällen stellt es sich als überaus schwierig heraus, eine solche Aufklärung im häuslichen Bereich durchzuführen.

Einzelfallbesprechungen der beteiligten Mitarbeiter versuchen, durch ein bedarfsgerechtes Angebot die nächsten Weichen zu stellen. Beteiligt sind Pflegedienst, Therapie und Sozialdienst mit dem Recht, jederzeit den Namen eines Patienten auf die Tagesordnung zu setzen. Für alle damit befaßten Mitarbeiter besteht dann Anwesenheitspflicht, die als erforderliche zusätzliche Belastung akzeptiert wird. Geregelte Besprechungen im Team finden inzwischen ständig in allen Arbeitsbereichen statt und haben sich als hervorragend geeignetes Instrument zur Verhinderung nicht bedarfsgerechter Maßnahmen erwiesen.

Mit Einrichtung einer Aufnahmestation haben wir dafür gesorgt, daß alle stationär aufgenommene alte Menschen zunächst dahin gelangen, wo die Möglichkeiten zur Aufklärung besonders gut sind. Zum günstigeren Pflegepersonalschlüssel kommen die besonderen Bemühungen der therapeutischen Mitarbeiter und des Sozialdienstes. Dabei werden die Nachteile (für Patienten und Personal) um der Vorteile willen in Kauf genommen. Nach Ablauf einer Zeitspanne, die von einigen Wochen bis zu einigen Monaten reichen kann, wird dem Patienten ein Angebot gemacht. Am Zustandekommen sollte er soweit möglich selbst mitgewirkt haben. Zwischen den Extremen, der Verlegung auf eine andere Station für nicht absehbare Zeit und der Entlassung nach Hause, kommen zahlreiche Kombinationen unter Einbeziehung des teilstationären Bereichs, der ambulanten Möglichkeiten, der mobilen Hilfsdienste in Frage.

Selbständigkeit

Eine Reihe von Beispielen für Hilfen zur Selbsthilfe muß das Gemeinte verdeutlichen. Häusliche Selbständigkeit kann in vielen Fällen erhalten bleiben, wenn Hilfen zur Haushaltsführung im Rahmen der mobilen Dienste die sonst nötige Heimaufnahme verhindern. Reaktivierung als Pflegeprinzip gehört hierhin, weil nur nach Abkehr von der Versorgungspflege pflegerische Dienste so einsetzbar sind, daß sie sich im Laufe der Zeit zunehmend selbst entbehrlich machen. Das Tagespflegeheim im *Hufeland-Haus* (es war das erste in der Bundesrepublik) versteht sich als Glied zwischen stationären und ambulanten Hilfen. Teilstationäre Maßnahmen machen es möglich, das volle Leistungsangebot der stationären Einrichtung auszuschöpfen, aber dennoch die Selbständigkeit in der häuslichen Umgebung und die sozialen Kontakte in vollem Umfang aufrechtzuerhalten.

Auch vorübergehende Aufnahmen sind in diese Liste einzuordnen. Bei häuslichen Krisen, bei zeitweiligem Ausfall der Betreuungsperson, bei Erholungsbedürftigkeit der Familie kommt der pflegebedürftige alte Mensch ins Heim. Er hat aber die Gewißheit, daß nach Ablauf einer notwendigen Zeit auch wieder die Entlassung nach Hause erfolgt. Hierbei, aber auch für manche anderen Beispiele erscheint es mir aus der Sicht des alten Menschen wichtig, daß die reale Möglichkeit der Entlassung immer wieder demonstriert werden kann. Wenn es immer mehr Beweise dafür gibt, daß man in eine solche Institution nicht nur hinein-, sondern auch wieder herauskommt, hat die stationäre Aufnahme viel von ihrem Schrecken verloren. Das herkömmliche Alten- und Pflegeheim als Endstation für fast alle wird dann auch immer weniger gefragt sein.

In diesem Zusammenhang möchte ich auf unsere beschützten Wohnungen im Bereich des Altenwohnheims hinweisen. Bei völlig selbständiger Haushaltsführung gibt es keine obligatorischen Versorgungsleistungen. Andererseits sind alle Dienstleistungen der Einrichtung im Bedarfsfall jederzeit abrufbar. Dazu gehören nicht nur Reinigungsdienste, Verpflegung, Wäschedienste, sondern selbstverständlich auch pflegerische Hilfen.

Erwähnung in bezug auf die Selbständigkeit verdienen auch der stationäre Mittagstisch und die „Diät auf Rädern" als Möglichkeiten, Heimaufnahmen zu vermeiden.

Zwischenbilanz

Im Jahre 1971 waren etwa 95 % der Patienten im Pflegeheim als bettlägerig zu bezeichnen. 1977 mußten im Altenkrankenheim nur noch 10 % auch den Tag im Bett verbringen. Eine vorherige Auswahl im Sinne einer Selektierung nach Rehabilitations-Chancen fand und findet nicht statt.

1971 gab es zwar Verlegungen in andere Einrichtungen gleicher oder höherer Anforderungsstufe, aber nahezu niemals eine Entlassung aus dem Pflegeheim. Im Jahre 1977 konnten immerhin 50 % der dort Aufgenommenen das Altenkrankenheim wieder verlassen, entweder nach Hause oder in Einrichtungen geringerer Anforderungsstufe (Altenheim, Altenwohnheim).

Innerhalb der Region kann sich das Angebot der Altenhilfe nunmehr tatsächlich an den Umständen des Einzelfalls orientieren. Es ist möglich geworden, die Hilfen anzubieten, die notwendig sind. Demgegenüber war früher von einer relativ niedrigen Schwelle an in Ermangelung bedarfsgerechter Angebote die Heimbedürftigkeit gegeben. Dabei sollte man nicht verkennen, daß auch eine Prüfung der Möglichkeiten in der Regel nicht stattfand. Weil es ohnehin kaum Alternativen zum Heim gab, wäre sie damals auch meistens sinnlos gewesen.

Prophylaxe

Wegen unserer Angebote zur Verhütung von Schwierigkeiten im Alter möchte ich beispielhaft hinweisen auf altersgerechte Gymnastik, Schwimmkurse für alte Menschen, Werken, Basteln, Singen, Tanzen, Hobbykreise, aber auch auf kulturelle und gesellschaftliche Veranstaltungen. Beim Feiern von Festen im Heim werden die Nichtheimbewohner eingeladen, viele Veranstaltungen draußen besucht man vom Heim aus.

In der Region ist ein Besuchs- und Beratungsdienst tätig, der einer Isolierung entgegenwirkt, Hilfen zur Kommunikation anbieten möchte und eine Aufgabe im Bereich der Nachsorge hat. Wer einmal Hilfen erfuhr und dann wieder zur selbständigen Lebensführung zurückkehrte, kann darauf vertrauen, daß er auch in der Folge nicht alleingelassen wird, daß evtl. neu entstehende Notwendigkeiten rechtzeitig genug besprochen und erkannt werden.

Die Sozialtherapie im Hause bietet Anfänge einer sozialen Gruppenarbeit mit älteren Menschen, aber auch individuelle Krisenhilfe in Situationen, die sich auf den familiären, den wirtschaftlichen oder allgemein auf den Sozialbereich beziehen. Unsere Mitarbeiter, beispielsweise die der Ergotherapie, gehen immer mehr dazu über, vor einer Entlassung aus dem stationären Bereich die Wohnverhältnisse zu betrachten, Anregungen für eine Umgestaltung zu geben, während gleichzeitig der Sozialdienst die nachbarschaftlichen Kontakte im Blick hat, gelegentlich versucht, Nachbarschaftshilfen aufzubauen. Besonders wichtig ist uns die frühzeitige und permanente Einbeziehung der Familienangehörigen.

Zentrale Hilfevermittlung

Ein wichtiger und unverzichtbarer Baustein in diesem Gefüge ist die zentrale Hilfevermittlung für die Region, Anlaufstelle für die Hilfesuchenden und ihre Bezugspersonen. Es geht hier darum, den Zugang zu den Leistungen aller Träger zu eröffnen, die Hilfen verschiedener Träger zu bündeln, damit eine Kooperation zu gewährleisten und schließlich die Durchlässigkeit der Hilfearten zu garantieren.

Zusammenfassung der fünf Komplexe

Der Katalog der Beispiele für „Maßnahmen" im Arbeitsbereich des *Hufeland-Hauses* ließe sich noch erweitern. Andererseits halte ich die getroffene Auswahl für typisch und fasse sie zusammen:

1. Betrieb eines Therapie-Zentrums für stationäre, teilstationäre und ambulante Patienten mit Physio-, Ergo-, Hydro- und physikalischer Therapie,
2. gezielte Bemühungen zur Verringerung des Grades der Abhängigkeit von fremder Hilfe, insbesondere von pflegerischen Hilfen, z. B. durch Gehschule und Training der Alltagsverrichtungen,
3. fachärztliche Hilfe zur Verbesserung von Körperfunktionen (Brille, Hörhilfe, Gebiß),
4. in der Regel nachzuholendes Minimum an Diagnostik,
5. Kurzzeit-Aufnahmen zur Klärung von Möglichkeiten und Notwendigkeiten,
6. Einzelfall-Besprechungen zur „Weichenstellung" und institutionalisierte Teambesprechungen,
7. Zugang zu stationären Hilfen über die Aufnahme-Station,
8. mobile Hilfsdienste als Hilfen zur Haushaltsführung, zur Verhinderung von Heimaufnahmen,
9. Reaktivierung als Prinzip der Pflegearbeit (anstelle früherer Versorgungspflege),

10. Tagespflegeheim als teilstationäres Angebot zwischen ambulanten und stationären Hilfen,

11. vorübergehende Heimaufnahmen bei häuslichen Krisen,

12. beschützte Wohnungen mit abrufbaren Dienstleistungen,

13. stationärer Mittagstisch, Diät auf Rädern,

14. altersgerechte Gymnastik, Schwimmkurse, Werken, Basteln, Singen, Tanzen, Hobbykreise,

15. kulturelle und gesellschaftliche Veranstaltungen,

16. Besuchs- und Beratungsdienst gegen Isolierung als Hilfe zur Kommunikation, zur Nachsorge,

17. Sozialtherapie, z. B. Gruppenarbeit, individuelle Krisenhilfe,

18. Nachsorge in Bezug auf Wohnverhältnisse, Familie, Nachbarn und rechtzeitige Erkennung neuer Notwendigkeiten,

19. zentrale Hilfevermittlung als Anlaufstelle mit Zugang zu den Leistungen aller Träger,

20. „Bündelung" von Hilfen verschiedener Träger, Gewährleistung der Kooperation,

21. Durchlässigkeit der Angebote, z. B. bei Überführung von einer Hilfeart in die andere, auch mit geringer werdender Anforderungsstufe.

Schwierigkeiten

Aus den bestehenden Schwierigkeiten lassen sich unschwer die Grenzen in der Praxis, nämlich bei Verwirklichung, Durchsetzung oder Verbesserung der Angebote, ableiten.

Die ärztliche Beteiligung ist unzulänglich gelöst. Abgesehen von Ausnahmen, müssen wir uns zu einer „Geriatrie ohne Geriater" bekennen. Die Ärzte haben keine ausreichende Ausbildung auf diesem Gebiet und kaum entsprechende Fortbildung. Oft fehlt es am persönlichen Engagement. Manchmal erschreckt uns ein ausgeprägtes Desinteresse am Schicksal der Alten, und zwar nicht nur an deren sozialem, sondern auch am biologischen Schicksal. Schließlich sind die in einem solchen Bezugssystem vom Arzt erwarteter Leistungen nicht immer „kassenüblich" und in bezug auf Kostendämpfungsprogramme unpassend. Daß es trotz dieser heftig zu kritisierenden Rahmenbedingungen und trotz schwerwiegender Mängel mit Hilfe auch von Ärzten möglich war, das bisher Erreichte zu erlangen und zu bewahren, erlaubt eine nicht nur negative Einschätzung künftiger Entwicklungs-Chancen.

Hinzu kommen Probleme der Finanzierung der laufenden Betriebskosten. Durch Angriffe auf den Stellenplan aus finanziellen Erwägungen droht im stationären Bereich der aktivierenden Pflege und damit der Rehabilitation alter Menschen Gefahr. Bei den ambulanten Diensten sind wichtige Leistungen überhaupt nicht abrechnungsfähig, für andere fehlt es an einer ausreichenden gesetzlichen Regelung der Kostenträgerschaft. Generell gilt, daß der sogenannte „Pflegefall" wichtige Ansprüche gegen seine Krankenkasse verloren hat. Für Maßnahmen zur Rehabilitation, die nicht auch einer beruflichen Wiedereingliederung dienen, lehnen die Krankenkassen eine Kostenübernahme ab. Im stationären und teilstationären Bereich werden Möglichkeiten der Aktivierung auch im Sinne einer gesundheitlichen Verbesserung dann nicht mehr gesehen, wenn ein bestimmtes Lebensalter erreicht ist oder ein Arzt (in der Regel in einem Akutkrankenhaus) das Ende der Behandlungsbedürftigkeit behauptet hat. Die Bereitschaft zur Verordnung therapeutischer Leistungen zu Lasten einer Krankenkasse hat dann deutliche Grenzen.

Nahezu alle Schwierigkeiten lassen sich ursächlich überwiegend oder auch auf das nach wie vor nicht korrigierte negative Altersbild zurückführen. Es existiert nicht nur anonym in der „Gesellschaft", sondern beherrscht die Vorstellungen und das Verhalten vieler Betroffener. Dazu gehören außer Meinungsmachern in der Öffentlichkeit, Politikern, Ärzten, Mitarbeitern und nicht wenigen Verantwortlichen bei den Leistungsträgern auch Angehörige der alten Menschen und diese selbst.

Alle Chancen für eine positive Entwicklung der Altenhilfe liegen einerseits in vorzeigbaren, meßbaren Erfolgen und andererseits in einer Verdeutlichung umsetzbarer wissenschaftlicher Erkenntnisse begründet. Je weniger beides gelingt, um so zwangsläufiger scheint mir ein fortschreitender Leistungsabbau vorprogrammiert zu sein. Je besser beides gelingt, um so günstiger sind die Aussichten für eine bessere Altenhilfe zu beurteilen, deren Möglichkeiten und Grenzen wir inzwischen einschätzen können.

Zusammenfassung

Im Hinblick auf die als notwendig erkannte Verbesserung der Möglichkeiten und Berichtigung der Ziele von Hilfen für alte Menschen erschien es uns sinnvoll, in einem begrenzten Raum („Region") Altenhilfe neu zu planen und zu organisieren. Erfahrungen aus dem Ausland sollten Schritt für Schritt auf ihre Übertragbarkeit geprüft und nach Absolvierung von Probeläufen als „Interventionsmaßnahmen" wirksam werden.

Unter Hinzufügung der Erkenntnisse bei uns ergaben sich als Ziele die Einfügung der Therapie in die Leistungsstrukturen, die Verhinderung nicht bedarfsgerechter Maßnahmen, die Unterstützung der Selbständigkeit durch Hilfen zur Selbsthilfe, die Verhütung von Schwierigkeiten im Alter durch entsprechende Angebote und die Installierung einer zentralen Hilfevermittlung für die Region.

Innerhalb dieser fünf Komplexe wird eine Auswahl von Beispielen angeboten, um die praktische Arbeit im *Hufeland-Haus* darzustellen. Es gehören dazu u. a. der Betrieb eines Therapie-Zentrums mit Physio-, Ergo-, Hydro- und physikalischer Therapie, Reaktivierung als Prinzip der Pflegearbeit, mobile Hilfsdienste zur Verhinderung von Heimaufnahmen, das Tagespflegeheim als teilstationäres Angebot, beschützte Wohnungen mit abrufbaren Dienstleistungen, Sozialtherapie, Nachsorge, Verhütung von Schwierigkeiten im Alter, Bündelung von Hilfen verschiedener Träger und Analysen des individuellen Bedarfs an Hilfen.

Die Grenzen des Möglichen werden von den Auswirkungen bestehender Schwierigkeiten bestimmt. Es handelt sich vor allem um die unzulänglich gelöste ärztliche Beteiligung und um die Probleme der Finanzierung. Die Ursachen lassen sich zumeist auf das negative Altersbild zurückführen, das immer noch die Vorstellungen und das Verhalten vieler bestimmt. Notwendig für eine positive Entwicklung der Altenhilfe sind vorzeigbare, meßbare Erfolge der Maßnahmen und die Verdeutlichung umsetzbarer wissenschaftlicher Erkenntnisse für die praktische Arbeit.

Summary

By asking what could be done to improve the quality of life for elderly people we found that we had to begin with the quality of services. What we provide should no longer determine to the greatest extent what people will accept but that which they will desire and need. We tried to learn from foreign experiences, to add our knowledge, and to start pilot schemes. Measures of intervention however had to keep in mind the new aims of all service provisions including residential care. These aims I would like to describe as new accents. The five accents of most interest to us are

— recognizing a therapeutic task for the social service structures,
— preventing services from making a false conception of demands,
— supporting all efforts to meet needs by activating own faculties,
— teaching how to prepare against the well known risk factors of the aged,
— initiating a centre for advice and assessment competent in dealing with all types of assistance.

Examples of methods and measures can be given from five years of experience in *Hufeland-Haus*. They give an impression of the attempts in the way to cope with the needs of the elderly: Physio-, Occupational-, Hydro-, and physical therapies, nursing seen as part of activation and self reliance training, ambulant services to minimise residential care, day hospital / day centre, sheltered housing offering accomodation with increasing levels of support from health and social services, social therapy and social group work, evaluation of the potential for rehabilitation as first line of assessment.

The borders of possibilities are set by actual problems, such as the depressing lack of medical assistance and advice by general practitioners and the system of financing the costs of providing services outside the field of residential care. These great drawbacks are caused by negative attitudes and images relating to elderly people. So we have to present real successes and to demonstrate that scientific knowledge can be usefully integrated into practical work.

Anschrift des Verfassers:
Siegfried Gössling, Wilhelmshöher Straße 34, 6000 Frankfurt/M. 60

Kuratorium Deutsche Altershilfe, Institut für Altenwohnbau, Köln

Interventionsmaßnahmen in der Bundesrepublik Deutschland – gegenwärtiger Stand der Altenhilfe

W. Rückert

A.
Vorbemerkungen über einige Bestimmungsgründe für die Situation der Altenhilfe in der Bundesrepublik Deutschland

Ehe ich auf einzelne Maßnahmen im Bereich der Altenhilfe eingehe, möchte ich einiges zu einigen meiner Ansicht nach bedeutsamen Bestimmungsgründen für die derzeitige Situation im Altenhilfebereich sagen. Diese Bestimmungsgründe könnten ihrerseits als Ansatzpunkt für Interventionsmaßnahmen gesehen werden.

1. Priorität des Zieles „Schematische Verbesserung des Individualeinkommens"

Im System sozialer Hilfen der Bundesrepublik besteht ein Konflikt zwischen dem Ziel „Schematische Verbesserung des Individualeinkommens" und dem Ziel „Verbesserung der Lebensvoraussetzungen durch soziale Dienste und Einrichtungen" (*Achinger*, 1966), wobei die Politik aus wahltaktischen Erwägungen „in der Regel für die schematische Einkommenshilfe und gegen die Verbesserung der sozialen Dienste und Einrichtungen entscheidet" (*Achinger*, 1966). Dadurch ergibt sich im Bereich der Altenhilfe z. B. die Situation, daß der gesunde Pensionär im Regelfall eine verhältnismäßig hohe Rente beziehen kann, während der auf ein Pflegeheim angewiesene Rentner mit einem geringen monatlichen Taschengeld im Regelfall Sozialhilfeempfänger wird (KDA-Gutachten, 1974).

2. Vergleichsweise geringes Ansehen der Altenhilfe

Die Altenhilfe genoß lange Zeit – ähnlich wie die Psychiatrie, wenn auch nicht ganz so stark ausgeprägt – ein vergleichsweise geringes gesellschaftliches Ansehen, das sich auch in Mark und Pfennig ausdrückt. Dadurch wurde und wird immer noch eine positive Auswahl der sächlichen und der personellen Ressourcen behindert.

3. Wissenschaftliche Fundierung von Strategien und Maßnahmen der Praxis unterentwickelt

Die Praxis der Altenhilfe mußte in der Vergangenheit ihre Strategien und Maßnahmen nahezu ohne Hilfe der einschlägigen Wissenschaften entwerfen. Dies liegt weniger am Problembewußtsein der Wissenschaftler als an ihrer geringen Zahl.

Die Zahl der deutschen Gerontologen reicht noch nicht einmal aus, die z. T. sehr praxisbezogenen Forschungsergebnisse des Auslandes mit einem vertretbaren time-lag zu rezipieren und in verwertbares Planungs- und Handlungswissen umzuformen oder zumindest in Modellversuchen auf seine Verwertbarkeit unter deutschen Verhältnissen zu überprüfen.
(Beleg hierzu: „Guidelines to Treatment Approaches" — noch nicht in Deutschland veröffentlicht.)

4. Abkehr vom Defizitmodell schuf im letzten Jahrzehnt ein günstiges Klima für den Interventionsgedanken

Zwar mußte die Praxis ihre konkreten Strategien und Maßnahmen weithin ohne Hilfe der einschlägigen Wissenschaften planen, aber die Diskussion neuer Ergebnisse der Grundlagenforschung — vor allem die Infragestellung des Defizitmodells in der Soziologie des Alters, der Psychologie und etwas später auch der Psychiatrie des Alters — hat einen *Umdenkungsprozeß* bei den Verantwortlichen im Altenhilfebereich in Gang gesetzt.

In gleicher Weise wirkten und wirken immer noch engagierte Einrichtungen und ihre führenden Persönlichkeiten, die ihre pragmatischen Vorbilder oft in der Schweiz, England, Holland und Skandinavien fanden. Sie lenkten die *Programmatik der Altenhilfe* auf *Aktivierung* und *Rehabilitation*.

Seitdem richten die Spitzenverbände der Wohlfahrtspflege, deren Einrichtungen im Bereich der Altenhilfe dominieren, ihre Aus-, Fort- und Weiterbildungsarbeit verstärkt auf diesen Programmpunkt ein. Der Schwerpunkt liegt allerdings mehr bei medizinisch-biologisch ausgerichteten Rehabilitationsmaßnahmen.

Selbst bei diesen Maßnahmen sind dann in der Praxis die Mitarbeiter weitgehend auf ihr meist laienhaftes eigenes Wissen und Verständnis angewiesen und können kaum mehr als „herumrehabilitieren".

5. Modellförderung aus Mitteln des Deutschen Hilfswerkes und des Bundesministeriums für Jugend, Familie und Gesundheit (BMJFG) war richtungsweisend

Seit Mitte der 60iger Jahre werden aus Mitteln des Deutschen Hilfswerkes finanzielle Starthilfen für neue Wege in der Altenhilfe gegeben. Diese finanzielle Unterstützung wird etwa seit 1970 durch fachliche Beratung der Altenhilfepraxis durch Architekten und Sozialwissenschaftler des Instituts für Altenwohnbau und durch Öffentlichkeitsarbeit ergänzt.

Als weiterer Bestimmungsfaktor für die Situation in der Altenhilfe ist die seit Anfang der 70iger Jahre laufende Förderung von gesellschaftspolitischen Maßnahmen für die ältere Generation durch das BMJFG zu nennen.

Im Rahmen dieses Programms wurde das Deutsche Zentrum für Alternsfragen gegründet, wird einschlägige Forschung gefördert, werden Informationsschriften herausgegeben und vor allem werden konkrete Modelleinrichtungen gefördert, z. B. das Henriettenstift in Hannover, das Tagespflegeheim des Hufelandhauses. Über diese Einrichtungen werden Herr Dr. *Rustemeyer* und Herr *Gößling* nachher noch berichten.

Eine wissenschaftliche Begleitung solcher Projekte erfolgte bisher in zwei Fällen: Beim Modellversuch mit ehrenamtlichen Helfern in vier Städten und bei den sogen. Berliner Seniorenbriefen.

Für weitere 18 Modelle liegt im Ministerium nunmehr ein vorläufiger Bericht des Instituts für Sozialforschung in Saarbrücken vor, der endgültige Bericht ist für Ende März angekündigt.

Last not least sei auf die Deutsche Gerontologische Gesellschaft und ihren Ausbildungsausschuß als hoffentlich künftig noch stärker werdenden Bestimmungsfaktor für die Altenhilfepraxis hingewiesen.

Ich komme nunmehr zu einzelnen Bereichen der Altenhilfe und erbitte im voraus Ihr Verständnis, daß ich eigentlich nur die bunte Palette der Maßnahmen nach Art, Umfang und Entwicklungstendenzen andeuten kann.

Abgesicherte Aussagen über ihre Effizienz sind derzeit kaum möglich.

B.
Maßnahmen der Altenhilfe

I. Öffentlichkeitsarbeit

Es mag verwundern, daß ich die Öffentlichkeitsarbeit zur institutionellen Altenhilfe zähle und sogar an den Anfang setze, aber ich bin der Ansicht, daß sie eine fundamentale Funktion erfüllt, denn erst die Öffentlichkeitsarbeit – die unablässig, aber nicht aufdringlich informiert – eröffnet der Altenhilfe die Chance, Vorurteile und Klischees auszuräumen, Mißverständnisse zu vermeiden, Zusammenhänge aufzuzeigen und Bereitschaft zum Mithelfen und zur sozialen Initiative zu wecken.

In der deutschen Altenhilfe wird Öffentlichkeitsarbeit z. B. durch die Broschüren des BMJFG „Sonniger Herbst" und „Der rote Faden" geleistet. Durch beigefügte Fragebogen wurde eine Art Kommunikation mit dem älteren Bürger über dessen Wünsche, Probleme und Einstellungen hergestellt. Die große Zahl der beantworteten Bögen – beim „Sonnigen Herbst" ungefähr 35 000 – läßt vermuten, daß die Broschüren auf Interesse gestoßen sind, über die Effizienz läßt sich wenig aussagen.

Eine planmäßige Öffentlichkeitsarbeit betreibt die dafür eingerichtete Abteilung des Kuratoriums Deutsche Altershilfe (KDA) u. a. durch

– einen sechswöchentlich erscheinenden Pressedienst
– Ausschreibung von Publizistikpreisen
– Ausrichtung von Pressefahrten zur Information der Informanten
– Wanderausstellungen
– Protokolle und Erfahrungsberichte über neue Dienste in der Altenhilfe
– und durch Broschüren wie z. B. „Das Alter gehört dazu".

Es handelt sich hierbei um eine gründliche und dennoch lesbare Information für Lehrkräfte, Leiter von Jugendgruppen und Vereinsvorständen, von der bisher über 100 000 Exemplare zum großen Teil über die Kultusministerien in die Schulen gelangten.

Welche Effizienz solche Informationsschriften haben, läßt sich leider m. E. methodisch kaum befriedigend messen. Es wäre sehr interessant, von etwaigen gegenteiligen Erfahrungen zu hören.

II. Altenwohnungen

Ganz allgemein wird die Versorgung älterer Menschen mit geeigneten Wohnungen als wichtig für die Erhaltung der Selbständigkeit angesehen und daher werden Altenwohnungen gefördert.

Die Altenwohnung ist eine in sich abgeschlossene Wohnung, die in Anlage, Ausstattung und Einrichtung den besonderen Bedürfnissen des alten Menschen Rechnung trägt und ihm erlaubt, möglichst lange ein selbständiges Leben zu führen. Nach den Planungsempfehlungen des Bundes ist eine Größe von 40 m² für 1 Pers. WE und 50 m² für 2 Pers. WE vorgeschrieben. Nach dem Leistungsbericht des BMJFG sind von 1961 bis einschl. 1975 aus Bundesmitteln über 80 000 Wohnungen gebaut worden. Bezieht man die aus sonstigen Mitteln finanzierten Altenwohnungen ein, so dürfte der Versorgungsgrad mit Altenwohnungen heute etwa 2 % der Altersgruppe 65 + betragen. Entscheidende Schwachstelle vieler Altenwohnungen liegt in der oft fehlenden oder unzureichenden Betreuung durch offene Hilfen. Wir halten spezielle Altenwohnungen als Sonderwohnform kurz- und mittelfristig für eine vertretbare Problemlösung, langfristig erheben wir die sozialpolitische Forderung nach allgemein behindertengerechten Wohnungen. Für ältere Menschen ohne spezielle Altenwohnung hat die Arbeitsgemeinschaft Wohnberatung eine Informationsschrift herausgebracht. Darin wird aufgezeigt, wie Barrieren in der verfügbaren Wohnung abgebaut werden können.

Wir planen, die Schrift zusammen mit der Arbeitsgemeinschaft Wohnberatung zu überarbeiten und über die Verbraucherzentralen an die Ratsuchenden zu bringen. Welche Effizienz diese geplante Broschüre haben wird, vermögen wir nicht abzuschätzen. An Erfahrungen aus dem Ausland wären wir sehr interessiert.

III. Maßnahmen im Bereich der sogenannten ambulanten Altenhilfe

Für meine Aussagen zu den ambulanten Maßnahmen benutze ich stichwortartig die Nomenklatur des Beirates „Altenhilfe" des Landes Nordrhein-Westfalen (NRW). Diese Nomenklatur wurde erarbeitet, um überhaupt erst einmal eine Bestandsaufnahme der verfügbaren Dienste und Einrichtungen durchführen zu können.

Diese Erhebung läuft zur Zeit noch, so daß ich kaum quantitative Aussagen treffen kann.

1. Vorbereitung auf das Alter

Die Vorbereitung auf das Alter wird gesehen als „Teil der Entwicklung des gesamten Lebens. Sie besteht deshalb zunächst in einer sinnvollen, individuellen und gemeinschaftsbezogenen Lebensführung. Darüber hinaus gilt es, die für das Alter entscheidenden Veränderungen der persönlichen, gesundheitlichen und sozialen Lebensbedingungen zu erkennen und zu berücksichtigen."

Welche Effizienz mehr oder weniger gezielte Programme haben, ist weithin unbekannt.

Seit November vergangenen Jahres bemüht sich ein Diplom-Pädagoge im KDA die einschlägigen Erfahrungen zu sammeln, um sie auszuwerten und an interessierte Stellen weiterzugeben.

2. „Information für alte Menschen hat die Aufgabe, diese über alle örtlichen und überörtlichen Veranstaltungen, Dienste und Einrichtungen zu unterrichten. Sie kann durch Altenwegweiser, Altenzeitschriften und andere Publikationen bewirkt werden."

Unsere Presseabt. hat ein Verzeichnis von sogen. Ratgeberschriften der Städte für alte Bürger aufgelegt. Von März 1975 bis Juli 1977 werden darin über

100 Schriften ausgewiesen. Umfang, Sprache und Qualität der Informationen sind außerordentlich unterschiedlich.

Ob und ggf. welche Wirkungen mit solchen Schriften erzielt werden, ist uns nicht bekannt. Hier wäre es wichtig herauszufinden, durch welche Schriften (Niveau, Aufmachung) welche Wirkungen bei welchen Personenkreisen erzielt werden können.

Wichtige Hinweise erhoffen wir uns durch den bereits erwähnten Modellversuch Berliner Seniorenbriefe, der von der Bonner Psychologengruppe wissenschaftlich begleitet und ausgewertet wird.

3. *Die Beratung umfaßt Auskunft, Rat und individuelle Lebenshilfe*

Informationen über Zahl der Beratungsstellen, Zahl und Problemsituation der Beratenen, Qualifikation der Berater und Beratungserfolge sind mir nicht verfügbar.

Ganz allgemein hören wir, daß vielfach Wohnungsprobleme im Vordergrund stehen. Der eigentliche Anlaß, eine Beratungsstelle aufzusuchen, scheint nicht selten der Wunsch zu sein, jemanden zu haben, der einem einmal eine halbe Stunde zuhört.

4. *„Bildungsangebote sollen dem alten Menschen im Rahmen seiner Interessen und Neigungen sowie seines Bildungsstandes geistige Betätigung ermöglichen und damit vorzeitige körperliche und geistige Veränderungen verhindern."*

Bildungsmaßnahmen werden in zunehmendem Maße in Volkshochschulen durchgeführt, m. W. ohne Evaluierung ihres Erfolges.

Gerade jetzt ist ein Modellprogramm in fünf Großstädten angelaufen, finanziert vom Wissenschaftsministerium, Betreuung, Koordination und Auswertung liegen in Händen des Deutschen Zentrums für Alternsfragen (DZA).

Zielgruppen sind vor allem ältere (Haus-)Frauen und ehemalige Arbeiter.

Es sollen neue organisatorische, methodische und inhaltliche Wege in der Bildungsarbeit erprobt werden.

Nach der Konzeptionsvorlage dieses Projektes zielt Weiterbildung älterer Menschen „ab auf die Erhaltung bzw. Wiederherstellung ihrer Unabhängigkeit und ihrer selbständigen Lebensführung sowie auf ihre Befreiung vom defizitären Fremdbild, das ihnen die Gesellschaft aufzwingt" (*Bernstein*, S. 7).

5.–7. *Mobiler Bücherdienst, der häufig von Bibliotheken organisiert wird und Vorlese- und Schreibdienst, sind Maßnahmen, über die mir keine in diesem Rahmen erwähnenswerten Informationen zur Verfügung stehen.*

Über Freizeitgestaltung kann sicherlich Herr *Schmitz-Scherzer* mehr berichten.

8. *Durch Altensport, Altengymnastik und ähnliches soll einem vorzeitigen Altern vorgebeugt werden. Entsprechende Angebote sind in vielen Städten zunehmend zu verzeichnen.*

Zu diesem Themenbereich liegen auch einige Ratgeberschriften vor.

In diesem Bereich kann auf eines der seltenen Interventionsprogramme in der Bundesrepublik Deutschland hingewiesen werden. In Saarbrücken arbeiten *Weiss* u. a. an einem Projekt „Alterstraining".

Es soll untersucht werden, ob ein multidimensional angelegtes Trainingsprogramm bei Menschen im Pensionsalter, signifikante Veränderungen sowohl im körperlichen wie im geistig-seelischen Befinden und Verhalten bewirken kann.

Die vorliegenden Testergebnisse signalisieren positive Veränderungen gegenüber der Kontrollgruppe.

9. *Altenerholung soll dem alten Menschen Abwechslung vom täglichen Einerlei und einer oft wenig reizvollen Wohnumgebung, Entspannung und neue Eindrücke vermitteln.*

Diese Maßnahmen haben sich sehr bewährt. Sie scheitern in letzter Zeit nicht selten an der geringeren Finanzkraft der öffentlichen Hand.

Die Formen reichen von der Stadtranderholung bis hin zu mehrmonatlicher Abwesenheit.

Die Stadt Bonn berichtet von enormen Erfolgen bei dreimonatigen Erholungsurlauben im Winter, an denen jährlich 100 Bonner Bürger in sonst leerstehenden Erholungsheimen im nahegelegenen Westerwald oder in der Eifel teilnehmen. Einmal wöchentlich fahren die Urlauber dabei nach Hause, um nach dem rechten zu sehen, Briefkasten leeren usw.

10. *„Besuchsdienst soll alten Menschen die Verbindung zur Außenwelt schaffen oder erhalten."*

Wir registrieren in letzter Zeit eine Zunahme dieser Maßnahmen.

Wichtig ist, wie wir erfahren, daß die meist ehrenamtlichen Besucher geschult werden.

Hilfestellung gibt hierbei eine in der Schweiz von Pro Senectute herausgegebene kleine Schrift: „Nett, daß Sie kommen."

Erfreulich positive Ergebnisse zeigt auch der erwähnte Modellversuch „ehrenamtliche Helfer", vor allem beim Einsatz in stationären Einrichtungen. Als bedeutsam erweist sich hierbei die Rolle des sogenannten Einsatzleiters.

11. *„Der Begleit- und Rollstuhldienst ermöglicht behinderten alten Menschen, regelmäßig ihre Wohnung zu verlassen."*

Hier engagieren sich unseres Wissens insbesondere die Jugendgruppen des DRK — allerdings — und das ist aus unserer Sicht zu begrüßen, nicht nur für alte Leute, sondern für Behinderte ganz allgemein.

Hier ist das Behindertentaxi zu erwähnen.

Erwähnenswert: Bundesbahn bemüht sich, einen eisenbahngerechten Rollstuhl zu schaffen.

12. *„Fernsprechdienst in Form einer Telefonkette soll menschliche Kontakte fördern, dem alten Menschen das Gefühl der Sicherheit verleihen und bewirken, daß in lebensgefährdeten Situationen Hilfe rechtzeitig zur Stelle ist."*

Unser Pressedienst hat ein Merkblatt über die Organisation einer Telefonkette und einen Erfahrungsbericht herausgegeben.

Nach meinen Informationen gibt es bisher nur etwa 20 derartige Dienste.

13. *„Der Wäschedienst soll alten Menschen die Pflege ihrer Wäsche in den Fällen abnehmen, in denen diese ihnen besondere Schwierigkeiten bereitet."*

Sehr verbreitet ist dieser Dienst unseres Wissens noch nicht, auch hier liegt ein — allerdings schon älterer — KDA-Erfahrungsbericht vor.

14. *„Der Mahlzeitendienst kann als Essensausgabestelle, stationärer Mittagstisch und als ‚Essen auf Rädern' (E. a. R.) angeboten werden."*

Aus Mitteln des Deutschen Hilfswerkes wurden über 800 E. a. R. eingerichtet. Unserer Schätzung nach werden ca. 70000—100000 ältere Bürger durch diesen Dienst versorgt.

Zweimal hat das KDA einen Erfahrungsaustausch von Mahlzeitendienst-Trägern organisiert. Es ging dabei allerdings vorwiegend um technisch-organisatorische Fragen. Das Ergebnisprotokoll wird Interessenten zur Verfügung gestellt.

15. *Häusliche Krankenpflege und Hauspflege*

„Häusliche Krankenpflege stellt sicher, daß der alte Mensch auch im Krankheitsfall, soweit ein Krankenhausaufenthalt nicht geboten ist, in der vertrauten Umgebung seiner Wohnung bleiben und seine Selbständigkeit behalten kann.

Hauspflege wird durch geeignete Kräfte gewährt, die den alten Menschen bei der Haushaltsführung unterstützen."

Dieser Dienst wird in den letzten Jahren zunehmend stark unter dem Schlagwort Sozialstationen als Alternative zur Heimunterbringung propagiert und ausgebaut, ohne daß bisher in irgendeiner Form eine Evalution vorgenommen wurde.

In Rheinland-Pfalz, wo rd. 70 Sozialstationen flächendeckend Dreiviertel des Landes versorgen, hat man jetzt statt Sozialmediziner und Sozialwissenschaftler den Landesrechnungshof beauftragt, nach dem rechten zu sehen.

Allerdings lief Ende vergangenen Jahres ein von der VW-Stiftung finanziertes Projekt an, das Effizienz und Funktionalität neuer Organisationsformen durch eine Analyse von Sozialstationen erhellen soll.

16. *„Altenkuren sind medizinisch verordnete, altersgerechte Kuraufenthalte zur Wiederherstellung der Gesundheit oder zur Linderung von Leiden."*

Für die nach dem Reha-Angleichungsgesetz zuständigen Krankenkassen sind Altenkuren Kann-Leistungen, die im Zuge der Kostendämpfungsmaßnahmen meist gestrichen werden.

Bemerkenswert sind die vom Arbeiterwohlfahrt-Bundesverband organisierten Billigkuren in Rumänien. Etwa 1000 bis 1500 derartige Kuren werden jährlich organisiert. Kosten für 3 Wochen: ab 880,— DM.

17. *„Durch das Ausleihen von Pflegegeräten wird die häusliche Pflege kranker und behinderter Menschen erleichtert und verbessert."*

Es gibt zunehmend derartige Hilfsmitteldepots, deren Effizienz sich eigentlich vergleichsweise einfach ermitteln lassen müßte.

18. *Physikalisch-therapeutische Dienste und Ergotherapie*

„Alte Menschen bedürfen häufig zur Erhaltung oder Wiederherstellung ihrer körperlichen Beweglichkeit sowie zur Heilung oder Linderung chronischer Leiden physikalisch-therapeutischer Hilfen sowie Maßnahmen der Ergotherapie. Durch ein Angebot derartiger Dienste kann in gewissen Fällen ein Heim- oder Krankenhausaufenthalt vermieden oder verkürzt werden."

Solche Dienste werden in der Praxis überwiegend durch Öffnung der Therapie-

Einrichtungen von Altenkrankenheimen für externe Nutzer angeboten. Im allgemeinen sehen die Krankenkassen dies nicht sehr gerne. Sie versuchen häufig, die Kassenzulassung zu verweigern, z. T. mit dem Argument, es werde zusätzlicher Bedarf geweckt.

19. *„Der Altenclub ist ein Zusammenschluß älterer Menschen mit gemeinsamen Interessen und Neigungen, die sich in fester oder lockerer zeitlicher Folge zu gemeinsamer Aussprache, Ausflügen, Konzert- und Theaterbesuchen u. ä. treffen."*
Wir lassen in einem kleineren Forschungsprojekt z. Zt. untersuchen, ob sich in Altenclubs nicht angestrebte Effekte in Form von Subkulturtendenzen abzeichnen.
Über Interventionsmöglichkeiten in Altenclubs wird morgen Herr *Schmitz-Scherzer* berichten.
Ich will nur anmerken, daß wir glauben eine Tendenz weg vom Altenclub hin zu Begegnungsstätten feststellen zu können.

20. *„Die Altentagesstätte dient den Bedürfnissen des alten Menschen nach Kommunikation, Informationen, Bildung und Freizeitgestaltung."*
Hier beobachten wir, daß die Arbeit dieser Einrichtungen in immer stärkerem Maße von den Älteren selbst geprägt wird.
Die Nomenklatur von NRW sieht weiterhin vor: „Soweit das nicht auf andere Weise geschieht, können Altentagesstätten Zentren für das Angebot offener Dienste der Altenhilfe werden. So können einer Altentagesstätte ein Mahlzeitendienst sowie Körperpflegedienste angegliedert werden. Außerdem können gesundheitliche Hilfen wie Altengymnastik, Beschäftigungstherapie, med. Bäder und Massagen gewährt werden."
Diese Form ist relativ selten, in etwa finden wir sie im Hansmann-Haus in Dortmund, auch eine Modellmaßnahme des BMJFG und des KDA.

IV. Teilstationäre Hilfen

Die Altentagesstätte im letztgenannten Sinne kommt dem Tagespflegeheim nahe. Für das Tagespflegeheim gibt es noch keine offizielle Definition. Ein KDA-interner Definitionsentwurf sagt:
Das Tagespflegeheim (TPH) ist eine halbstationäre Einrichtung der Altenhilfe, in der alte Menschen, die wegen Krankheit oder Behinderung pflegebedürftig sind, für eine (begrenzte) Zeit tagsüber Behandlung, qualifizierte Pflege, Betreuung und Versorgung erhalten.
Das TPH dient insbesondere zur Vermeidung, Hinauszögerung oder Abkürzung vollstationärer Unterbringung (in einem Altenpflege-/Altenkrankenheim) bei Patienten, die zwar einen ausreichend stabilen sozialen Hintergrund haben, deren Behandlung, Pflege, Betreuung und Versorgung im gewohnten häuslichen Milieu allein durch Angehörige, Bekannte und ambulante Hilfen nicht ausreichend sichergestellt werden kann.
Das TPH ist als Stätte der Rehabilitation darauf ausgerichtet, verbliebene Kräfte kranker pflegebedürftiger Menschen mit ärztlicher Hilfe und durch aktivierende Pflege zu üben, zu erhalten und eine Erhöhung der Selbsthilfefähigkeit herbeizuführen.
Das TPH unterscheidet sich von der Altentagesstätte durch ihren überwiegend auf aktivierende Pflege ausgerichteten Charakter.

Tagespflegeheime gibt es in der Bundesrepublik Deutschland erst sehr wenige, das bekannteste wurde vom Hufelandhaus in Ffm. nach ausländischen Vorbildern konzipiert; Herr *Gößling* wird im Anschluß u. a. darüber berichten.

V. Situation im stationären Bereich im Hinblick auf Interventionsmaßnahmen

a) Entwicklungstendenzen

1. Relative Schrumpfung des Altenheimbereiches gegenüber dem Wohnheimbereich einerseits und dem Pflegebereich andererseits

Vermutlich gibt es in der Bundesrepublik Deutschland einschließlich West-Berlin rd. 400 000 Plätze in Altenwohnheimen, Altenheimen und Altenpflege-/Altenkrankenheimen. Etwa 15 % der Plätze entfallen auf den Altenwohnheimbereich, knapp 60 % auf Altenheime, etwa 30 % auf den Pflegebereich. Seit Mitte der 60iger Jahr schrumpft der Altenheimbereich relativ zugunsten des Wohnheimbereiches und des Pflegebereiches. Wir begrüßen diese Entwicklung grundsätzlich, denn wir halten den Typ des traditionellen Altenheimes mit Vollversorgung, aber ohne jegliche Therapie für nicht mehr zeitgemäß, weil es relativ Rüstige durch „over-protection" und mangelnde Prophylaxe schädigt und Hilfs- und Pflegebedürftige nicht adäquat behandeln kann.

Wie weit dazu die Mehrzahl der Pflegeeinrichtungen in der Lage ist, steht auf einem anderen Blatt.

2. Steigende Ausrüstung der stationären Einrichtungen mit Therapieräumen

Mit detaillierten Aussagen über den räumlichen Zustand und die Belegung möchte ich Sie hier nicht langweilen. Es sei lediglich angemerkt, daß das Umdenken hinsichtlich der Möglichkeiten einer medizinisch-biologischen Rehabilitation sich zunehmend in Mauern und Räumen niederschlägt und heute wohl kaum noch eine größere Einrichtung ohne Therapieräume gebaut wird. Eine ganz andere Frage ist, ob und wie diese Räume benutzt werden.

Bei Besichtigungen erleben wir immer wieder, daß z. T. aufwendige Therapieeinrichtungen entweder gar nicht oder kaum genutzt werden, und zwar meist entweder, weil die Betriebskosten nicht finanziert werden können oder weil geeignetes Personal fehlt.

Es wäre dringend notwendig, wenn endlich der von uns schon lange geplante Erfahrungsaustausch von Trägern, die über Therapieeinrichtungen verfügen, durchgeführt werden könnte.

Die verbleibende Zeit möchte ich gern nutzen, um einige Probleme und mögliche Problemlösungsansätze im stationären Bereich anzudeuten.

3. Unkontrolliertes Wachstum des stationären Bereiches gefährdet den Interventionsgedanken

Sorge bereitet mir persönlich vor allem, das nach wie vor ungebrochene Wachstum des stationären Bereiches. Im Altenheimbereich haben wir bereits Überkapazitäten, im Pflegebereich deuten sie sich regional an, aber ganz allgemein erschallt der Ruf, wir besäßen zu wenig Pflegebetten.

Dadurch werden in letzter Zeit zunehmend sogar Privatkapitalanleger veranlaßt, im Altenhilfebereich ihr Heil zu suchen.

Ich befürchte, daß ein Überangebot im stationären Bereich sich die erforderliche

Nachfrage schaffen wird. Wir registrieren bereits heute bei den Heimträgern Skepsis gegenüber Tagespflegeheimen, weil sie Nachfrageeinbußen für die Heime befürchten.

Ich befürchte, daß ein Überangebot im stationären Bereich die Bereitschaft zur Durchführung von Interventionsmaßnahmen schwächt, zumindest zur Durchführung solcher Maßnahmen, die ein längeres Verbleiben in der Häuslichkeit intendieren.

b) Hemmnisse für den Ausbau von Interventionsmaßnahmen

1. Schwachstelle: derzeitige Organisation des ärztlichen Dienstes

Eine Schwachstelle im stationären Bereich — auch im Hinblick auf die Durchführung von Interventionsmaßnahmen — sehe ich in der traditionellen Form des ärztlichen Dienstes. Nur ganz wenige Einrichtungen in der Bundesrepublik Deutschland verfügen über eigene Ärzte, denen dann auch die ärztliche Beratung der Institution obliegt.

Hier wäre nach Organisationsformen Ausschau zu halten, die den Arzt an die Stelle im therapeutischen Team bringt, die letztverantwortlich nur von ihm wahrgenommen werden kann.

2. Schwachstelle: fehlender psychologischer und soziologischer Dienst

Eine Schwachstelle ist, daß psychologisches und soziologisches Wissen allenfalls via Aus-, Fort- und Weiterbildung der Mitarbeiter in die Altenhilfe einfließt. Uns ist nur eine Einrichtung in der Bundesrepublik Deutschland bekannt, die über einen angestellten Psychologen verfügt.

3. Schwachstelle: zu wenig therapeutisches Personal

Qualifiziertes Personal zieht in der Regel immer noch die Arbeit in Krankenhäusern, Kurkliniken und Rehabilitationseinrichtungen einer Tätigkeit in der Altenhilfe vor. Dies wird sich nur dann ändern, wenn Alteneinrichtungen auch in den Augen des paramedizinischen Personals ein höheres Ansehen genießen.

4. Schwachstelle: zu knappe Personalrichtwerte für Pflegedienst

Eine empfindliche Schwachstelle im stationären Bereich stellen die Richtwerte für die Personalbemessung dar. Diese Richtwerte sind von Land zu Land unterschiedlich, sie sehen für allerschwerste Pflegefälle bestenfalls einen Schlüssel von etwa 1 : 3 vor, d. h. p/Patient/Tag ca. 100 Minuten.

Dabei haben unsere detaillierten Arbeitsanalysen schwedische Ergebnisse bestätigt, wonach für schwerste Pflegefälle an unmittelbaren Pflegeleistungen über 200 Min/Patient/Tag nötig sind.

Unsere bisherigen Varianzanalysen deuten an, daß das Pflegepersonal fast nur auf körperliche Hilfs- und Pflegebedürftigkeit reagiert und psychosoziale Bedürfnisse kaum berücksichtigt und — so füge ich hinzu — von der verfügbaren Zeit und von der Ausbildung her auch kaum berücksichtigen kann, hinzu kommen große Differenzen um implizite Wertsysteme der verschiedenen Berufsgruppen.

5. Schwachstelle: Milieu

Eine weitere entscheidende Schwachstelle besteht in der adäquaten Versorgung psychisch Alterskranker. Stichworte sind: Fehlplazierung nicht behandlungs-

und überwachungsbedürftiger älterer Patienten in psychiatrischen Krankenhäusern und Fehlplazierung behandlungsbedürftiger, z. T. hirnorganisch Ge-
schädigter in „normalen" Alteneinrichtungen ohne psychiatrischen Konsilsdienst,
ohne in psychiatrischer Krankenpflege ausgebildetes Personal, ohne einen An-
flug der in „Guidelines to Treatment Approaches" skizzierten Therapieansätze.
Ob die in letzter Zeit hier und da errichteten gerontopsychiatrischen Spezial-
einrichtungen optimal sind, bedarf u. E. noch einer eingehenden Diskussion.
Erfreuliche Ansätze für eine Konsiliarische Betreuung von Bewohnern von
Alteneinrichtungen gibt es u. a. in Düsseldorf und im Bereich des Psychiatrischen
Krankenhauses Weinsberg.

7. Schwachstelle: fehlende Screening-Instrumente

Ferner gibt es weder die von manchen geforderten Screeningstellen, die die
Hilfesuchenden an die adäquaten Dienste und Einrichtungen verweisen könnten,
noch überhaupt ein einigermaßen hinreichendes und praktikables Instrumen-
tarium für eine gründliche Persönlichkeits- und Situationsanalyse.
Wir arbeiten z. Zt. an einer praktikablen Skala, die nicht dazu dient, die Pflegebedürftigkeit eindimensional in Punkten zu messen, sondern größenordnungs-
mäßig zutreffend in der Dimension „erforderliche Hilfeleistungen nach Art und
Ausmaß". Für entsprechende Anregungen wären wir außerordentlich dankbar.

C.
Einschätzung der Gesamtsituation

Ich fasse zusammen:

1. Durch die Erschütterung des Defizitmodells ist in weiten Bereichen der Altenhilfepraxis eine Aufgeschlossenheit für Interventionsmaßnahmen zu spüren.

2. Der Standard der deutschen Alteneinrichtungen ist erheblich gestiegen, aber ein
weiteres unkontrolliertes Wachstum des stationären Bereiches droht den auf-
keimenden Interventionsgedanken zumindest zu behindern.

3. Es besteht eine ganze Reihe von Hemmnissen
   — ungenügender ärztlicher Dienst
   — fehlendes therapeutisches Personal
   — zu wenig und nicht genügend qualifiziertes Pflegepersonal
   — fehlende Instrumente für eine gründliche Persönlichkeits- und Situationsanalyse
   — unterschiedliche Wertvorstellung der involvierten Berufsgruppen.

4. Dennoch bin ich optimistisch, wenn es uns gelingt, die Grundlagenforschung
   und die angewandte Forschung zu forcieren und der Öffentlichkeit, d. h. den Betroffenen, den Politikern, den Ärzten und den Mitarbeitern in der Altenhilfe
   die vielfältigen Möglichkeiten positiver Veränderungen anschaulich vor Augen
   zu führen; denn ich weiß, daß in der Praxis sehr viel guter Wille vorhanden ist
   und eine nicht geringe Zahl engagierter Frauen und Männer nur auf konkrete
   Anregungen wartet.

Zusammenfassung

Das vorliegende Papier beschreibt einige Bestimmungsgründe für die derzeitige Situation der Altenhilfe in der Bundesrepublik und gibt — ausgehend von einem sehr weiten Interventionsbegriff — einen Überblick über Art und Entwicklungstendenzen der Altenhilfemaßnahmen.

Als Hemmnisse für die Verbreitung des Interventionsgedankens werden herausgestellt

— das unkontrollierte Wachstum des stationären Altenhilfebereiches,

— die derzeitige Organisation des ärztlichen Dienstes,

— der Mangel an psychologischen und soziologischen Diensten,

— der Mangel an therapeutischem Personal,

— zu knapp bemessene Personalrichtwerte für den Pflegedienst,

— mangelndes Wissen um Interventionstechniken,

— fehlende Instrumente für eine gründliche Persönlichkeits- und Situationsanalyse und eine Evaluation der durchgeführten Maßnahmen.

Dennoch wird durch die Erschütterung des Defizitmodells für weite Bereiche der Altenhilfepraxis eine Aufgeschlossenheit für den Interventionsgedanken konstatiert und hervorgehoben, daß eine Vielzahl von Praktikern dringend auf konkrete Anregungen wartet.

Summary

The paper outlines some determinants of the formation and present situation of the several kinds of services for the aged with regard to a broad concept of intervention. There are some obstacles for the idea of intervention:

— the nearly uncontrolled growth of the number of places in homes for the aged,

— the present situation of the medical system,

— lack of trained staff,

— lack of tools for assessment and evalution.

Nevertheless the disproof of the deficit theory of aging made a lot of people wait for practical suggestions in respect of intervention.

Literatur

1. *Achinger, H., W. Bogs, H. Meinhold* et al., Soziale Sicherung in der Bundesrepublik Deutschland. Sozialenquête (Stuttgart u. a. 1966). — 2. *Bernstein, R.*, Konzeptionsunterlage zum Projekt „Weiterbildung älterer Menschen", unveröff. Ms. des Deutschen Zentrums für Altersfragen (Bonn 1978). — 3. *Barns, E. K., A. Sack, H. Shore*, Guidelines to Treatment Approaches. In: The Gerontologist, **13/4**, 513—527 (1973). — 4. Kuratorium Deutsche Altershilfe (Hrsg.): Gutachten über die stationäre Behandlung von Krankheiten im Alter und über die Kostenübernahme durch die gesetzlichen Krankenkassen (Köln 1974). — 5. Nomenklatur der Veranstaltungen, Dienste und Einrichtungen ambulanter Altenhilfe. In: Altenhilfe, 3. Jg., Heft **11/12** (1976).

Vortrag anläßlich des Symposiums über Interventionsmaßnahmen in der institutionalisierten Altenarbeit 23. 2. — 24. 2. 1978 in Heidelberg.

Anschrift des Verfassers:
Dr. *W. Rückert*, Kuratorium Deutsche Alternshilfe, Institut für Altenwohnbau
Wilhelmine-Lübke-Stiftung e. V., An der Pauluskirche 3, 5000 Köln 1

Der Eingriff der Sozialforschung in die Praxis*)

L. Rosenmayr (Wien)

1. Die Besonderheit des Anwendungsbezugs in den Sozialwissenschaften

Forschungsergebnisse werden zwar auf der Börse der Kongresse und Tagungen gehandelt, aber die Kluft zwischen Planern, Administratoren und Entscheidungsträgern in der Politik einerseits und den Wissenschaftern anderseits ist noch breit. Es scheint, daß das unausgesprochene Mißtrauen zwischen Theoretikern und Praktikern noch um vieles die Annäherungsversuche überwiegt: die Wissenschaften, seien es Psychologie, Soziologie oder Politologie, dienen oft nur zur Etikettierung und Dekoration von Tagungen und Diskussionen über Probleme des höheren Lebensalters[1]).

Auf der einen Seite besteht eine Anwendungsunwilligkeit oder ein Anwendungsmißtrauen der Praktiker, auf der anderen zeigt zumindest die Soziologie noch eine strukturelle, also allgemein in ihrer Geschichte und in ihrem Entwicklungsstand liegende Schwäche in der Anwendungsorientierung, die nicht nur in einem Mangel an Anwendung, sondern — was noch tiefer führt — an *Anwendbarkeit* beruht. Dagegen sind manche Bemühungen seit kurzem im Gange.

Einen interessanten Schritt unternahm der Präsident der amerikanischen Gesellschaft für Gerontologie, der Politologe *Robert Binstock*, indem er das „Senate Special Committee on Aging" einlud, seine „Hearings" als Organ des US-Kongresses im Rahmen einer Veranstaltung der amerikanischen gerontologischen Gesellschaft abzuhalten, wobei vor allem Ausbildungsfragen in Gerontologie und Geriatrie und ihre Bedeutung für die Gesundheitspolitik zur Sprache kamen[2]).

Im kleineren, überschaubaren Rahmen fand in Österreich, beschränkt auf die soziale Gerontologie, eine als Modell-Versuch geplante Veranstaltung statt, welche die Artikulation der Wünsche und Forderungen der Praxis an die Wissenschaften, besonders an die Soziologie, zum Ziele hatte[3]).

Um uns das Anwendbarkeitsdefizit zu vergegenwärtigen, bedarf es eines historischen Rückblicks.

---

*) Referat auf dem „Symposium über Interventionsmaßnahmen in der institutionalisierten Altenarbeit", 23. 2. — 24. 2. 1978 in Heidelberg.

[1]) Eine Trendkorrektur sieht *Ursula Lehr* im Aufkommen der sogenannten „Interventionsgerontologe" *(Paul Baltes)* gegeben: *U. Lehr*, Psychologie des Alterns, 3. Aufl. (Heidelberg 1977).

[2]) Medicine and Aging: An Assessment of Opportunities and Neglect, Hearing before the Special Committee on Aging, United States Senate, Ninety-Fourth Congress, Second Session, New York. N. Y. October 13, 1976. US Government Printing Office (Washington 1977).

[3]) Aktuelle Probleme der Altenpolitik und Altenarbeit, Wien, 11.—13. Nov. 1976; dazu erscheint: *G. Majce, L. Rosenmayr* (Hrsg.), Die Praxis der Altenhilfe in Österreich (Wien 1979).

Theorienbildung und Anwendungsfähigkeit, die in der klassischen Konzeption der Sozialwissenschaften stark voneinander getrennt waren, wie schon aus der akademischen Fachbezeichnung „Volkswirtschafts*theorie*" und „Volkswirtschafts*politik*" (worunter Teilfächer verstanden wurden) hervorgeht, sind heute, nicht zuletzt durch Zutun der Soziologie, enger aneinander gerückt. Dies resultiert auch daraus, daß in einer Bildungs- und Mediengesellschaft die Aufklärungs- und Bewußtmachungsfunktion von Theorie in den Human- und Sozialwissenschaften, wie das Beispiel der Psychoanalyse gezeigt hat, wie aber auch die Entwicklungspsychologie für die Erziehungspraxis erwies, mit fast selbstverständlicher Konsequenz erfolgt. Dies trifft auch für die Alterssoziologie zu. Sie vermag, wenn sie entsprechend aufgefaßt und ausgeführt wird, in einem therapeutischen oder moralischen Sinn *dem individuellen Bewußtsein Materialien zur Selbstklärung vorzulegen.* In diesem Sinn hat sie neben der planerischen und gesellschaftspolitischen Anwendungskomponente auch die Funktion der Ergänzung und Erweiterung der Psychoanalyse, oder allgemeiner: der Selbsterforschung.

Diese durch Vermittlung philosophischer Selbstbesinnung entstehende *Selbstklärung mit Hilfe der Wissenschaft* ist aber, wenn man nicht eine quietistische Form von Kontemplation vertritt, sondern ein Wechselverhältnis von Besinnung und Handlung, mit sozialer Problemforschung mit Anwendungscharakter verbunden.

Wenn die Soziologie *ihre Brauchbarkeit und Anwendbarkeit für ganz spezifische gesellschaftspolitische und organisatorische Fragestellungen im einzelnen und konkreten* — sei es selbstinduzierte oder Auftragsforschung — *nicht zu erweisen vermag, wird sie auch ihrer grundsätzlichen Aufklärungs- und Bewußtmachungsfunktion nur schwer nachkommen können.* Beide Funktionen sind unterschwellig miteinander verbunden: der konkrete Anwendungsfall kann Ansatz zu allgemeinerer Bewußtseinserweiterung werden, ebenso wie generelle Diagnosen Problemfelder ins Licht stellen können, die für den praktischen Einzelfall plötzlich „erleuchtend" wirken.

Die Anwendungsfrage in den Sozialwissenschaften ist völlig anders gelagert als in den Naturwissenschaften. Durch die historische Natur ihres Untersuchungsgegenstandes und ständige Wandlung von Individuen, auch in ihrer psychologischen und sozialen Zeit (im Wandel ihres Selbstverständnisses und ihrer Milieus) kann man nicht oder nur bedingt von ceteris paribus-Bedingungen ausgehen. Die Erkenntnis von Gesetzmäßigkeiten stellt und vollzieht sich anders. Man kann in den Sozialwissenschaften nicht, wie *G. Böhme* et al. verallgemeinerten, von einem nach einer Probierphase entstandenen geschlossenen Paradigma einer fundamentalen Theorie sprechen[4]), die dann vielfältig spezifiziert anwendbar und durch beliebig reproduzierbare Verfahren (wie z. B. in der Chemie, Pharmazie, aber auch in anderen Bereichen von Medizin und im Bereich der Technik) in routinisierter Form für gesellschaftliche Bedürfnisse „finalisierbar" wäre und in Dienst genommen werden könnte.

Die Praxiserfordernisse und die Anwendungsprozesse in den Naturwissenschaften sind viel stärker präformiert, das Transformieren wissenschaftlicher Erkenntnisse in Standard-Techniken ist, wenn die Erkenntnis gesichert wurde, leichter generalisierbar. Die Rückmeldung von der Anwendung auf die Theorie ist in den Naturwissenschaften klarer zu leisten und besser kontrollierbar. In den Kulturwissenschaften ist es problematisch, Wirkungen von Literaturkritikern auf Schriftsteller

---

[4]) *G. Böhme, W. van der Daele, W. Kroh,* „Die Finalisierung der Wissenschaft", in: *W. Diederich* (Hrsg.), Theorien der Wissenschaftsgeschichte, S. 276—311 (Frankfurt/Main 1974).

oder von Kunstkritikern auf Maler nachweisen zu wollen. Der Sozialwissenschafter ist, wenn er z. B. mit Arbeiten von Raumplanern und Architekten konfrontiert wird, manchmal in einer nicht unähnlichen Lage wie der Kunst- oder Literaturkritiker.

Bei Studien über speziell für *ältere Menschen* im Verbundsystem *öffentlichen Wohnbaus* errichtete Wohnhausanlagen hatten von der räumlichen Anordnung und Situierung dieser als „Altersheimstätten" bezeichneten „Altenwohnungen" die Architekten Aushilfe und Kontakte zwischen den Generationen und von vorher einander fremd gewesenen Personen erwartet. Sie hatten diesen soziologischen Gesichtspunkt bei ihrem Bauvorhaben programmatisch stark herausgestellt. Die Untersuchungen, die ich in den sechziger Jahren in Wien durchführte, zeigten, daß die Beziehungen zu den räumlich getrennten Familienmitgliedern und Freunden auch über große Distanzen in der Stadt hinweg lebendig und tragfähig blieben, aber die ökologische Nähe an sich noch keinerlei soziale Netzwerke generierte [5]).

Diese Unterlagen wurden damals in Fachzeitschriften — darunter auch solchen für Architekten und Planer — publiziert, und es erhob sich *keine* grundsätzliche Gegenkritik. Nach einiger Zeit wurde der Bau der „Altersheimstätten" eingestellt. Auf Grund der Untersuchungsergebnisse? Namhafte Funktionäre der Stadtverwaltung, darunter der damalige Stadtplaner, behaupteten es. Den Beweis dafür kann ich nicht erbringen.

An diesem Beispiel sehen wir deutlich, daß die oben erwähnte „Rückmeldung von der Anwendung auf die Theorie" in den Sozialwissenschaften (nicht zuletzt wegen des punktuell-historischen Charakters und der politischen Betrachtung der Forschungsgegenstände) von anderer Art ist als in den Naturwissenschaften [6]).

2. Alternativdenken, „Präferenzfreudigkeit" und „Maßnahmenphantasie" als Tugenden des Wissenschafters in der Beraterrolle

Wir werden dies an weiteren Beispielen der Alterssoziologie zu erläutern suchen, wollen aber hier schon vorwegnehmen, daß in den Sozialwissenschaften an die Stelle der schrittweisen Überführung von Theorie in Anwendung, wie wir sie schon skizziert haben, das *verstärkte Miteinander* oder die *Beziehung von Theorie und Praxis aufeinander* treten muß, und zwar sowohl in den Forschungsprozessen als auch bei der praktischen Verwendung und Erprobung der Ergebnisse. Einer wechselseitigen Verschränkung, nicht einer bedingungslosen Durchmischung, nicht der Aufhebung der Selbständigkeit und Beharrlichkeit eines eigenen wissenschaftlichen Standpunktes (und damit bestimmter Regelsysteme, „Verfassungen" und spezifischer Moral der Teilgesellschaft Wissenschaft) wird hier das Wort geredet, aber einer bis ins Detail *und* in Grundlagenfragen gehenden Wechselbeziehung [7]).

---

[5]) L. Rosenmayr und E. Köckeis, Umwelt und Familie alter Menschen (Neuwied 1965).

[6]) Kompliziert wird die Fragestellung dadurch, daß z. B. die Psychologie (oder zumindest einige ihrer Hauptgebiete) eine Mittelstellung zwischen Natur- und Sozialwissenschaften einnimmt.

[7]) Wenn man die Konditionen dieser Wechselwirkung etwa im obigen Sinne spezifiziert, ist es mehr oder minder ein semantisches Problem, ob man die Theorie-Praxis-Beziehung dann *dialektisch* nennt oder nicht. Dieser letztere Begriff wirkt für die einen beruhigend und bestätigend, weil er ihnen eine (ideologische) Grundfigur wissenschaftstheoretischen

Die hier geforderte (und manchmal auch erreichte) Theorie-Praxis-Beziehung im Sinn wechselseitiger Verschränkung läßt sich von der Forderung nach dem *Einbau von Anwendungskriterien in die Problemdefinition und in die Theorie-Entwürfe* anschaulich machen. Das bedeutet, gesellschaftspolitische Vorstellungen bei einem soziologischen Spezialproblem derart mit in den Ansatz hineinzunehmen, daß z. B. bei Untersuchungen über intergenerative Beziehungen nicht nur Kontakt- und Kooperationsformen innerhalb des Familiensystems im Zusammenhang mit Urbanisierung oder Wertwandel untersucht werden, sondern auch, welche Relevanz das forschungsmäßig aufgerollte Problem für die eine oder andere gesellschafts- oder fürsorgepolitische Konkretion, z. B. für die Wohnungspolitik oder Wohnungs- gestaltung, Einrichtung oder Verstärkung von Hilfsdiensten (Heimhilfe, Essen auf Rädern, Wäscheabholdienst etc.) oder eine andere relevante praktische Maßnahmen- Kategorie besitzen könnte.

Bei aller praxisbezogener Forschung ist die Profilierung von Alternativen ein erster wichtiger Schritt. Aus ihr lassen sich Typen von Handlungsmöglichkeiten aufgrund gefundener und wenn möglich theoretisch gefaßter Ergebnisse entwickeln. Ein zweiter Schritt muß hinsichtlich der Alternativen die Berücksichtigung der verschiedenen für sie maßgeblichen Wertpositionen erbringen und kann allenfalls eine Präferenzordnung erstellen. Hier nimmt der Wissenschafter bereits die Rolle des Beraters ein, oder müßte es tun; das Beratungsdefizit der Soziologen ist die Folge nicht mitkonzipierter Entscheidungsvarianten, aber wohl auch eines durch die Forschungsmentalität und das mit ihr verbundene zur Unschlüssigkeit neigende Reversibilitätsdenken („alles könnte immer auch anders sein"). Daraus resultiert geschwächte Präferenzfreudigkeit. Es fehlt der Entscheidungsmut. Es fehlt ver- mutlich auch die „Maßnahmenphantasie", die Vorstellung davon, was geschehen könnte.

In der anwendungsbezogenen Forschung muß man sich aber auch damit befassen, was sein könnte. *Das verbreitete Anwendungsdefizit resultiert* aus einer mangeln- den Verbindung zwischen alternativ erklärenden Hypothesen und Entscheidungs- varianten, aus mangelnder „Präferenzfreudigkeit", mangelndem „Entscheidungs- mut" und dem Fehlen von „Maßnahmenphantasie", dem konkreten Vorstellungs- vermögen, was in der Sozialarbeit und was in der Gesellschaftspolitik mit Hilfe welcher Strategien *machbar* ist. Alternativdenken ist also schon vom Forschungs- ansatz her gefordert. Aus dem ein Jahr vor seinem Tod erschienenen Buch von *Paul Lazarsfeld* über die Anwendung der Soziologie sei ein Problem heraus- gegriffen.

Marginale Gruppen, z. B. Arme, Ungebildete, Sprachunkundige etc. versäumen, wie es die Angehörigen der angepaßten Mittelschicht gewohnt sind, sich Dienst- leistungen nutzbar zu machen, die auf bürokratische Weise verwaltet werden. Man fand, daß innerhalb der „Kultur der Armut" das Leben sich auf lokale Interessen und unmittelbare zwischenmenschliche Beziehungen konzentriert. Un- persönlichkeit der durchschnittlichen Klinik oder des durchschnittlichen Spitals

---

Denkens vorzuzeigen scheint, andere perhorreszieren ihn aus eben diesem Grund und weil er ihnen darüber hinaus zu vieldeutig zu sein scheint.

Vermutlich lassen sich aber, wenn man etwa im Sinne des Soziologen *Georges Gurvitch* und des Psychologen *Klaus Riegel* undogmatisiert von Dialektik spricht, manche Ver- knüpfungen und Paradoxien zwischen Wissenschaft einerseits und persönlichem und gesell- schaftlichem Leben andererseits eher systematisch vergegenwärtigen, als wenn man wegen der mannigfachen Fährnisse des Dialektikbegriffes auf ihn verzichtet.

entfremdet die Institution gerade von jenen Personen, denen sie helfen sollte. So kann man mit einer neuen Form der Organisation des Gesundheitsdienstes Erfolg haben, in der die gesamten Einrichtungen für die medizinische Betreuung verfügbar sind, die aber auf der vertrauten, nachbarschaftlichen Basis geboten werden.

Die soziologischen Analysen lassen jedoch auch eine andere Lösung zu, bei der die Entscheidungsträger versuchen würden, die apathischen Einstellungen und das Gefühl der Machtlosigkeit in der Kultur der Armut zu ändern, anstatt die Büro-kratie an die vorherrschenden Einstellungen anzupassen. Es könnte allerdings sein, daß die beste Lösung in einer Kombination von institutionellen Veränderungen und dem Versuch der Umstrukturierung der Einstellungen liegt.

Erlaubt die Begrenzung der meisten Forderungsbudgets aber soviel Forschung, daß klare Entscheidungen über Anteile und Mittel, die für jede Alternative zur Verfügung gestellt werden sollten, möglich sind? Trotzdem besteht das Problem, daß es alternative Strategien gibt, daß sie im Forschungsansatz mitbedacht werden müssen, daß sie bei der Budgetierung der Forschung in Betracht zu ziehen sind[8]).

Hier ist auch der Ort, ein alterssoziologisches Beispiel etwas ausführlicher zu referieren, das auf die Vergegenwärtigung bzw. Berücksichtigung von Alternativen hinauslief.

3. Das Auffinden „latenter Funktionen" — ein praxisbezogenes Forschungsbeispiel

Im Rahmen einer umfassenden Untersuchung über die Reintegrationsproble-matik älterer Menschen in Österreich schloß eine Arbeitsgruppe des Soziologischen Instituts der Universität Wien (*A. Amann, J. Grafinger, G. Majce, F. Pavelka, G. Wieser*) in Kooperation mit mir an Vorarbeiten der Sozialwissenschaftlichen Ab-teilung des Instituts für Altersforschung der Ludwig-Boltzmann-Gesellschaft an und führte 1974/75 eine qualitative Studie des Wiener Heimhilfedienstes durch. Die „Heimhilfe" ist in der österreichischen Terminologie einer der sozialen Dienste, die der domizil-orientierten Altenarbeit zugerechnet werden können und daher dem segregativen (oder: desintegrativen) geschlossenen Altenhilfesystem als die vielfach vorgezeichnete integrative Variante institutioneller Stützung gegenüber-steht. Für „Heimhilfe" wird in der Bundesrepublik Deutschland der Begriff „Hauspflege" verwendet.

Die Studie war als explorative Forschung konzipiert, die mit Hilfe von Intensiv-interviews Klarheit über das Zusammenspiel sozialer Integrationsmomente mit den Betreuungsmaßnahmen gewinnen wollte. Das Hauptinteresse galt dabei der Frage, in welchem Ausmaß die geleisteten Dienste den Bedürfnissen der betreuten alten Menschen entsprachen; solche Bedürfnisse und Merkmale differenzieren zwischen denen, die einen solchen Dienst in Anspruch nehmen und solchen, die das nicht tun; und schließlich wurden die Möglichkeiten der Nachfolgefamilien thematisiert, Betreuungsleistungen für ihre älteren Angehörigen zu übernehmen bzw. die Be-dingungen aufzufinden versucht, unter denen solche Leistungen zustandekommen oder unterbleiben.

Das Forschungsinstrumentarium — mehrteilige Intensivinterview-Leitfäden — und die zeitaufwendige biographische Methodik schlossen von vornherein eine Auswahl mit dem Anspruch statistischer Repräsentativität aus. Dennoch sollte eine

---

[8]) P. F. Lazarsfeld, G. G. Reitz, unter Mitarbeit von A.Pasanella, An Introduction to Applied Sociology (New York 1975), S.26.

gewisse Auswahlsystematik herrschen, um einigermaßen „typische" Fälle darstellen zu können. Zur wenigstens groben Kontrolle möglicher ökologischer (u. U. auch sozioökonomischer) Variablen wurden daher 4 Typen von „Flächenstichproben-Einheiten" ausgewählt. Ein Bezirk mit hoher Altenquote und hoher Betreuungsdichte, einer mit niedriger Altenquote und hoher Betreuungsdichte, einer mit hoher Altenquote und niedriger Betreuungsdichte und schließlich einer mit niedriger Altenquote und niedriger Betreuungsdichte. Innerhalb eines jeden dieser Bezirke wurden nach einem Zufallsverfahren die sogenannten Zählbezirke und innerhalb dieser die betreuten Personen ausgewählt. Zu jedem dieser Heimhilfebezieher wurde aus den Wählerverzeichnissen ein in Zählbezirk, Alter, Geschlecht und Familienstand vergleichbarer Nicht-Heimhilfebezieher gezogen.

Befragt wurden jeweils ein Heimhilfebezieher, dessen Heimhelferin (als „Gewährsperson" für seine/ihre Angaben) und die vom Heimhilfebezieher angegebene nächste Kontaktperson sowie eine „Vergleichsperson" zum Heimhilfebezieher und deren nächste Kontaktperson. Die Befragung der Heimhelferin bzw. der Kontaktperson diente nicht allein zur externen Validierung der Angaben der alten Menschen, sondern auch der Darstellung verschiedener Perspektiven eines bestimmten sozialen Sachverhaltes. Es kamen letztlich insgesamt 271 verwertbare Tiefeninterviews zustande: 66 Heimhilfebezieher, 66 Interviews mit Heimhelferinnen, 33 Kontaktpersonen der Heimhilfebezieher, 59 Vergleichspersonen und 47 Kontaktpersonen der Vergleichspersonen.

Bezüglich der Bedürfnisbefriedigung der Heimhilfebezieher durch den Heimhilfedienst stießen wir — bei klaglosem Funktionieren im instrumentellen Bereich — auf Diskrepanzen auf der kommunikativ-expressiven Ebene: dem *Anspruch eines Großteils der Heimhilfebezieher, auch als Kristallisationspunkt stabiler Sozialkontakte zu dienen, konnten* (und — manchmal — durften) *die Heimhelferinnen nicht oder nur sehr unzureichend genügen.*

Das Zusammenwohnen verschiedener Generationen wurde von einem beträchtlichen Teil der Heimhilfebezieher gewünscht, vom Rest offenbar nur deshalb nicht, weil die Beziehungen zu den (Schwieger-)Kindern schlecht waren. Die (gesünderen) Nicht-Heimhilfebezieher dagegen lehnten nahezu alle einen gemeinsamen Haushalt ab.

Interessanterweise deckten sich die Zahlen über Familienstand und Kinder, aber auch die Angaben über die Verankerung im verwandtschaftlichen Beziehungsgeflecht erstaunlich gut mit entsprechenden ausländischen Daten über Altersheimbewohner. Damit liegt der Gedanke nahe, daß eines der Ziele der Heimhilfe: eine wirksame *Alternative zum Altersheim* zu bieten, *tatsächlich realisierbar* ist.

Eine latente Funktion des Heimhilfedienstes dürfte in der Kompensation für schlechte Familienbeziehungen bestehen: in der Gruppe der Nicht-Heimhilfebezieher gaben *alle* Befragten ein zumindest „gutes" Verhältnis zu ihren Kindern zu erkennen, während 30 % der Heimhilfebezieher von einem „schlechten" Verhältnis sprachen. Das Bedürfnis nach Kontakten ist in diesem Personenkreis besonders ausgeprägt.

Dieser Untersuchung, so läßt sich zusammenfassend sagen, ist ein Konfliktbild zu entnehmen: die Heimhelferin erfüllt durch ihre die behinderte Person entlastende Tätigkeit, durch Erledigung von Hausarbeiten, Geschirrwaschen und Einkaufen, eine manifeste Funktion. Zudem wird von den Klienten in vielen Fällen von ihr erwartet, daß sie in längere Gespräche eintritt, erzählt, zuhört und dadurch (was bei ans Bett gefesselten oder im Bewegungsradius sehr beschränkten Personen wichtig ist) *persönlich* dargebotene, Abwechslung offerierende Information bringt, eine individuelle Zuwendung bietet. Sofern die Heimhelferin diesen Wünschen nachkommt, erfüllt sie auch eine *latente* Funktion. In manchen Fällen ist es also durchaus möglich, daß bei entsprechenden Umständen und entsprechenden Fähigkeiten der Heimhelferin die beiden Funktionen verkoppelt werden. Jedenfalls aber bringt eine solche Verkoppelung einen Konflikt in der Person der Heimhelferin hervor; einerseits stellt „ihre" Organisation bestimmte Anforderungen, was den Rahmen „erlaubter" Tätigkeiten betrifft, andererseits äußert der Klient Wünsche, deren Befriedigung durch den Einsatzauftrag der Heimhelferin nicht gedeckt ist. Es kommt also bei der Heimhelferin zu einem *Intra-Rollenkonflikt*, zu einander widersprechenden Anforderungen, die einerseits aus ihrem Beruf, andererseits aus spezifischen Bedürfnissen der Klienten entstehen.

Zeit- und Personalknappheit hindern die Heimhilfeorganisationen daran, für dieses Problem Lösungen zu finden, und die Folge ist ein *Konflikt, diesmal auf einer zweiten Ebene*, nämlich zwischen Heimhelferin und vorgesetzter Stelle, was das an sich bei Hilfeleistungen stets durch Ambivalanz prekäre Verhältnis zum „Klienten" weiter erschwert.

Also stehen nun zwei verschiedene Alternativen zur Diskussion: entweder die *Aufstockung und Umwertung der bisherigen Heimhilfefunktion* zu umfassenderer und psychologisch besser fundierter Betreuung, bei gleichzeitiger Reduktion der durchschnittlichen Klientenzahl pro Heimhelferin, oder die Ergänzung der Heimhilfedienste durch *funktional und personell verschiedene Besuchsdienste*. Eine sich der Praxis verpflichtet fühlende fokussierte Sozialforschung müßte zur Strukturierung der Komponenten von Alternativen vordringen und sich zu Präferenz-Vorschlägen durchringen. Das Beispiel erlaubt aber auch sofort, die Begrenzung der Ergebnis-Bewertung zu erkennen und der Praxis Vorschläge zu machen, da z. B. in (bestimmten Typen) der ländlichen Region und unter kleingemeindlichen Bedingungen die Antwort anders ausfallen wird als in der Großstadt. In der ländlichen Region ist — wo nicht Sonderbedingungen vorliegen — die nachbarschaftliche und familiäre Integration besser, das Problem der Besuche stellt sich anders dar.

Aufgabe der Forscher ist es, Alternativen im Sinne der von der administrativen Praxis noch nicht wahrgenommenen Möglichkeiten (z. B. in der Großstadt Aktivierung von Nachbarschaftshilfen) aufzuzeigen. Der Forscher hätte diese Alternativen aus einer „soziologischen Imagination" und Phantasie *(C. Wright Mills)* hervorzuholen, wobei er natürlich auf den allgemeineren theoretischen Bestand seiner Wissenschaft rekurrieren könnte und sollte.

Eine solche Einstellung setzt ein Umdenken hinsichtlich der Theorie-Praxis-Beziehung voraus.

4. Soziologie und Technik eines Theorie-Praxis-Kreislaufmodells

Die Theorie-Praxis-Diskussion war noch bis vor kurzem, zumindest in Deutschland, stark auf den sogenannten Positivismusstreit fixiert. Der Positivismusstreit hat zwar das Praxisverhältnis (meist auch nur implizit) aufgeworfen, ist aber zu Lösungsvorschlägen, der Benennung von Strategien und „Stufen" im Praxisverhältnis überhaupt nicht vorgedrungen. Der Positivismusstreit hatte streckenweise den Charakter einer Diskussion der realen Theorie-Praxis-Beziehungsprobleme. Der Ausschnitt aus der Theorie-Praxis-Diskussion, der im Positivismusstreit sichtbar wurde, hatte den *Wissenschafter* zum Brennpunkt genommen. Somit wurde durch diese sehr spezielle Fokussierung die viel reichhaltigere Praxis-Fragestellung eingeengt und vor allem die *Soziologie des Praktikers* vernachlässigt.

Die Vernachlässigung einer Soziologie des Praktikers führte auch zu einer mangelnden *Typologie des Praktikers* – der Begriff „des Praktikers" ist viel zu global: er faßt den ausführenden Sozialarbeiter und die Krankenschwester ebenso wie einen hohen Beamten im Sozial- oder Gesundheitsministerium in eine Kategorie zusammen. Praktiker mag der Abgeordnete zum Nationalrat sein, der ein Alterssprecher seiner Partei und gleichzeitig Funktionär in einem Rentnerverband ist. Eine Praktikertypologie müßte neben der Fixierung der *Position des Praktikers in der Hierarchie* seine *Nähe zum Klienten* und sein *Veränderungspotential* enthalten. Es müßte zudem in *maßnahmen-, planungs-* und *programmorientierte* Praktiker unterschieden werden.

Bei der Bedürfniswahrnehmung sind Soziologen häufig Konkurrenten der Praktiker, oder werden von diesen letzteren so erlebt, wenn es zu dem oft moralisch akzentuierten Selbstverständnis der Praktiker gehört, besonders wenn sie beamtet sind, über ihre Aufgaben besser „Bescheid" zu wissen als jeder andere. Der konkurrierende Kompetenzanspruch des Soziologen muß für den Praktiker, besonders wenn dieser Anspruch uneinsichtig vorgetragen wird, die inhaltliche Skepsis für die präsentierten Vorschläge zwangsläufig erwecken.

Der Gewinn, den ein Planer, Erzieher oder Administrator, ein Betriebsleiter oder ein führender Sozialarbeiter aus einer soziologischen Untersuchung zu ziehen vermag, liegt nicht allein in der Abklärung und Versachlichung der Basis für sein Handeln, sondern auch in dem „zündenden Funken", der sich bei ihm einstellen soll, wenn er mit Ergebnissen der Forschung konfrontiert wird.

Die Arbeit in Verwaltung, Planung und Politik kann nur erfolgreich und durchschlagend sein, wenn ein solcher Funke hervorgebracht wird, wenn sie eine schöpferische, dem *Handlungsbereich Ideen zuordnende Tätigkeit* ist. Wir sehen „den Praktiker" oder besser, wie eben erklärt, die *verschiedenen Personen in verschiedenen Praktikerpositionen und -rollen* nicht bloß als solche, die Ergebnisse entgegennehmen und dementsprechend handeln, sondern schöpferisch wirken auf ihre eigene Art. Der Denkfehler liegt im Begriff des „dementsprechend", weil eine praktische Lösung doch um so eher entspricht, d. h. problemgerechter ist, je stärker sie durch individuelle Entscheidungen erarbeitet ist.

Die innovative Haltung der Praktiker ist unersetzlich. Die besten Forschungsergebnisse und Theorien bleiben „in der Lade", wenn Politiker und Planer sie nicht aufgrund ihrer Haltungen und Einstellungen hervor- und heranziehen.

Theorie-Praxis-Kreislauf

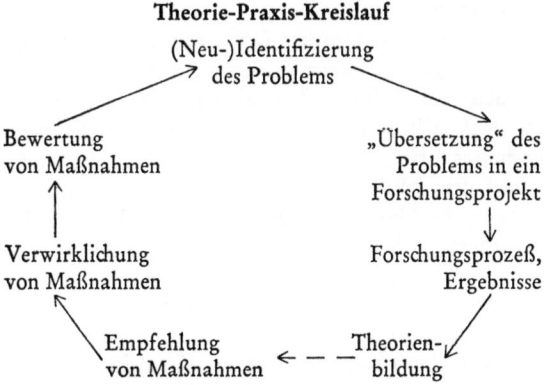

erweitert und modifiziert nach:
P. F. Lazarsfeld und *J. G. Reitz:* An Introduction to Applied Sociology, S. 48 (New York 1975)

Sozialforscher sehen heute ein, daß sie sich mit den Vorstellungen und Wünschen derer nicht genug auseinandergesetzt haben, von denen sie wollen, daß sie *Ergebnisse* tatsächlich *verwenden* und gesellschafts- und sozialpolitischen Rat annehmen. Vergegenwärtigen wir uns deswegen den ganzen Empirie-Theorie-Praxis-Zusammenhang im Detail. Da es sich um ein *Fortschreiten* zu immer neuer Problemsicht handelt, sollte statt von Kreislauf besser von Spirale die Rede sein.

Praktiker-Partizipation ist *notwendig* beim Schritt von 1 zu 2, sodann besonders im Übergang von 4 zu 5, wo der größte „Sprung" zu unternehmen ist, da dort der stärkste Anteil von Entscheidung liegt; der Schritt von 5 zu 6 ist überhaupt ein *Praktikerschritt* unter wissenschaftlicher Beratung; der von 6 auf 7 müßte in getrennter und danach zusammengeführter Erfolgsbewertung (Evaluation) durch Wissenschafter einerseits und Praktiker andererseits erfolgen, ebenso die Neuidentifizierung des Problems, nachdem der Prozeß der Theorie-Praxis-Kooperation „gelaufen" ist.

5. Die Einbeziehung der „Betroffenen" — eine Forderung an die Sozialforschung

Wenn man von diesen Basisüberlegungen ausgeht, muß man sich allerdings auch fragen, ob eine Praxisorientierung, wie wir sie im Hinblick auf „Politiker und Planer" in den Institutionen besprochen haben, nicht zu kurz greift. Wer ist eigentlich Träger der Praxis? Wer sollte es sein? *James Coleman* hat hierzu einige Vorschläge gemacht: In den USA fließe, so sagt er, die wissenschaftliche Maßnahmenbeurteilung, die Reaktion der Forschung auf Effizienz und Relevanz von Planung zu den „decision makers" zurück, aber, so *Coleman*, „nicht zu allen Bürgern, die ein Interesse daran haben"[9]).

Im Diskurs über den Praxisbezug der Forschung wird oft über das Verhältnis zwischen Wissenschaftern und Entscheidungsträgern, selten über das zwischen Wissenschaftern und *Betroffenen* gesprochen. Das Modell der Praktiker-Partizipation müßte aber erweitert werden; es läuft sonst Gefahr, in eine technokratische Konzeption zu münden. Gerade die Bürger als Betroffene müßten schon auf den Entstehungszusammenhang von Forschung einwirken können und, wenn sie mit Planungsprojekten konfrontiert werden, die Möglichkeit erhalten, Teile und Aspekte der Forschung zu kontrollieren, die zur Klärung bzw. Begleitung eines Planungsprojektes angesetzt werden.

Verkürzt und vergröbert ausgedrückt: *Das „advocacy planning" soll durch die Mitsprache von Interessengruppen beim Forschungsansatz ergänzt werden.*

Natürlich entstehen bei solchen Partizipationsformen neue Probleme und Schwierigkeiten: z. B. Koalitionsbildungen zur Erlangung der thematischen Orientierung von Forschungsaufträgen, das „Mehr-Ebenen"-Verhandeln des Wissenschafters, nämlich auf dem Niveau qualifizierten Sachverstandes und dem Niveau politischer Durchsetzung im Machtgeflecht der Auftraggeber. Werden Wissenschafter dadurch z. B. gezwungen, sich auf bürgerrechtliche „pressure groups" zu stützen, um ein Forschungsproblem gegenüber der staatlichen Finanzierungsstelle anders zu formulieren? Es liegen natürlich viele Spannungselemente in einem solchen komplexeren Praxisbezug. Läßt er sich z. B. im kleineren überschaubaren Rahmen leichter verwirklichen als auf übergeordneter Ebene? Wie steht es mit der Fähigkeit der

---

[9]) *J. S. Coleman*, „Policy Decision, Social Science Information and Education", in: Sociology of Education, Bd. 49, S. 303 (Oktober 1976).

Betroffenen sich zu artikulieren? Wie hilft man ihnen dabei, ohne sie zu manipulieren?

Aus der amerikanischen Erfahrung mit den „councils of interested parties"[10] müßte ermittelt werden, wer in den verschiedenen Phasen des Forschungsprozesses Einschau- und Mitspracherecht haben soll. Jedenfalls sollten wir uns mit diesen neuen Fragen *multipler* Praxisbeziehung beschäftigen. Liegt in diesen Modellen die Aufforderung zu blockierender Agitation mitenthalten oder die Gefahr von Regreß auf „radikale Vereinfachung der Willensbildung" *(E. Scheuch)*? Oder begünstigen sie die Transformation und Erziehung von Interessengruppen zur arbeitenden Auseinandersetzung mit Sachzwängen, darin gegebenen Alternativen und belegbaren Optimierungen? Das sind Fragen, die offen sind, die aber eine Behandlung erforderlich machen.

6. „Dialoge" zwischen Praktikern und Wissenschaftern: zwei Beispiele der Kooperation in der Sozialgerontologie

Ich möchte hier auch, ohne sie weiter auszuarbeiten, zwei Beispiele der alterssoziologischen Forschungs-Praxis-Beziehung anfügen, die man als unvorhergesehene *aber positive Nebenfolgen* bezeichnen könnte. Das erste entnehme ich der österreichischen Erfahrung im Rahmen des Ludwig-Boltzmann-Instituts für Altersforschung, das andere einem Projekt der Abteilung Etudes et Recherches der vielleicht mächtigsten französischen Pensionsversicherungsanstalt, der Caisse nationale d'assurance vieillesse des travailleurs salariés (C. N. A. V. T. S.), Paris.

Die Geschichte des österreichischen Beispiels beginnt mit dem Entschluß, für einen bestimmten Anlaß, ein Praktikersymposium, den versammelten Gerontologen die Rolle des reinen *Zuhörers* aufzuerlegen.

Dieses Zuhör-Symposium brachte etwa 20 Vorträge von „Praktikern" verschiedenen Typs, in der Folge kam es zu bislang in Österreich nicht existierenden Kontakten vor allem zwischen Vertretern der Heimhilfe-Organisationen und Mitarbeitern des Boltzmann-Instituts für Altersforschung. Die Heimhilfe-Organisationen fanden sich über Einladung des Altersforschungs-Instituts zusammen, um über Ausbildungsprobleme, z. B. die Vereinheitlichung der Ausbildung, die Einführung von Gruppengesprächen als Mittel der Ausbildung und Fortbildung der Heimhilfen, Erprobung von Supervision usw. zu beraten. Das Institut bot dazu

a) einen „neutralen" Boden an,
b) Mitarbeiter mit theoretischen und praktischen Vorkenntnissen didaktischer Gruppengespräche.

Im Zentrum stand — zumindest in der ersten Phase der Kooperation — *nicht* die Umsetzung *alterssoziologischen* Wissens für Ausbildungszwecke, sondern die *Methodik der Vermittlung,* bzw. die soziologischen und gruppendynamischen Voraussetzungen für eine solche: also wissenschaftliche Dienstleistungen für die Praxis.

Die Erkenntnisse, die für die Arbeitsgruppe, die sich mehrere Jahre mit Untersuchungen über Heimhilfe für Ältere befaßt hatte, nunmehr hervortraten, waren wesentlich organisations-soziologischer Natur, z. B. stellte sich das Problem, ob eine intensive Arbeit mit den „Betreuern der Betreuer" (also den sogenannten Kontroll-

---

[10] *J. S. Coleman,* a. a. O., S. 308.

schwestern und Vorgesetzten der Heimhilfe-Sozialarbeiter) schließlich den Betreuern bzw. auch den *Betreuten*, also den Klienten und damit den alten Menschen selber zugute kommen würde. Welcher Weg bzw. *Umweg* würde sich als der am ehesten zielführende, als der „kürzeste" erweisen?

Bezüglich der französischen Kooperation zwischen Forschern der CNAVTS und Sozialarbeitern läßt sich folgendes festhalten: soziologische Forschungsergebnisse über die Art und Weise, in der Klienten Sozialarbeiter erleben, werden von den Sozialarbeitern (laut Protokoll über diesbezüglichen Meinungsaustausch vom November 1977 von *M. Rozenkier* und *Claudine Attias-Donfut*) als Analysen dessen empfunden, was die Sozialarbeiter „schon selber empfunden haben, aber nicht gut ausdrücken konnten". Zweitens wird von den Sozialarbeitern hervorgehoben, daß sie überrascht waren, wie sehr die von ihnen betreuten Personen ein „besonderes Segment" der *Altenpopulation* darstellen. Drittens seien sie überrascht gewesen, wie stark ihre *Wirkungsmöglichkeiten* von den verschiedensten Faktoren und Bedingungen *eingeengt* seien. Viertens verlangten die Sozialarbeiter in der Folge des Referats über die Ergebnisse soziologischer Forschung *Instruktion in den Sozialwissenschaften*, und zwar unter besonderer Berücksichtigung der Gruppenarbeit und der Gruppendiskussion.

Ergebnisse der Forschung erscheinen also als:

1. Artikulationshilfe,
2. Förderung des Zielgruppenbewußtseins,
3. Hilfe bei der Vergegenwärtigung und „Abmessung" des Effizienz-Horizonts,
4. Konkreter Anreiz zu eigener fachlicher Weiterbildung.

Wenn diese beiden, das österreichische wie das französische Beispiel, eines zu vermitteln im Stande sind, so ist es (an einem eingeschränkten Sektor eines Typs von Sozialarbeit für Alte gezeigt): Verschlungenheit der Wirkungswege der Forschung, die jedenfalls sehr stark von der naiven Vorstellung abweichen, daß Ergebnisse gewonnen, festgestellt und dann als Programme oder Maßnahmen in die Praxis „überführt werden können...

7. Veränderung in Grundbegriffen der Sozialgerontologie — Verringerung ihres Anwendbarkeitsdefizits

„Sozialgerontologie" ist als Dachbegriff für alle auf das höhere Alter bezogenen Beiträge der Sozialwissenschaften, neben der Soziologie auch der Sozialökonomie, Politologie, Psychologie, Ethnologie, Sozialökologie, z. T. auch der Psychiatrie anzusehen. „Alterssoziologie" oder auch „Gerosoziologie" ist die auf Altersfragen spezialisierte Soziologie.

Die Soziologie geht von der Analyse der Sozialstrukturen aus und untersucht aufgrund dieser Strukturen die generellen Bedingungen für die Lebensverhältnisse der Älteren und Alten und deren soziale Geltung und Einschätzung. Sie sucht jedoch auch ein nach sozialer Lage und Bewußtsein, Handlungspotential usw. differenziertes Bild der Teilgesellschaft der Alten zu entwickeln.

Die Soziologie verharrt dabei nicht bei einer statischen Konzeption, sondern entwirft auch durch weit in die Geschichte zurückreichende historische Vergleiche Analysen der Verschiedenartigkeit der Leistung und Position der Alten in der Gesellschaft. Auch Vergleiche mit tierischen Sozietäten oder Gesellschaften menschlicher Frühzeit und/oder einfacher Arbeitsteilung können von der Soziologie herangezogen werden[11]). Nicht nur Strukturen, sondern auch Evolutionen und Prozesse, bzw. historischer Wandel werden untersucht.

Hatte Hans Thomae schon vor einem Jahrzehnt betont, Altern sei „heute primär soziales Schicksal und erst sekundär funktionelle oder organische Veränderung"[12]), so müssen wir heute diesen Begriff dadurch erweitern, daß wir die Bestimmung der Lebensalter in ihrer Abhängigkeit von der Arbeitsteilung (und der Teilung zwischen Arbeit und Freizeit) erkennen, wie auch die *Historizität* des Altersschicksals, des individuellen wie auch des sozialen, also die *Gebundenheit an jeweils konkrete geschichtliche Vorgänge und deren Auswirkungen.*

Zur soziologisch gesehenen *Historizität* gehört natürlich auch die Betrachtung der Technologie und der aus ihr hervorgehenden sozialen Zwänge und Wandlungen.

Neben den allgemeingesellschaftlichen Struktur- und Entwicklungsuntersuchungen, die sich auf die Teilgesellschaft der Alten beziehen, arbeitet die Alterssoziologie hinsichtlich der Institutionen und Organisationen Positions- und Beziehungsanalysen der Älteren und Alten aus, studiert also deren Familienbeziehungen, Ehefragen, das Verhältnis zum Beruf und Betrieb bzw. den Übertritt in die Pension.

Um dieser Aufgabe zu entsprechen, werden alterssoziologisch die Lebenszyklen z. B. in der Familie („Familienlebenszyklus"), der Positionswandel in der Familie im Lebensablauf, das sich wandelnde Verhältnis der Generationen in der Familie zueinander zum Thema.

Sozialgerontologie ist jedoch nicht ein schon vorhandenes geschlossenes Forschungsfeld, sondern vollzieht sich in wechselseitigem Eingehen auf Ergebnisse aus verschiedenen Sozialwissenschaften, also in einem „disziplinübergreifenden Prozeß". Die Alterssoziologie bedarf des Bezugs z. B. auf die sozialökonomische Stellung, das Einkommen, das Konsumpotential usw. alter Menschen, aber auch auf psychologische und psychiatrische Entwicklungskonzepte der Persönlichkeit, um nur die wichtigsten Kooperationsfelder zu nennen.

Neuerdings befassen sich die Disziplinen der Sozialgerontologie nicht nur mit dem höheren Alter, sondern auch mit den *Alternsprozessen des gesamten Lebenslaufs,* aus der Erkenntnis heraus, daß die letzte Lebensphase nur durch ein Verständnis aller vorhergegangenen Phasen ursächlich durchdrungen werden kann; ebenso kann man die Probleme der Gruppe der im höheren Alter Stehenden nur erfassen, wenn man ihre Beziehungen zu anderen Altersgruppen mit berücksichtigt.

Die Disziplinen der Sozialgerontologie gehen sowohl vom Alter als *Zustand* als auch vom Altern als lebenslangem *Vorgang* aus und müssen die Methodik ihrer Untersuchungen dementsprechend gestalten. Die Nichtbeachtung bzw. Geringschätzung dieser zweifachen Perspektive hat oft zur Anwendung unzureichender Methoden, zur Fehlinterpretation von Daten und damit zu falschen Theorien geführt; die auf das Altern als Vorgang bezogene Forschung hat jedoch bereits eine Reihe solcher Erklärungsmodelle korrigieren können, deren Kritik erst durch eine spezifische Methodik (z. B. der Längsschnitt- und Kohortenvergleichsstudien im Gegensatz zu den Querschnittstudien) möglich wurde.

---

[11]) Vgl. L. Rosenmayr, Fragmente zu einer sozialwissenschaftlichen Theorie der Lebensalter, in: L. Rosenmayr (Hrsg.), Die menschlichen Lebensalter (München 1978), S. 428 ff.

[12]) H. Thomae, Altern als psychologisches Problem, in: M. Irle (Hrsg.), Berichte zum 26. Kongreß der Deutschen Gesellschaft für Psychologie (Göttingen 1969), S. 23.

In der Hinwendung zu den lebenslangen Alternsprozessen und ihren Abschnitten (Lebensphasen, Lebensalter oder Lebensstufen) kooperiert die Soziologie mit anderen Wissenschaften in Richtung auf eine Wissenschaft vom „human development". Den Begriff Lebensalter, vor allem in der Mehrzahl als „die Lebensalter", möchte ich vorschlagen, sowohl für die Lebens*abschnitte* als auch für das gemeinsame Auftreten verschiedener Alters*gruppen* in ein und derselben Gesellschaft (mit der Sonderform des „Generationskonflikts") zu verwenden. Gerade diese Doppelbedeutung vermag sehr gut die spezielle und reichhaltige Perspektive der Soziologie zu illustrieren.

Eine soziologische Erforschung des höheren Alters ohne Befassung mit Fragen des mittleren Lebensalters ist inkompetent; die Stellung der alten Menschen in den (in „ihren") Familien kann z. B. ohne Berücksichtigung ihrer Stellung in *früheren* Phasen des Familienlebenszyklus nicht zureichend bestimmt werden.

Spätere Lebensphasen resultieren, wenn auch in sehr inkonsistenter und selektiver Form, aus vorangegangenen, und Studien einer Altersgruppe bedürfen des Vergleichs mit Ergebnissen von kontemporären (zur gleichen Zeit lebenden) anderen Altersgruppen. Besonders für die Untersuchungen über Arbeit, Freizeit und Familienbeziehungen trifft diese Forderung nach Vergleichen von Einstellungen in kontemporären Gruppen verschiedenen Lebensalters, aber auch von der Einstellungskonstanz (bzw. -änderung) über verschiedene Lebensphasen in ein und derselben Gruppe zu. Dabei ist das traditionelle Konzept des Alterns durch solche mit den Begriffen der Entwicklung, der Biographie, der „Lebenschancen" und der „Erfüllung" verbundene Vorstellungen zu ergänzen, die ihrerseits wieder in ihrer historischen, sozialpsychologischen und gesellschaftspolitischen Bedeutung zu entfalten sind.

Die Alterssoziologie entwickelt sich also auf eine soziologische Theorie der Altersgruppen und Lebensphasen hin. Anderseits muß sie sich in eine Sozialgerontologie integrieren, um die mannigfaltigen Probleme des höheren Alters, zusammenschauend mit den Standpunkten verschiedener sozialwissenschaftlicher Disziplinen, behandeln zu können. Die Resultante dieser beiden Prozesse ist die wissenschaftliche Entwicklung, die sich bereits abzeichnet: eine *sozialwissensschaftliche multidisziplinäre Befassung mit Lebensphasen und Altersgruppen* mit dem Ziel einer entsprechenden Theorienbildung. In einer solchen Integration der Soziologie in die Sozialwissenschaften wie auch im Einbau des soziologischen Studiums des höheren Alters in den Zusammenhang aller menschlichen Lebensphasen und Altersgruppen ergibt sich für die Forschung ein reicherer Sinnzusammenhang.

8. Forschungsbegleitende Aktionen oder handelnsorientierte Forschung?

Ich habe die ordnungsbegriffliche Übersicht etwas genauer referiert, weil paradoxerweise es eigentlich erst durch eine solche *Ausdifferenzierung begrifflicher und theoretischer Betrachtung* möglich wird, Praxisnähe oder Praxisrelevanz de facto herzustellen.

Erst wenn man z. B. die *spezifische* Deprivation und Benachteiligung einer bestimmten, d. h. also historisch, regional und schichtmäßig definierbaren Gruppe alter Frauen aufzeigen kann, ihre Bildungs- und Gesundheitsvoraussetzungen, wenn man Elemente ihres Selbstbildes erkennt und ihre Lebensregeln, die historisch in ihrem Leben mit ihnen gewachsen oder erstarrt sind, zu verstehen versucht, wird man, wenn man ihnen einen Club anbieten oder irgend einen Bildungsinhalt vermitteln will, nicht „danebengreifen".

Man muß im Sinne der oben erwähnten Soziologie des Lebenslaufs und der Historisierung der sozialen Gerontologie, also einem geschichtlichen Kohortenverständnis und einem lebensgeschichtlichen Individual- und Entwicklungskonzept vorgehen. Die klassische Alterssoziologie würde hier versagen. Zur Erläuterung siehe auch die Darstellung in L. und H. Rosenmayr, Der alte Mensch in der Gesellschaft, Reinbek 1978, S. 38 ff.)

Je besser und differenzierter die Theorie, desto besser die Praxis. Allerdings ist hier die Adäquanz der Theoretisierung vom Standpunkt des Wissenschafters als eine *notwendige,* keineswegs schon als eine zureichende Bedingung aufzufassen. Hiezu bedarf es der am Beispiel des „Kreislaufmodells" und der Diskussion über Betroffene aufgezeigten hochkomplexen Kooperations- und Vermittlungsschritte zwischen Forschern und „Praktikern" (siehe Abschnitt 4 dieses Beitrags).

Neuere soziologische Studien von Marvin B. Sussmann über Möglichkeiten und Grenzen der Pflege älterer Personen durch Familienmitglieder folgen z. B. einem Mehrstufenverfahren. Zuerst wird die durch und bei Erhebung deklarierte Bereitschaft der Familien untersucht, Zuwendung und Aushilfe, allenfalls Pflege zu leisten, eventuell unter erneuerter Haushaltsgemeinschaft mit einer alten Elternperson. Die Frage ist z. B., ob die hilfsbedürftige alte Mutter, die ihren Haushalt nicht mehr selber führen kann, Chancen hat — und unter welchen Bedingungen welche Chancen bestehen —, in den Haushalt der erwachsenen Kinder aufgenommen zu werden. Auch hiefür ist die Forschung im Sinne der eben beschriebenen lebensablauf-orientierten Sozialgerontologie nötig. Wenn keine *Geschichte* des Familienlebenszyklus vorliegt, kann man auch *Pflegechancen zu wenig realistisch abschätzen* oder erforschen.

Das Beispiel von Sussman zeigt aber auch einen neuen Grad von Praxisbeziehung. Als eine weitere, ergänzende Stufe zur befragungsfundierten Überblicksforschung über Betreuungschancen ist nun die reale Beobachtung von Hilfs- und Betreuungsprozessen in den zusammengelegten Haushalten vorgesehen[13]). Nach der Gewinnung von problemklärenden Überblicken wird also ein *Praxisprozeß* (Betreuung im zusammengelegten Haushalt) durch Forschung begleitet.

Andere Ansätze, z. B. eines Westberliner Soziologen- und Sozialarbeiter-Teams unter Leitung von Martin Kohli suchen Wohngemeinschaften für Ältere als Alternative zu Seniorenheimen einzurichten und die Einrichtung mit „begleitender Forschung" zu beobachten.

Bei einer Anzahl von Projekten ist zur Zeit nicht abzusehen, ob es um *forschungsbegleitende Aktionen* oder um *handelnsorientierte Forschung* (d. h. auf soziale Aktion mit zumeist überschaubarem Charakter und nicht-bürokratischer Modelltendenz bezogene Untersuchungen geht. Handelt es sich hierbei überhaupt um *verschiedene* Typen?

Eine eigene Art von praxisbezogenen Untersuchungen dürfte auch die nähere Beschäftigung mit den verschiedenen *Typen* von *Praktikern* selber sein. Auch hiefür sei ein Beispiel versucht.

Setzt man sich z. B. zum Ziel, die *gesellschaftliche Bedingung und Wirkweise des Wissens über Altern* zu studieren, so wird man das alternsbezogene (in sich

---

[13]) J. W. Ramey und M. B. Sussman, Incentives to promote home care of the aged. Mimeographierter Bericht über das Projekt 90-A316 der US Administration on Aging.

natürlich wieder mehrdimensionale, biologische, medizinische, psychologische, soziologische etc.) Wissen derer untersuchen, die beruflich direkt oder indirekt mit älteren Menschen konfrontiert sind, also z. B. von Sozialberufen wie Pflegepersonal, Medizinern, z. T. auch Lehrern und Seelsorgern usw.

Werden Gehalte (auch Stereotype), werden Fundierungsformen, Anpassungsfähigkeit, Anwendungsbedingungen und Anwendungsformen dieses Wissens durch Forschung erfaßt, Gründe für Begrenzungen oder (nach explizit gemachten Interessen) „Fehler" in solchem Wissen festgestellt, so können Verbesserungen gezielt vorgeschlagen werden.

Dies ist z. B. die Zielsetzung eines von Anton Amann und Elisabeth Fischer getragenen Projektes, welches im Rahmen der vom Verfasser geleiteten Arbeitsgruppe des Ludwig Boltzmann Institut für Altersforschung in Wien zum Thema des Praktikerwissens über Alternsprozesse durchgeführt wird. Dieses Projekt versteht sich sehr deutlich im Rahmen einer intendierten Verstärkung der gesundheits- und sozialpolitischen Prävention mit Hilfe von Veränderungen in der Bewußtseinsbildung von „Experten". Es trägt also implizit den oben dargelegten theoretischen Voraussetzungen des *Entwicklungs*konzeptes innerhalb des Alternsbegriffes Rechnung. Methodisch wird es sich bei dieser Studie nicht nur um klassische Umfrage- und Inhaltsforschung sondern auch um einen curriculum-orientierten Zugang zu den Praktikern bzw. den Praktiker*aussagen* handeln. Dabei geht es darum, das professionelle Selbstverständnis der Praktiker lebensgeschichtlich zu analysieren, also den *Zusammenhang zwischen beruflicher Kompetenz und Primärerfahrung bzw. -interpretation herzustellen*. Um diesen theoretischen Hintergrund methodisch besser sichtbar zu machen, werden forschungsbegleitende Bildungs- und Fortbildungsveranstaltungen von den Wissenschaftern für Praktikergruppen durchgeführt. Auf dem Wege eines *realen* „praktischen" Einflusses[14] auf die Praktiker durch die Wissenschafter (in „Pädagogenrolle") soll mit Hilfe begleitender Forschung ein theoretisches Verständnis der Typen des Wissens der Praktiker (und dessen Veränderbarkeit) gewonnen werden, ein *„Wissen über Wissen"* also, welches jedoch, in Anwendungsbeziehung, dazu dienen soll, nach verschiedenen Gesichtspunkten die „Verbesserung" des vergegenständlichten Wissens praktisch *gezielt*, also nach theoretischem Vorverständnis zu erreichen.

Gerade dieses letztere Beispiel dürfte gezeigt haben, daß mit der zunehmenden Erfahrung des konkreten Sich-Vorwagens der Soziologie in die Anwendungsbeziehung in der Gerontologie, aber natürlich auch andernorts, eine viel größere *Fülle und Differenziertheit der Theorie-Praxis-Relation* sichtbar wird — jedoch meist nur dort, wo die *Thematik spezifiziert* und die *Kompetenz* durch Vorwissen *profiliert* wurde; Engagement allein erweist sich nur zu häufig als ungenügend. Engagement, das Theodor W. Adorno in „avantgardistischen Veranstaltungen" der Jugend der Protestreaktion untersuchte, ist ihm „vielfach nichts als Mangel an Talent und Anspannung, Nachlassen der Kraft"[15]. Tritt Engagement gefiltert, „gekeltert" und deklariert (in seinen Zielen explizit gemacht) hinzu, so wird von ihm einerseits die *Aktion* (besonders auf den Durststrecken ihrer Abwicklung), andererseits auch die *Forschung* in ihrer spezifischen „Anspannung" gewinnen können.

---

[14] Vgl. hiezu H. Kreutz, Soziologie der empirischen Sozialforschung (Stuttgart 1972), S. 68 ff.

[15] Th. W. Adorno, Ästhetische Theorie (Frankfurt/Main 1970, 2. Auflage 1974), S. 372.

9. Für und wider „Aktionsforschung"

Ich möchte hier abschließend noch den heute viel verwendeten Begriff der Aktionsforschung diskutieren.

Bei jedem Praxisbezug muß auf Klarheit für die Entscheidungsalternativen der Praktiker geachtet werden, und nach Tunlichkeit sind Varianten von Handlungsmöglichkeiten aus den Ergebnissen abzuleiten. Werden z. B. soziale Dienstleistungen analysiert, so ist der Sozialforscher gehalten, die Bedürfnisadäquanz existierender oder geplanter Einrichtungen im Meinungsfeld oder auf der Basis des Verhaltensbildes der Untersuchungssubjekte herauszustellen. Hier bezieht sich der Bericht auf existierende Einrichtungen, Alternativen werden allerdings konzipiert. Ich sehe persönlich keinen zwingenden Grund hiefür, aber man könnte solche Forschung im Sinne Himmelstrands als „reproduktive Aktionsforschung" bezeichnen, reproduktiv deswegen, weil auf einer solchen Basis eine Umkonzeption von Einrichtungen der Gesellschaft kaum erfolgt.[16])

Die dialektische Aktionsforschung[17]) hingegen wäre nach Himmelstrand in Gegenüberstellung zur „reproduktiven" als *veränderungsorientiert* auch insofern zu sehen, als sie auf Bewußtmachungs- und Lernprozesse bei den Betroffenen, über die eine Forschung veranstaltet wird, vertraut. Mit sokratischer Methode müßten die Betroffenen vorwiegend in nicht-direktiver Weise dazu gebracht werden, über den Weg ihrer eigenen Bewußtseinsveränderung eine soziale Zustandsveränderung und damit letztlich auch Strukturveränderung zu erreichen.

Dabei müßte es sich auch um eine *andere Sprachform der Kommunikation* handeln. Wie immer man diesen Typus veränderungsorientierter Forschung (wobei — nach meiner Auffassung — eine Exposition und Explikation der angestrebten Werte verlangt werden müßte) auch etikettieren mag, man könnte von *forschungsunterstützter Veränderungsabsicht* sprechen. Der Adressat und die sprachlichen Vehikel werden jeweils nach Forschungsgegenständen andere sein. Der Sozialforscher muß dann trachten, sich einem bestimmten Publikum verständlich zu machen.

Es ergeben sich deutlich Grenzen der Vermittelbarkeit von Inhalten in der sozialen Bewußtseinsbildung, und sie sind um so stärker, je mehr die Benachteiligung und Ghettoisierung einer Teilpopulation (z. B. bei kumulativer Benachteiligung mancher Gruppen von Alten[18])) vorangeschritten ist auch die Defensivlogik Benachteiligter, die sie selber für ihren unglücklichen Status quo, gleichsam zur Verteidigung dieses, aufbringen, nicht zu unterschätzen.

1. Eines der entscheidenden Merkmale in der aktionsbezogenen Sozialforschung ist die oben (im 1. Abschnitt dieses Beitrags) schon erwähnte weitgehende *Unmöglichkeit der Ableitung allgemeiner pragmatisch einsetzbarer Konsequenzen und Sozial-Technologien.* Selbst aus der entwickelten, d. h. differenzierenden *und* generellen Theorie ist ohne Rückkoppelung an die Praxis (im Sinne der oben in Abschnitt 4 beschriebenen Praktiker-Partizipation) eine Praxis*relevanz* nicht zu erstellen — zumindest in der Soziologie nicht.

---

[16]) U. Himmelstrand, Aktionsforschung und angewandte Sozialwissenschaft, in: H. Moser und H. Ornauer (Hrsg.), Internationale Aspekte der Aktionsforschung (München 1978), S. 63.

[17]) a. a. O., S. 68—69.

[18]) L. Rosenmayr und G. Majce, Die soziale Benachteiligung, in: L. und H. Rosenmayr (Hrsg.), der alte Mensch in der Gesellschaft (Reinbek 1978), S. 231 ff.

Während die Finalisierungstheoretiker des Starnberger Instituts auch weiterhin auf einem Drei-Phasen-Schema

— Probierphase
— fundamentale Theorie
— Ableitung der Technologie

beharren, hat Paul Lazarsfeld[19]) deutlich zu machen gesucht, daß die *Sozialwissenschaften sich eben gerade dadurch von den Naturwissenschaften unterscheiden, daß solche generalisierte Ableitungen nicht möglich sind,* daß für manche Fragen noch deutlicher als in der Medizin, *jede Anwendung ein Spezialfall ist.* Daraus folgerte Paul Lazarsfeld die Involvierung der Praktiker bei der Forschung bis zur Mitkonzeption.

Gerd Boehme möchte neuerdings die scientific community durch „Problemgemeinschaften" ersetzen[20]), wobei gegenüber Lazarsfeld die Betroffenen zumindest gleichberechtigt neben der Verwaltung zum Zug kommen sollen und das *Kompetenz*prinzip zugunsten eines (soweit ich sehen kann) nicht näher definierten sozialen *Relevanz*prinzips zumindest erweitert wird, was wegen der Willkür, die in Relevanzbewertungen liegt, nicht problemlos ist.

2. Ein weiterer wichtiger Unterschied zwischen Sozialwissenschaften und Naturwissenschaften ist die Begrenztheit der Giltigkeit von Konstanten in den theoretischen Grundannahmen, was den ganzen Reichtum kultureller Variation einführt, aber auch die außerordentlich schwer handhabbare Vielfalt historischer Grundverhältnisse als Bezugsebenen aller sozialwissenschaftlicher Aussagen notwendig macht. (Von der Antike bis zum Marxismus haben daher fast alle großen Sozialtheorien, wie immer sie auch detailorientiert waren, auf geschichtsphilosophische Annahmen nicht verzichtet — um auf diese Weise, z. B. durch historische „Stadien" Quasikonstanten zu schaffen, um mit den nagelneuen ceteris-paribus-Bedingungen fertig zu werden.)

3. Ein wichtiger Unterschied zwischen sozialwissenschaftlicher und naturwissenschaftlicher Aktionsbezogenheit liegt ferner darin, daß die Objekte der angewandten Naturwissenschaft niemals bewußt und mit Absicht eine technologische Voraussage erschweren oder erleichtern[21]). (In diesem Sinne wäre allerdings die Medizin keine angewandte Naturwissenschaft und hätte eine, wenn auch nach ihren Teilgebieten jeweils verschiedene Zwischenstellung zwischen Natur- und Sozialwissenschaft.)

Unsere bisherige Befassung mit der Aktionsbezogenheit der Sozialforschung hat uns gezeigt, daß die Ergebnisse der Sozialforschung nur sehr bedingt generalisierbar sind. Wir haben weiter gesehen, daß theoretische Gesetzmäßigkeiten kultureller und historischer Variation unterliegen oder zumindest unter solcher Modifikation betrachtet werden müssen, weil der Bereich universeller anthropologischer Konstanten in Motivation und Verhalten nur mit großer Vorsicht festgelegt werden darf. Schließlich haben wir die Interaktion von Verhaltens- oder Zustands*prognosen* mit sozialen *Strategien,* sei es im Sinn von self-fulfilling oder self-defeating prophecies erwähnt. Wenn man etwas *voraussagt,* kann man in den Sozialwissenschaften ein Ereignis herbeibeschwören oder schon von vornherein zum Scheitern lenken.

---

[19]) P. F. Lazarsfeld und J. G. Reitz, a. a. O.
[20]) G. Boehme et al., Finalisierung revisited, Starnberger Studie I (Frankfurt 1978), S. 244.
[21]) U. Himmelstrand, a. a. O., S. 54.

Daß wir es bei dieser Form von wissenschaftstheoretischer Reflexion mit Fragen zu tun haben, die nicht nur den grünen Tisch der Grundlagendiskussion betreffen, zeigt ein neuer Aufsatz von Friedrich Fürstenberg über die Anwendung von Sozialwissenschaften auf Probleme der Betriebspraxis.[22]) Fürstenberg spricht dort von der „Relativierung von Verfahrensregeln entsprechend der jeweiligen sozial-kulturellen Strukturierung des Handlungsfeldes". Er führt auch aus, daß der Handlungsspielraum für „autonome Sachlösungen" sich verringert habe, Problemlösungen im Rahmen der Austragung von Interessenkonflikten stattfänden und Strategien nur insoferne wirksam würden, als für sie eine „breite Konsensusbasis" gefunden würde.

Soziale Organisationsfragen (bei Pflegeeinrichtungen, Sozialhilfe etc.) erzwingen oder bedingen demzufolge — sollen sie in „Problemlösungen" erfolgreich sein — die gezielte Berücksichtigung der eben genannten drei wissenschaftstheoretischen Grundforderungen für die Aktionsbezogenheit:

1. *jede Anwendung ist ein Spezialfall,* der Praxis-Theorie-Kommunikation erfordert;

2. die *historisch-kulturelle Modifikation* aller anthropologischer Konstanten muß in der Sozialforschung und in der Sozialpraxis berücksichtigt werden;

3. „unaufhörliche", wenn natürlich auch *selektive gesellschaftliche Rückwirkung* auf Ergebnisse und Theorien.

Die seit einigen Jahren in der Soziologie immer stärker diskutierte sogenannte Aktionsforschung hat eine einigermaßen einheitliche und überzeugende Grundbestimmung noch nicht gefunden. Das Anliegen, das sich in diesem Begriff ausdrückt, ist allerdings unabweisbar.

Erst 150 Jahre nach ihrer Begründung und 80 Jahre nach ihrer Ausarbeitung als empirische Wissenschaft wird die *Frage des Zusammenhangs zwischen Soziologie und gesellschaftlicher Veränderung durch Handlung wirklich ins Zentrum soziologischer Selbstbesinnung* und Wissenschaftstheorie gerückt.

Nach der einen Version bedeutet Aktionsforschung nichts anderes als eine dem dialektischen Materialismus entsprechende Wissensproduktion[23]), nach einer anderen ist die Aktionsforschung die *Produktion von Wissen als Anleitung für die Praxis, wobei die Veränderung einer bestehenden Wirklichkeit als Teil des Forschungsprozesses* erfolgt. Nach Paul Oquist wird innerhalb der Aktionsforschung „zugleich Wissen produziert und die Wirklichkeit verändert, wobei sich das eine aus dem anderen angeblich ergibt"[24]).

Die Aktionsforschung müsse deswegen weder progressiv, reformistisch oder revolutionär sein[25]). In der Hauptsache wird aber doch eine Verbindung mit a) der Hermeneutik, als wissenschaftstheoretischer und methodischer Vorentscheidung und b) der materiellen und geistigen Befreiung von Basiskräften unter Verwendung objektivistischer Methoden angezeigt[26]).

---

[22]) F. Fürstenberg, in: Der Arbeitgeber Nr. 20/30 (1978), S. 952.

[23]) H. Ornauer, Gesellschaftliche Realität und Aktionsforschung: Einleitung zu einer Nord-Süd-Diskussion, in: Internationale Aspekte der Aktionsforschung, a. a. O., S. 14.

[24]) P. Oquist, Erkenntnistheoretische Grundlagen der Aktionsforschung, in: Internationale Aspekte der Aktionsforschung, a. a. O., S. 27.

[25]) P. Oquist, a. a. O., S. 50.

[26]) U. Himmelstrand, a. a. O., S. 76.

Zunehmend tritt auch die innere Spannung in der Aktionsforschung hervor: „Ich war in einer Situation, in der ich die Gelegenheit hatte, etwas für jene zu tun, die durch ihre Zusammenarbeit mit mir so viel für mich taten. Die Verweigerung der Hilfe wäre mir unmoralisch erschienen".[27]) Alexander Mamak betont die Spannungen zwischen den beiden Doppelrollen, bzw. beim Übergang von der einen Rolle in die andere, nämlich einerseits „als Teilnehmer und vollkommener Beobachter" und anderseits „als vollkommener Teilnehmer und Beobachter"[28]).

Alain Touraine sucht das Problem neuerdings so zu lösen, daß in Aktionsforschungsteams Beobachter *und* Akteure in Rollentrennung nebeneinander wirken[29]). Zwischen Sympathie und Einsatz für die Untersuchungssubjekte und genug Objektivität und Distanz für die Beobachtung spielt sich jedenfalls die Spannung der Aktionsforschung ab. Soweit ich sehen kann, ist ein im Forschungsresultat gravierender Unterschied zwischen der klassischen Form der „teilnehmenden Beobachtung" und der Aktionsforschung noch nicht nachzuweisen; das Neue liegt eher in der Tendenz zur forschungsgeleiteten oder -unterstützten Aktion (also weniger auf dem *Forschungs*gebiet als auf der *Maßnahmen*seite), womit eine stärkere *Kontinuität* und engere Bindung der Forschung an das Handeln erreicht werden dürfte.

Ob die Aktionsbeziehung auf die Tätigkeit von Gesetzgebern oder Verwaltungsstellen zielt, oder ob sie sich auf die Bewußtseinsbildung von Randgruppen (generalisiert oder konkret) richtet, dürfte für Theorie- und Methodenwahl nicht folgenlos sein.

Welchen *wissenschaftlichen* Fortschritt die Aktionsforschung bringt, läßt sich zur Zeit noch nicht recht absehen. Die Auswirkungen scheinen mir vorerst stärker auf dem Gebiet der Forschungs*moral* und der Forschungs*politik* zu liegen: z. B. wird ein langfristiges Verbleiben bei einem Forschungsproblem eher garantiert erscheinen, wenn es gleichzeitig beinhaltet, zu beobachten, wie das Problem durch Intervention sich wandelt.

Ich fasse zusammen:

Die Analyse der Aktionsbezogenheit erweist grundlegende Unterschiede zu den Naturwissenschaften, auf Grund der drei Merkmale der Sozialwissenschaften:

a) individualisierender und praktikerverbundener Anwendungstechnologie,
b) historisch-kultureller Relativität der Gesetzmäßigkeiten,
c) ständiger Wechselwirkung zwischen Forschungsresultaten und sozialen Erwartungen.

Aktionsforschung als ein noch unklarer aber innovations„verdächtiger" Typus bringt durch die Herausstellung von moralischen und politischen Dilemmen beim Ansatz von Forschung vor allem in radikalen Defizitsituationen und -strukturen vielleicht eine Vertiefung der tradionellen teilnehmenden Beobachtung durch *stärkere Identifizierung mit den Forschungssubjekten,* ist aber durchaus in *Gefahr,* besonders wenn man sie einseitig hermeneutisch aufbaut, kriterienlos *Wunschergebnisse zu erzeugen* bzw. in blinden Aktionismus zu münden. Selbst wenn

---

[27]) B. Gallin, A Care for intervention in the field, Th. Weaver, To see ourselves; Anthropologist and modern social issues (Glenview, Ill., 1973), S. 39.
[28]) A. Mamak, Aktionsforschung in firmenfinanzierten Projekten, in: Internationale Aspekte der Aktionsforschung, a. a. O., S. 155.
[29]) Alain Touraine, Lutte étudiante (Paris 1978).

diese Gefahren überwunden werden, könnte sich herausstellen, daß Aktionsforschung weniger zur Verfeinerung und Vertiefung der Forschung als zur Verbesserung von *Aktion* beiträgt, indem sie den Typus forschungsgeleiteten oder forschungsgestützten Handelns weiter entwickelt.

Ein undogmatisches Vorgehen in der Forschung ohne Aufbau von Übererwartungen, mit neuen Begriffen Zaubermittel gefunden zu haben, Ernst und Fleiß in der Sache selber werden bei immer stärkerer Integration der Frage, *welche Praxisbeziehung das gestellte Thema haben könnte,* den Komplex „Aktionsforschung" seiner Mystifizierung entkleiden und seinen wahren Kern ans Licht bringen.

Anschrift des Verfassers:

Prof. Dr. *Leopold Rosenmayr,* Institut für Soziologie der Universität Wien
Ludwig Boltzmann Institut für Altersforschung, Alserstraße 33, A-1080 Wien

Zeitschrift für Gerontologie

Europäische Zeitschrift für Altersmedizin
und interdisziplinäre Alternsforschung

In Gemeinschaft mit

F. Anschütz, G. Berg, W. Bircks, M. Blohmke, O. Blume, M. Cesa-Bianchi, H. W. Delank, A. Diatlowicki-Tobi, W. Ferguson Anderson, H. Franke, H. Gillmann, D. A. Hall, W. H. Hauss, J. A. Huet, H. H. Jansen, H. Kewitz, S. Koller, L. Linder, F. Loogen, H. Mathies, B. Mikat, J. M. A. Munnichs, V. R. Ott, H. A. Paul, A. Ruiz-Torres, H. Schaefer, E.-G. Schenck, H.-G. Schiemer, D. Schlettwein-Gsell, K. Spang, A. Sturm jun., H. Thomae, D. F. Tschebotarew, W. Vahlensieck, K. O. Vorlaender und R. J. van Zonneveld

herausgegeben von

Prof. Dr. *Ingeborg Falck* (Berlin) und Prof. Dr. *Ursula Lehr* (Bonn)

Erscheinungsweise: zweimonatlich. 6 Hefte bilden einen Band (Jahrgang). 1979 erscheint Band 12.

Jahresbezugspreis 1979: DM 155,— plus Porto.

Die einzelnen Hefte der Zeitschrift stehen jeweils unter einem bestimmten Schwerpunktthema. Nachstehend eine Übersicht über die Themen 1977/1978:

1977

Heft 1: *Religiosität im Alter*
Heft 2: *Gefäße im Alter*
Heft 3: *Begutachtung älterer Menschen*
Heft 4: *Aktuelle Probleme der Geriatrie*
Heft 5: *Freizeit und Sozialverhalten im Alter*
Heft 6: *Respiration im Alter*

1978

Heft 1: *Die Frau im Alter*
Heft 2: *Hals-, Nasen- und Ohrenkrankheiten im Alter*
Heft 3: *Einrichtungen für alte Menschen*
Heft 4: *Sport im Alter*
Heft 5: *Herz im Alter*
Heft 6: *Der Tod in Dichtung, Philosophie und Kunst*

Einzelheftpreis: DM 32,— plus Porto.

DR. DIETRICH STEINKOPFF VERLAG · DARMSTADT